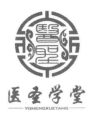

医圣学堂

沈氏女科临床入门100讲

· 北京中医药大学教授
· 沈氏女科第二十代传人
· 燕京刘氏伤寒学派第四代传人

李成卫 著

U0308018

全国百佳图书出版单位
中国中医药出版社
·北京·

图书在版编目（CIP）数据

沈氏女科临床入门 100 讲 / 李成卫著 . —北京：
中国中医药出版社，2022.9
ISBN 978-7-5132-7162-2

Ⅰ . ①沈… Ⅱ . ①李… Ⅲ . ①中医妇科学—中医临床—
经验—中国 Ⅳ . ① R271.1

中国版本图书馆 CIP 数据核字（2021）第 177571 号

中国中医药出版社出版

北京经济技术开发区科创十三街 31 号院二区 8 号楼
邮政编码　100176
传真　010-64405721
印刷　山东润声印务有限公司
各地新华书店经销

开本 710×1000　1/16　印张 28.5　字数 416 千字
2022 年 9 月第 1 版　2022 年 9 月第 1 次印刷
书号　ISBN 978 - 7 - 5132 - 7162 - 2

定价　98.00 元
网址　www.cptcm.com

服 务 热 线　010-64405510
购 书 热 线　010-89535836
维 权 打 假　010-64405753

微信服务号　**zgzyycbs**
微商城网址　**https://kdt.im/LIdUGr**
官 方 微 博　**http://e.weibo.com/cptcm**
天猫旗舰店网址　**https://zgzyycbs.tmall.com**

如有印装质量问题请与本社出版部联系（010-64405510）

课程导论

首先，介绍一下什么是"沈氏女科"。

沈氏女科起源于明代洪武年间，至今已传承 21 代、650 余年，是国家中医药管理局全国中医学术流派传承工作室建设项目、北京市中医管理局"薪火传承 3+3 工程"。在中国民间中医医药研究开发协会有沈氏女科分会，我在分会做副会长。

2001 ～ 2005 年我跟随沈氏女科第十九代传人沈绍功教授学习。

沈老是主任医师、博士研究生导师、沈氏女科第十九代传人，40 余年来一直在中国中医研究院（现中国中医科学院）从事医疗、科研、教学及管理工作。沈老学验俱丰，是一位不可多得的学术成就与临床经验都取得丰硕成果的中医学家。他是日诊百人、深受患者爱戴的苍生大医，也是享受国务院政府特殊津贴的专家，同时也是第三批全国老中医药专家学术经验继承工作指导老师。沈老的著作有《沈绍功中医方略论》《上海沈氏女科全科临证方略》。他的经验集有《沈绍功验案精选》（我和韩学杰教授为主编）。

我叫李成卫，学《伤寒论》，教《金匮要略》，在北京中医药大学第三附属医院和国医堂出经方门诊，实践经方医学与沈氏女科。学习《伤寒论》，我的硕士和博士研究生导师是王庆国教授，著名中医学家刘渡舟教授的再传弟子。主编《张仲景学术体系史》，获得 2018 年国家科学技术进步二等奖。教授《金匮要略》，创立辨证论治八步法，在"中医在线"讲授"《金匮要略》八步法临床应用系列课程"，出版《金匮要略八步法解析》《傅青主女科八步法通解》等专著。

近 20 年来，我在实践沈氏女科的过程中积累了丰富的临床经验，创立沈氏女科临床路径 ABC，主讲的"沈氏女科临床路径 ABC 系列课程"开班 11 次，深受基层临床医生的好评。他们说，学了这个课程，会开方子了，处方思路更清楚了，效果更好，门诊量也翻倍了。也是应广大基层医生热切的要求，我们与医圣学堂合作，开设了这次的系列课程。

下面我介绍这次课程的内容特点。该课程，基于经方医学方法，用于时方医学操作，适合中医临床入门。

1."基于经方医学方法"，是指该课程采用的方法——沈氏女科临床路径ABC实际上是《金匮要略》八步法的简化应用模式。这是我整理出来沈老真实的处方思路，也是我二十多年来学《伤寒论》、教授《金匮要略》整理出来的经方处方思路。经过近十年的论证与实际应用，该方法汇通古今、贯通中西，普适于临床各科。

这个方法是该课程的灵魂，是中医临床入门技能培训的保证。

2."用于时方医学操作"。沈氏女科属于时方医学，它传承了明代以后的医学治疗理论与经验，细化到对每一个方剂与药物的理解，落实到以妇科为主导的临床各科近百种疾病的处理智慧与策略。

3."适合中医临床入门"。明确的操作方法、效验的方药是该课程的科学基础。100讲的设计，更适合入门学习。知识碎片化，方便大家利用零散时间学习。每次10分钟，一个知识单元，需要反复听、写、背诵、默写，才能初步掌握。重要的是，100天是技能掌握总的训练量的要求。"字无百日功"，其本意是指只要下百日之功，就能见到一定的效果。这是晋代大书法家王羲之《笔势论十二章并序》中的言论："存意学者，两月可见其成，天性灵者，百日即知其本。"我们用它原本的含义，引申到中医临床技能的学习和训练，就像练字一样，也是需要一百天。一百天能大致见效，基础好、天性灵的可以抓住方法的根本，学习效果会更好。

最后是对该课程从属的课程体系的简单介绍。该入门课属于"沈氏女科临床应用系列课程"，是初级课程，目的是掌握常见病的处方方法，让学习者学完后能开出一张有效的方剂，能够大体完成常见病的全程治疗。

中级、精进级能够开出照顾到中医病机治法、西医指征齐备的处方，能够精熟掌握常见病及部分疑难情况的处理技巧；高级、精通级，则能够把握关键、掌握策略，开出精巧的处方，胜任疑难杂症的诊疗。

三个级别的划分，遵循技能学习的程序，先学会，再周全，最后精巧与精通。就像读书先会读、再读厚、最后读薄的三个层次一样。

而这三个级别的沈氏女科课程属于八步法和 ABC 系列课程之一。我们会陆续推出其他课程，如"《金匮要略》处方策略 ABC"和"《伤寒论》八步法解析"等。

以上是对本入门课程的简单介绍。

本课程适合哪些人呢？"字无百日功"的下一句是"不可一日空"，意思是要坚持。不怕慢，就怕站。一天一点儿，不急不缓。这是技能学习的基本原则。所以，我们这个课程适合基层医生中医临床入门和提高，尤其是西医医生和其他学科转学中医的医生；新入职、需要迅速负担起中医临床工作，虽然经过规范化培训，仍感觉有所欠缺的刚毕业的医生；或者是对中医感兴趣，自己或家人有疾病，希望能获取中医治病知识，以及学过一些中医基础课程的普通学习者，都可以学习。

学习本课程能收获什么呢？完成你的中医梦想。你将得到什么？临床入门、精进、成为高手。天下兴亡，匹夫有责。在这个特殊的时期，作为医者，要么冲到临床一线与疫病战斗，要么静坐书斋，好好学习，练习杀敌的本领。

李成卫

2022 年 3 月 1 日

目　录

1

5

7

祛邪中路通佐止，滋补肝脾补血气
调中茵泽温胆汤，蕴热英翘芩栀子
透窍杷桔桑白皮，车泽莱蒌赤丹皮
寒佐英翘热桂姜，中病即止要护脾

第 **1** 讲　沈氏女科临床决策基本模式 （百病虚实通用方）

以舌定证，证分虚实

苔腻温胆，不腻杞菊

一、歌诀阐释

【歌诀】

百病虚实通用方

以舌定证，证分虚实。

苔腻温胆，不腻杞菊。

【阐释】

四诊中舌诊最为直观、客观，而杂病辨证多以虚实为纲。

一般舌苔腻为实证典型舌象，可以用温胆汤为基础方来治疗；苔薄不腻为虚证的典型舌象，若胃口好，就可以用杞菊地黄汤为基础方来治疗。

二、临床应用

1. 舌诊要点

舌诊主要由医者直接观察，内容包括望舌苔、望舌质和望舌体三部分。

舌苔有三望，即望色泽、望厚薄和望润燥。

观其色，黄苔属热，白苔属寒。

观其厚薄，厚苔属实，为痰湿或食阻；苔薄属正常，表证或虚证，为气、血、阴、阳之虚。

观其润燥，润者属正常，阴津不伤，燥者为伤阴亏津。

舌质需观其色，淡红色属正常，淡白色属气虚或阳虚，红色属阴虚或实火，绛色为热入营血，紫色为寒盛或瘀血，紫斑为瘀血。

舌质观胖瘦，舌胖即齿痕舌或裙边舌，属阳虚证，瘦舌属阴虚证。

舌体变化大多属危重症。

2. 温胆汤是祛痰湿的代表方剂，可以策略性地作为祛邪的方剂使用

厚腻苔属实，为痰湿或食阻；其他邪气阻闭人体气水血运行，导致水液停滞，也可以出现腻苔。所以，实证典型的舌象是舌苔厚腻。

痰湿化热较多，舌苔厚腻，舌质红，是湿热的典型舌象。祛除湿热，代表方剂是温胆汤，该方也可以策略性地作为祛邪的基础方剂使用。

沈氏女科的温胆汤，由竹茹10g、茯苓15g、陈皮15g、枳壳10g、石菖蒲10g、郁金10g组成。

方歌为：沈氏女科温胆汤，竹枳苓陈郁金菖。

竹茹清热化痰为主药；茯苓15g、陈皮15g，健脾祛痰，截断"生痰之源"为辅药；枳壳，理气行滞，利于痰浊的排出为佐使药。

温胆汤仅用此4味为基础药。

原方中半夏虽可化湿除痰，但因其燥性而不利于痰浊已化热的情况；生姜虽可祛痰，但因其辛温，也不利于痰浊已化热的情况；炙甘草味甘，大枣滋腻，均不利痰浊之祛除，故此4味不用。

痰浊最易闭窍，故祛痰应伍开闭透窍之品，如透窍豁痰的石菖蒲10g，畅行气血的郁金10g。这样，祛痰、祛邪的主方"温胆汤"就由竹茹、枳壳、茯苓、陈皮、石菖蒲、郁金6味药物重组。

3. 杞菊地黄汤是补虚的代表方

调肾杞菊地黄汤，杞菊杜寄阴求阳。

菊分白野地用生，归精替萸郁金菖。

杞菊地黄汤组成：枸杞子10g，白菊花10g，生地黄10g，山茱萸10g，生杜仲10g，桑寄生10g。

（1）杞菊地黄汤在六味地黄汤的基础上，增加了枸杞子和菊花。肾中阴阳，可分不可离。调肾即为调整肾中阴阳。杞菊地黄汤用于滋阴清热、调肾，应该加几味温阳的药，其中生杜仲、桑寄生较为常用。

（2）菊花有白菊花、野菊花两种。白菊花用于治疗高血压、便秘，可以平肝降压，可以与当归合用润肠通便。

（3）六味地黄汤由"三补""三泻"组成。熟地黄滋补肾阴，改用生地黄补而不腻，用量为 10～15g；山药滋补脾阴，山茱萸滋补肝阴，二药以黄精代替，肝脾兼顾且价廉，用 10g。如果女性大便干，不用黄精，可用当归 15g 替代，菊花要用白菊花。

（4）补中有泻，泽泻 10g 清泻肾火，防熟地黄之滋腻；茯苓 10g 淡渗脾湿，助山药之益脾，温中有清；牡丹皮 10g 清泻肝火，制山茱萸之温。6 味合用，三补三泻。一般情况，肾虚而苔薄不腻，"补药"用量重于"泻药"，是以补为主；肝、脾、肾三阴并补，以补肾阴为主，这是本方的配伍特点。如果肾虚、苔腻、胃口好，可以"泻药"重于"补药"。在"苔腻温胆，不腻杞菊"的操作体系中，湿浊邪气在使用温胆汤治疗的第一个阶段大都已经祛除，用杞菊地黄汤补肾时就可以把"三泻"换为石菖蒲、郁金。因石菖蒲、郁金可以祛痰湿、行气血，还可以开胃。

补虚需要补益各脏虚损，而以补脾肾、补益先后二天为主导。补脾易壅滞化火，补肾可以调整阴阳、不易化火。故沈老认为补脾不如补肾，调肾杞菊地黄汤是补虚的代表方。

4."苔腻温胆，不腻杞菊"是整体治疗方案。温胆汤是开手法的代表方剂，杞菊地黄汤是收工法的代表方剂

杂病本虚标实，舌苔腻时，先用温胆汤祛痰湿；等到舌苔不腻、胃口好时，再用杞菊地黄汤补肾、善后固本。

这样，温胆汤就成了开手法的代表方。其作用有三：对于痰湿证的基础祛痰湿作用，对于实证的辅助祛邪作用，对于虚实夹杂证策略性的先开胃作用。后两者决定其为开手法的第一方。

先祛实邪，后补正虚。补虚以杞菊地黄汤为代表方，该方也就成为收工法的代表方剂。

5."苔腻温胆，不腻杞菊"是处方要点

一个完整的处方要治病求本，针对病机或证治疗，既要标本兼顾、处理主症，也要协调主症与病机的关系，处理风险问题，包含间接治疗、策略性治疗等内容。我们将这三个处方要素依次命名为 A、B、C，即病机或证为 A，主症主病为 B，风险问题，包含间接治疗、策略性治疗为 C。这就是处方策略 ABC。

"苔腻温胆，不腻杞菊"是处方策略 ABC 中针对全身的病机或证的虚实状态 A 的处方及要点。

三、案例分析

《沈绍功验案精选》中沈老治疗高血压病，应用的是典型的"ABC"诊疗方案。

这个方案有两个要点。一是整体方案分三步、三个阶段，二是每个方案的处方也是由三步、三个单元方组成。我们用歌诀概括高血压病单元处方为"钩泽苇莱藻杜寄，葛菊珍决枯平肝"。"钩泽苇莱藻"是平肝降压汤，是 B1；"葛菊珍决枯"是珍决汤，是 B2。

这个诊疗方案，第一阶段血压高、苔腻，用温胆汤 +B1；第二个阶段血压高苔不腻，胃口好，用 B1+B2；第三个阶段，血压平稳，苔不腻胃口好，用杞菊地黄汤 +B1 或 B2。

三个阶段的处方在 A、B 的基础上，再分消二便、给邪出路，或消导、安神，或扶正祛邪，加生杜仲、桑寄生。三个阶段的处方，也由 A、B、C 三个要点构成。

附：《沈绍功验案精选》"高血压病不能一味'平肝息风'，当以痰瘀同治"
沈老认为高血压宜分期序列调治。

1. 初期先痰后瘀，祛痰不忘化瘀

原发性高血压病初发、初诊或治疗的初期，患者出现眩晕、头重、苔腻、脉滑，尤其出现苔腻，是痰瘀互结、毒损心络的表现，治疗以祛痰为主，佐以

化瘀、通腑。投沈氏祛痰平肝汤（由钩藤、泽泻、川芎、莱菔子 4 味组成）合温胆汤为主方，选加车前草、草决明、丹参各 30g，通利二便，给邪出路。

A：温胆汤＝竹茹 10g，枳壳 10g，茯苓 10g，陈皮 10g，石菖蒲 10g，郁金 10g。

B：祛痰平肝汤＝莱菔子 10g，泽泻 10g，川芎 10g，钩藤 15g。

C：车前草、草决明、丹参各 30g。

2. 中期痰瘀同治，平肝勿忘和胃

治疗中期，苔薄不腻，屡见眩晕，眼目昏蒙，胁满易怒，郁闷不舒，甚则肢麻耳鸣，苔黄质红，脉弦或数，为肝阳上亢。以祛痰平肝汤合珍决汤为主方，选加葛根、生山楂、石菖蒲、郁金、焦三仙、生鸡内金。

A：无。

B1：祛痰平肝汤＝莱菔子 10g，泽泻 10g，川芎 10g，钩藤 15g。

B2：珍决汤＝菊花 10g，珍珠母 30g，草决明 30g。

C：葛根、生山楂、石菖蒲、郁金、焦三仙各 10g，生鸡内金 30g。

珍决汤组成：珍珠母 30g，白菊花 10g，草决明 30g。主治肝阳亢盛之高血压病。其中珍珠母为珍珠贝的贝壳，含 92% 以上的碳酸钙，5% 的硬蛋白，性寒味甘，功专平肝潜阳，清肝明目。白菊花含挥发油和氨基酸，现代药理证实其可扩张冠状动脉而明显增加冠脉流量，扩张周围血管而降血压，功专疏风清热，平肝明目。草决明又称决明子，含蒽醌类，现代药理证实其有降血脂、降血压作用，特别能降舒张压，功专滋水涵木、清肝明目、润肠通便。

临床应用还要加味：草决明有润肠通便作用，如见便溏者，一则用量减为 15g，二则选加煨葛根、炒白术、木香；清肝可选加夏枯草、薄荷、生栀子、地龙、羚羊角粉；平肝可选加生石决明、灵磁石、生龙骨、天麻；疏肝可选加柴胡、香附、川楝子、炒橘核、沉香粉。

3. 末期虚实夹杂，以虚为主，补虚要调肾中阴阳

治疗末期，血压稳定，眩晕，腰酸，苔薄不腻，脉沉细，为肝肾亏虚，治疗当滋水涵木，以沈氏祛痰平肝汤合杞菊地黄汤为主方。滋水补肾可选加女贞子、生杜仲、桑寄生、川牛膝。阳中求阴，选加肉桂、仙灵脾、川续断、肉苁蓉、菟丝子。

A：杞菊地黄汤＝枸杞子 10g，菊花 10g，生地黄 10g，山茱萸 15g，生杜仲 10g，桑寄生 10g。

B：祛痰平肝汤＝莱菔子 10g，泽泻 10g，川芎 10g，钩藤 15g。

C：石菖蒲 10g，郁金 10g（豁痰行血，护胃）。

4. 善后防复

患者血压平稳后，汤剂减半，从每日 1 剂改为 2 日 1 剂，晚服 1 次，早、午服脑立清胶囊，服用 2～3 周。原发性高血压病受情绪、饮食、劳累、失眠等因素影响，容易复发，沈老认为防止复发十分重要。

防止复发一般有三种方法：一是将获效的方剂，共研细末做成水丸或装入 I 号胶囊，每次 3g，每天 2 次，连服 2～3 个月。二是午餐、晚餐后各服加味保和丸 3g，早晚各服杞菊地黄胶囊 5 粒（每粒 0.3g），连服 2～3 个月。三是重新组成胶囊方。组方原则为既要突出健脾和胃，又要注意滋肾柔肝。在此原则下再视具体病证酌加几味对病、对证之药，做成胶囊，连服 2～3 个月，常可免于复发。

第 2 讲　开手法第一（苔腻温胆）

沈氏女科温胆汤，竹枳苓陈郁金菖

莱菔车白两分利，三仙芦根消导良

三竹茵泽三石布，分级丹参同治方

各病苔腻随加减，不腻杞菊地黄汤

一、歌诀阐释

【歌诀】

苔腻温胆

沈氏女科温胆汤，竹枳苓陈郁金菖。

莱菔车白两分利，三仙芦根消导良。

三竹茵泽三石布，分级丹参同治方。

各病苔腻随加减，不腻杞菊地黄汤。

【阐释】

1. 沈氏女科温胆汤，竹枳苓陈郁金菖

沈氏女科温胆汤组成：竹茹 10g，枳壳 10g，云茯苓 15g，陈皮 15g，石菖蒲 10g，郁金 10g。

其加减法为：原温胆汤去半夏、草姜枣；可痰瘀同治，加石菖蒲、郁金。

竹茹清热化痰是为主药。

茯苓 15g、陈皮 15g，健脾祛痰，截断"生痰之源"，为辅药。

枳壳，理气行滞，利于痰浊的排出，为佐使药。

祛痰应伍透窍豁痰的石菖蒲 10g，畅行气血的郁金 10g。

2. 莱蒌车白两分利，三仙芦根消导良

给痰出路，分利两便：润肠通便，多用莱菔子、全瓜蒌、当归、白菊花、桃仁、草决明、制大黄等药；利小便，选用桑白皮、生薏苡仁、车前草、白花蛇舌草、泽兰等药。

祛有形之痰，多配消导，可选用焦三仙、芦根、生鸡内金等药。

祛无形之痰，重在透豁，可以在石菖蒲、郁金的基础上加桔梗、蝉衣。

3. 三竹茵泽三石布

祛痰序贯四步，根据痰浊的轻重逐步加入以下药物。

第一步：三竹换用，即竹茹 10g，天竺黄 10g，竹沥水 10g 轮换使用。天竺黄偏通腑，竹沥水偏于祛除有形痰浊。

第二步：佐以化湿，可用茵陈（后下）15g，泽泻 10g。

第三步：佐以散结，可用海藻 10g，昆布 10g。

第四步：佐以软坚，可用生龙骨 30g，生牡蛎 30g，海蛤壳 30g。

4. 分级丹参同治方

杂病实证，多痰瘀互结。治当痰瘀同治、祛痰为主，可加一味丹参化瘀，以助祛痰。其他药物，可选择三七粉（冲），或者苏木、泽兰、地龙等。

5. 各病苔腻随加减，不腻杞菊地黄汤

温胆汤在治疗具体疾病时还有其他加减法。虚实夹杂证，服温胆汤以后，舌苔由厚腻转薄而不腻，此时可转向补虚，改用杞菊地黄汤。

二、临床应用

1. "液有余便是痰"

痰饮生于水液不能正常运化，稠者为痰，稀者为饮。概括地说，液有余便是痰；脾为生痰之源，肺为贮痰之器，肾为生痰之根。其实，脏腑经络表里，人体无处不有津液，便无处不有痰浊。

其中，痰浊可以划分为有形之痰和无形之痰两类。有形之痰，痰邪贮留肺脏（肺为贮痰之器），主症有咳喘、咳痰、喉鸣；无形之痰，痰邪流窜全身（脾

为生痰之源），主症有头重、胸闷、口黏、纳呆、苔腻、脉滑。

2. 痰的特性，生于虚寒，可化热、成实

水液不能正常运行、生化，可以有内外各种因素引起。外邪阻闭，可以生痰。燥邪、邪热、内生之火、饮食消化不行也能生痰。但自生的痰，是因阳气不足、不能运化水液而成，其本质是寒性的。痰形成以后，就会阻闭气水血的运行，同时也可以热化，未必一定是寒性的；可以为实性的，也可以导致气滞、血瘀。

例如温胆汤证，为胆胃不和，痰热内扰；表现为虚烦不得眠，或呕吐呃逆，以及惊悸不宁，癫痫等。《备急千金要方》温胆汤主治"大病后，虚烦不得眠，此胆寒故也"，说温胆汤是胆寒，没有说它是痰热。其实，温胆汤证的痰浊是典型的生于虚寒，化热、成实、成痰热的。胆虚，少阳之气虚寒，胆气不得升，相火内郁，化热，并且影响脾胃运化，水液遂成痰。这样本来是虚寒，成痰后化为痰热。胃有痰热，"胃不和则卧不安"，又胆郁热导致肝郁热，魂不安舍，所以虚烦不得眠。

3. 痰邪的性质与直接治法

痰邪性质多种，有寒热、燥湿、虚实的性质与演化的方向。祛痰要区分性质与演化方向，祛痰法有温化寒痰、清热化痰，有燥湿祛痰、滋阴祛痰，也有涤痰逐痰、补虚祛痰，这是治疗痰浊的直接治法。

温胆汤里有竹茹清热祛痰，也有生姜温阳化饮；半夏、陈皮燥湿，可以模仿二陈汤少加乌梅润燥以反佐，或者去半夏，加麦冬、天花粉；竹茹、枳实祛痰热、破气，原方也有甘草、大枣补气，后世也有加人参补气。

沈氏女科温胆汤协调这三个方面的关系，更为柔和，更有针对性。现代痰湿化热为多，故去半夏、生姜、甘草、大枣，改枳实为炒枳壳，行气而不破气。

4. 痰邪的间接治疗

痰邪可以通过调整全身气水血的运行来间接治疗。

通过调整全身气水血的运行来间接治疗，有形之痰在内要消导，无形之痰流窜要透窍；调整全身气水血，调气宜行气、补气，调水宜分消二便、给邪出路宜滋阴，调血宜活血、养血。

沈氏女科温胆汤的间接治疗，照顾到表里气水血多个方面。祛除有形之痰，配合消导，加焦三仙和芦根。焦三仙消食积，芦根不消食积。芦根清热、利尿、养胃阴，在这里反佐焦三仙，防其化热、伤阴。无形之痰流窜要透窍，沈氏女科温胆汤加石菖蒲，豁痰透窍。调整全身气水血，保留枳壳行气，可以加生黄芪或党参补气；重视调水宜分消二便、给邪以出路，更重视内伤杂病的痰瘀同治，加郁金行气活血。

总之，沈氏女科温胆汤及其加减法，抓住了痰邪的本质、演化，直接治疗与间接治疗，是祛痰湿的代表方，辅助祛实邪的基础方，也是先开胃、祛痰湿、再补虚的策略性方剂。所以，总括中"苔腻温胆，不腻杞菊"，把温胆汤用作开手法的第一个方剂。

三、案例分析

高血压病第一个阶段，苔腻血压高。

A：温胆汤。

B：平肝降压汤。

C：分利二便用草决明和车前草。

第 3 讲 开手法第二（纳差六君）

纳差香砂六君子，苔薄苓陈人参术
倍参芪扁倍香附，三仙消食砂良附

一、歌诀阐释

【歌诀】

纳差六君

纳差香砂六君子，苔薄苓陈人参术。

倍参芪扁倍香附，三仙消食砂良附。

【阐释】

1. 纳差香砂六君子，苔薄苓陈人参术

组成：人参 5g、茯苓 10g、炒白术 10g、陈皮 10g、木香 10g、砂仁 10g。

方解：方中人参、白术益气健脾；茯苓淡渗利湿、引湿浊下行；陈皮芳香行气，可以升清气、理气和胃。

木香通调三焦之气，可升可降，可以醒脾；砂仁可以健胃，温胃，行气。

同样，因为半夏温燥、甘草壅滞，故本方亦去掉此二药。

香砂六君子汤可治脾胃虚寒、痰湿中阻之痞痛、吐泻证，特别是溃疡病、慢性腹泻和妊娠恶阻等。

2. 倍参芪扁倍香附，三仙消食砂良附

A：加强补气作用，可在党参 10g（西洋参 10g 或太子参 30g）的基础上，选加生黄芪 15g、白扁豆 10g、炒山药 20g 等药补气健脾。

B：加强行气作用，可在木香基础上，选加香附 10g、乌药 10g 等行气药。

C：加强温阳作用，可在砂仁的基础上，加入高良姜 5g 以温阳散寒，或合用良附丸。

D：消食和胃，可加焦麦芽、焦神曲、焦山楂各10g，芦根15g。

二、临床应用

1. 本方以纳差、苔薄不腻为应用要点

开手法以舌定证。若见腻苔，为痰湿，多化热，故用温胆汤；若纳差、胃胀、苔薄不腻，这是脾胃气虚，可以用香砂六君子汤健脾补气、理气开胃。

气虚应补，香砂六君子汤由人参补气健脾。人参可以由党参替代。党参升高血糖，故血糖高不宜用党参，可以用西洋参10g或太子参30g代替。气虚严重时，可以酌情加入生黄芪、白扁豆、炒山药、仙鹤草等药物。

脾气虚，运化不利，多有湿浊。白术、茯苓健脾祛湿。白术芳香偏于升清，茯苓先入脾而升清、后入胃而降浊，帮助脾胃恢复气机的升降。

陈皮、木香、砂仁，加强行气、祛痰湿、温胃散寒的作用，更可以使全方补而不滞。

歌诀加减法"倍参芪扁倍香附，三仙消食砂良附"也要记清楚。

2. 本方主要关注的问题

本方主治脾胃虚寒而致饮食少进，或肢体肿胀，肚腹作痛，或大便不实，体瘦面黄，或胸膈虚痞，痰嗽吞酸。作为开手法，本方应用时要关注脾胃，尤其是胃的情况。在胃的情况不好时，要先治胃病。

胃病的治疗，"苔腻温胆，纳差六君"，舌红苔黄腻，为湿热，用温胆汤，选加黄芩、黄连、连翘、生薏苡仁清热祛湿；苔薄不腻，属于脾虚，可以用香砂六君子汤为基础方，偏寒时加高良姜，或合良附丸、黄芪建中汤。这是胃病的基础处方A。

胃病的对症处方单元B包括柴胡、香附、白扁豆、木香、蒲公英等五味药物，柴胡、香附治肝，扁豆、木香治胃，肝气容易化火，所以加蒲公英，蒲公英既清热泻火健胃，又消幽门螺杆菌。治疗胃病的关键是调理气机。胃炎有一个特点，即发怒、生气后加重。所有的胃炎，不管是浅表性胃炎、肥厚性胃炎，

还是萎缩性胃炎，均和情绪有很大关系。这也是木和土的关系，肝木克伐脾土。因此，治疗胃炎的妙法就是要调气。

治疗胃炎的要点用歌诀来概括就是：

胃炎柴附扁木英，疏肝调气寒热已。

寒桂四君重芪姜，热合温胆芩连薏。

最后是本方的应用范围：治疗脾胃虚寒证，可以单独应用，也可以在其他病症兼脾胃虚寒时作为基础方 A 使用。这是香砂六君子汤作为开手法的意义。

三、案例分析

还是高血压病治疗。前边的例子说，血压高而苔腻、纳差时，可以用温胆汤作为 A，"钩泽苎莱藻"、平肝降压汤作为 B，车前草、草决明作为 C。在血压高而苔薄、纳差时，不可以直接用杞菊地黄汤作为基础方 A。因为杞菊地黄汤碍胃，可以用香砂六君子汤作为 A，钩泽苎莱藻、平肝降压汤作为 B，酌情加入消导药作为 C。

第4讲 开手法第三（津少增液）

益胃汤能养胃阴，冰糖玉竹与沙参
麦冬生地同煎服，甘凉滋润生胃津

一、歌诀阐释

【歌诀】

津少增液

少津少苔增液汤，甘寒养阴麦地玄。

心阴枣柏肝芍枸，脾阴精斛肺沙菀。

肾阴女贞莲首乌，内热清降知柏柴。

虚火上炎连桂交，大便秘结归蒌莱。

益胃汤能养胃阴，冰糖玉竹与沙参。

麦冬生地同煎服，甘凉滋润生胃津。

组成：沙参 10g，麦冬 15g，冰糖 3g，细生地黄 15g，玉竹 5g（炒香）。

【阐释】

1. 津少增液

津少指舌苔干燥少津、少苔、无苔，提示津液不足，可用增液汤滋养肺胃、化生津液。其组成：生地黄 10g，麦冬 10g，玄参 10g。

本方重用玄参养阴生津、清热润燥为主药，辅以麦冬养阴润燥，生地黄养阴清热，共成增液清热、润燥通便之剂，主治阴津不足，便秘口渴，舌质干红，脉象细数之证。

临床可以将增液汤视作养阴主方，再按阴亏部位加味。

心阴不足选加炒酸枣仁 15g，柏子仁 10g，茯苓 15g。

肝阴不足选加当归 10g，白芍 10g，枸杞子 10g。

脾阴不足选加黄精 10g，芦根 10g，石斛 10g。

肺阴不足选加沙参 10g，紫菀 10g，百合 10g。

肾阴不足选加女贞子 10g，旱莲草 10g，首乌 10g。

阴虚而有内热者可佐用清降之品，如知母 10g，黄柏 10g，银柴胡 10g，桑白皮 10g，地骨皮 10g。

虚火上炎可用交通心肾法，合用黄连 10g，肉桂 3g。大便秘结难下者，还可加大增液行舟之力，如选加白菊花 10g，当归 10g，制首乌 10g，炒草决明 30g，桃仁 10g，全瓜蒌 30g。

2. 益胃汤

在胃阴损伤，见食欲不振时，多用益胃汤替代增液汤。亦可用百合乌药散（百合 20g，乌药 10g）替代。

益胃汤，养阴益胃，主治阳明温病，胃阴损伤证。证见食欲不振，口干咽燥，舌红少苔，脉细数者。临床常用于治疗慢性胃炎、糖尿病、小儿厌食症等属胃阴亏损者。

该方甘凉生津，养阴益胃为法。其中；生地黄、麦冬重用为君。两药味甘性寒，功擅养阴清热，生津润燥，为甘凉益胃之上品。北沙参、玉竹为臣，养阴生津，加强生地黄、麦冬益胃养阴之力。冰糖为使，濡养肺胃，调和诸药。

二、临床应用

1.“津少增液”

提示增液汤和益胃汤的舌象特点为舌苔干燥少津，或少苔、无苔。

2. 益胃汤治疗阴虚胃病

该方可以用于口干喜冷饮，咽燥龈肿，胃痛嘈杂，舌红少苔，脉象细数的胃阴不足证。

益胃汤与温胆汤、香砂六君子汤组成治疗胃病的一个方剂系列。温胆汤主治湿热性胃病，以腻苔为认证指征；香砂六君子汤治疗脾胃气虚有痰湿气滞的胃病，苔薄不腻；而益胃汤主治阴虚燥热胃病，舌苔特点为舌苔干燥少津，或少苔、无苔。

这个方剂系列用歌诀来概括就是：

<blockquote>

胃炎柴附扁木英，疏肝调气寒热已。

寒桂四君重芪姜，热合温胆芩连薏。

金丹化瘀莱消食，益胃沙麦糖玉地。

</blockquote>

具体应用益胃汤，其方剂 ABC 结构为：

A：麦冬、沙参、生地黄、玉竹，养胃阴，可以加乌梅、芦根。

B：见胃胀，加木香 5g，蒲公英 10g；恶心、呃逆，加紫苏叶、黄连各 5g；胃痛加川楝子、延胡索各 10g，或郁金 10g，丹参 30g。

C：生薏苡仁渗湿，炒莱菔子消食通腑，党参补气以生津。

3. 应用策略

（1）本证，治未病开胃，与温胆汤、香砂六君子汤调理脾胃，都是开手法。

（2）兼见本证，在处方中作为 A。

歌括：以舌定证，证分虚实；苔腻温胆，不腻杞菊；纳差六君，暗斑血府；津少增液，效乏间治。这是增液汤、益胃汤。与温胆汤、杞菊地黄汤、香砂六君子汤、血府逐瘀汤一样，在处方策略 ABC 中都可以作为 A。

三、案例分析

高血压病，见血压高，而干燥少津、少苔、无苔，提示津液不足，可用增液汤作为基础方 A，钩泽芎莱藻、平肝降压汤作为对症治疗单元方 B；如果血压高，而干燥少津、少苔、无苔，纳谷不香，用益胃汤或百合乌药散作为基础方 A。

《金匮要略》治疗肺痿的麦门冬汤，用大量麦冬，相当于增液汤，作为 A，认证要点是干燥少津、少苔、无苔，就是"津少增液"的意思；小剂量半夏，祛痰，降逆下气，主治"大逆上气、咽喉不利"，剧烈咳喘，咽喉部有痰涎黏着难咯，这是主症 B；人参、甘草、生姜、大枣补气健脾以生津，作为 C。

开手法三，津少增液，介绍了增液汤和益胃汤两个方剂。其共同的舌象是舌苔干燥少津，或少苔无苔。

第 5 讲　祛邪法第一（祛邪六要）

祛邪六要佐引止，先调中焦用温胆

一、歌诀阐释

【歌诀】

祛邪六要

中路疏通佐引止，实证祛邪有六要。
苔腻温胆调中焦，邪路凉营汗分消。
透窍理气活温通，反佐寒热英翘姜。
引经分经分脏腑，中病即止正不伤。

【阐释】

1. 中路疏通佐引止，实证祛邪有六要

实证归纳有六淫、痰、饮、湿、滞、瘀、食、虫八种。治疗实证有六个要点：中、路、疏通、佐、引、使。其一是"中"，指先调中焦脾胃，也就是先祛痰湿食阻。其二是"路"，给邪以出路。祛实邪，给出路，以使其排出体外。其三是"疏通"，祛实邪宜疏通为先。其四是"佐"，重视反佐。其五是"引"，注意引经，使药到病所，专攻其邪而能增强祛邪之力。其六是"止"，中病即止。祛邪药量大，久服常易伤正，故应中病即止，以防伤正。

2. 苔腻温胆调中焦

祛邪六要，其一是"中"，先调中焦脾胃。也就是治病宜先祛痰湿食阻。也就是胃气为本，需要开胃，苔腻用温胆汤。温胆汤用 4 味主药：竹茹，枳壳，茯苓，陈皮。还有 4 味药不用：半夏能祛痰，但太燥；生姜虽然能祛痰，也太燥；甘草、大枣非常滋腻，对祛除痰浊不利。还要进一步配伍：配伍开窍的石

菖蒲、郁金；配伍清热的连翘、蒲公英；配伍醒脾的木香、砂仁；配伍开胃的焦三仙、生鸡内金。这是一个基本的指导思想，以胃气为本，先调中焦。

复习歌诀：

> 沈氏女科温胆汤，竹枳苓陈郁金菖。
>
> 莱蒌车白两分利，三仙芦根消导良。
>
> 三竹茵泽三石布，分级丹参同治方。
>
> 各病苔腻随加减，不腻杞菊地黄汤。

3. 邪路凉营汗分消

祛邪六要，其二是"路"，即给邪以出路。祛实邪必须给邪出路，使邪能排出体外，有"凉营、汗、分、消"4条出路。

（1）汗：通过汗出排出邪气。比如用防风、桔梗、蝉衣发汗透表。当然要忌大汗，出汗多了会伤心阳。

（2）下：通过润肠缓泻，使邪从大便出。常用全瓜蒌、草决明、菊花和当归等药物。但忌峻下，以防伤正。

（3）利：通过淡渗利尿，使邪从小便排出。常用车前草、泽泻、泽兰、石韦、生薏苡仁和冬瓜仁等。

（4）凉营：通过凉血，使邪从营卫排出。常用生地黄、牡丹皮、赤芍、生栀子等。

4条出路里面，最安全、排出邪气最彻底的方式，就是利尿。

4. 透窍理气活温通

祛邪六要，其三是"疏通"，疏通为先，疏通为宜。泻法一定要以疏通为宜。疏通有4个办法。

（1）透窍：可选用川芎和石菖蒲。

（2）理气：可用柴胡和郁金。

（3）活血：可用泽兰和王不留行。

（4）温通：可用桂枝和花椒。

5. 反佐寒热英翘姜

祛邪六要，其四是"佐"，重视反佐。因为祛邪药有偏性，偏于烈性，往往祛邪的同时也会带来副作用。为了防止偏差，纠正副作用，要用反佐。反佐分两类。

（1）寒性反佐：用温药的时候，担心用药过热，就选用寒性的药物反佐，可选用蒲公英、连翘、栀子、黄柏、白花蛇舌草等，选 1 ～ 2 味药来用。

（2）热性反佐：用寒药的时候，担心用药太凉伤正，可采取热性药物反佐，选加肉桂、高良姜、乌药、仙灵脾和鹿角霜等。

6. 引经分经分脏腑

祛邪的第五个要点是"引"，注意引经，使药到病所，专攻其邪而能增强祛邪之力。引经药可引药物直达病所，是提高疗效的关键，引经药分两类。

（1）分部引经：上面部位用小量的升麻、桑枝、葛根、柴胡；下面部位用大量的川牛膝、木瓜、独活和车前草。加与不加引经药，疗效会大不一样。（上部引经用升麻桑葛柴，下部引经膝瓜独车前）

（2）分脏引经：入心，用炙远志和琥珀。琥珀是引入心经的好药，也是安神的好药。但琥珀现在多用琥珀粉。琥珀粉难溶于水。要吃琥珀粉，不要用水来调，要用蜂蜜来调。当然，该药也可以装在胶囊里吞服。入脾，用砂仁和干姜；入肺，用橘红和桑白皮；入肝，用薄荷和川楝子；入肾，用黄柏和补骨脂。

7. 中病即止正不伤

祛邪的第六个要点是"止"，中病即止。祛邪药量大，久服常易伤正，故应中病即止，以防伤正。使用祛邪药一定要中病即止，不能常服，不能久服，尤其用攻邪过厉之品。如温燥的半夏、厚朴，大辛大热的附子、肉桂，大苦大寒的龙胆草、白头翁及有毒的虫类药，都要注意中病即止，不能久用长服。

二、临床应用

1. 祛邪、治疗实证时，实证祛邪有六要，"中路疏通佐引使"，是见苔腻用温胆汤为基础方 A 的六个要点与加减方向。关于温胆汤的要点，除了"苔腻温胆"的舌红、苔黄、厚腻之外，祛邪时要注意"中路疏通佐引使"等六个要点。

2. 祛邪六要的意义在于护胃气、护正气，疏通全身气水血，辅助祛邪而不壅滞，无损伤，引至病所，从水路给邪出路，容易实现，且损伤小。

3. 温胆汤在用于祛邪时，从处方策略 ABC 分析，以苔腻为应用指征，是基础方 A；但它同样可以起到防范风险、间接治疗 C 的作用。

三、案例分析

治疗荨麻疹，祛风也要和胃。

风为百病之长。风有外风、内风之分。无论外风还是内风，祛风时都要和胃。古人还有养血祛风、平肝息风的治法，都要以和胃为基础。怎么和胃呢？见苔腻，用温胆汤加木香、砂仁。如荨麻疹，这个病很难治，反复性很大，一般治疗主要是和血息风。

我们强调和胃祛风。苔腻，用温胆汤加木香、砂仁作为基础方 A；炒苍耳子、莱菔子、葶苈子、地肤子、蛇床子五子汤（五子苍莱葶地蛇），祛风寒湿止痒，作为对症治疗单元 B，大黄、牡丹皮、赤芍、丹参和紫草凉血以祛风作为间接治疗单元 C（凉血三丹紫草黄）。其治疗荨麻疹比单纯养血息风效果要好，而且较少复发。

荨麻疹患者不要吃发物。

另外，兼表证的时候，解表要加和胃的药，如茯苓、陈皮、姜半夏。有内风者，息风的时候，也加和胃的药，如木香、砂仁和炒苍术，苔腻加到温胆汤里。这样祛风的效力大，效果好。

以上是"祛邪法一：祛邪六要佐引使，先调中焦用温胆"的三个方面的内容。本课的重点是理解温胆汤为基础方辅助祛邪、治疗实证，处理全身状态以及防范攻伐的损伤的应用要点。

第❻讲　祛邪法第二（先祛痰湿）

> 诸邪夹杂先祛痰，有形无形肺脾间
>
> 有形肺喘养亲汤，苏莱葶热白芥寒
>
> 无形流窜要透豁，菖蒲郁金桔梗蝉

一、歌诀阐释

【歌诀】

先祛痰湿

诸邪夹杂先祛痰，有形无形肺脾间。

有形肺喘养亲汤，苏莱葶热白芥寒。

无形流窜要透豁，菖蒲郁金桔梗蝉。

【阐释】

1. 诸邪夹杂先祛痰，有形无形肺脾间

痰浊乃百病之首。痰浊分有形与无形之痰，有狭义与广义之别。实证，诸邪夹杂，要先祛痰浊。祛痰浊的基础方剂为温胆汤，其基本构成为"竹枳苓陈郁金菖"，即竹茹、炒枳壳、云茯苓、陈皮、石菖蒲、郁金。

液有余便是痰。肺、脾、肾、三焦的水液代谢异常（肺失宣降，津液不布；脾失健运，水湿停留；肾失蒸化，水不化气；三焦不通，水气互结），加之气滞、寒凝、湿聚、火热煎熬，水液凝聚而成痰浊，停于三焦各部。

2. 有形肺喘养亲汤，苏莱葶热白芥寒

有形或者狭义之痰，即"肺为储痰之器"所储之痰，可分为风、热、寒、湿、燥五种。

治有形之痰不离三子养亲汤，视寒热之别而有所变化。寒痰用苏子、莱菔

子和白芥子，热痰用苏子、莱菔子和葶苈子。苏子、莱菔子，寒热之痰均用，区别在于白芥子祛寒痰和葶苈子祛热痰上。有时为增药力，祛寒痰时，可配法半夏和炒杏仁，祛热痰时可加全瓜蒌和海蛤壳。

3. 无形流窜要透豁，菖蒲郁金桔梗蝉

无形或广义之痰即"脾为生痰之源"所指之痰，分为痰迷心窍、痰蒙清阳、痰停少阳、痰凝咽喉、痰阻中焦、痰注四肢和痰窜经络七种。

无形之痰的治则为祛痰、豁痰、涤痰，均以温胆汤为基础方。其中竹茹、枳壳、茯苓、陈皮四味必用，为主药。

狭义之痰重在消导，选加莱菔子、生山楂、生鸡内金。

广义之痰重在透豁，选加石菖蒲、郁金、桔梗、蝉衣。

总结为歌诀，即"无形流窜要透豁，菖蒲郁金桔梗蝉"。

二、临床应用

1. 痰浊乃百病之首

《丹溪心法》提出"怪病多属痰"，《景岳全书》认为"痰生百病"。临床不少疑难病证、怪病从痰论治而奏效。近代由于饮食结构的改变，生活节奏的加快，竞争压力的加重，气候环境的恶化等因素，痰浊致病率有明显的增加趋势。因此"痰浊乃百病之首"的说法并非过分和夸大，恰恰切中临床实际。无论有形之痰还是无形之痰，都可以用温胆汤作为基础方 A 来治疗。

学而时习之，我们把两次的歌诀整合在一起。

> 沈氏女科温胆汤，竹枳苓陈郁金菖。
>
> 莱蒌车白两分利，三仙芦根消导良。
>
> 三竹茵泽三石布，分级丹参同治方。
>
> 各病苔腻随加减，不腻杞菊地黄汤。
>
> 诸邪夹杂先祛痰，有形无形肺脾间。
>
> 有形肺喘养亲汤，苏莱葶热白芥寒。
>
> 无形流窜要透豁，菖蒲郁金桔梗蝉。

2. 辨有形痰的寒热、治有形痰的前提与间接治法

祛局部肺痰主要辨清寒热。这直接关系到药物的药性。祛寒痰宜温肺，祛热痰要清肺，治法截然不同。辨痰之寒热，传统经验是以痰色来区分，色白为寒，色黄属热。但在临床并非绝对。有时，白黏痰用温肺药后，咳痰反而加重，病情发展。而改投清肺之品，则获得缓解。因此，辨痰之寒热的关键，不在色而在质。一般质稀薄为寒，黏稠属热。痰色仅供参考。治痰不离三子养亲汤，视寒热之别而变化之。寒痰用苏子、莱菔子和白芥子，热痰用苏子、莱菔子和葶苈子。为增药力，寒痰时可配法半夏和杏仁，热痰时可加全瓜蒌和海蛤壳。这是有形之痰治疗单元 B。

"生痰之机，不离脾胃。治痰之则，必须燥脾。"局部肺痰，不论寒热、燥湿，都应以二陈汤为基本方。其中，以橘红代替陈皮，可增祛痰之力；半夏视寒热而斟量增减，燥热者应减量。

其实，这里的二陈汤可以理解为沈氏女科温胆汤加回半夏。即温胆汤类方为有形、无形痰浊共同的基础方 A。

有形之痰的间接治疗，重在消导，选加莱菔子、生山楂、生鸡内金。这是有形之痰治疗的 C。

总之，有形之痰的处方结构，A 为温胆汤，加回半夏；B 为三子养亲汤化裁；C 要消导，要给邪出路。以此为基础，我们就可以理解有形之痰在肺痰，其寒、热、燥、湿的性质与处理思路。如寒痰凝肺，见畏寒，清稀白沫痰，苔白脉缓，宜温肺祛痰法，可用杏苏散。该方温散风寒，用杏仁、苏子、前胡、桔梗、枳壳，化痰用二陈汤，和胃用生姜、大枣。其实就是 A 为二陈汤，为温胆汤，加回半夏；B 为三子养亲汤，苏子、莱菔子、白芥子只用了一个苏子，再加前胡、桔梗；C 和胃用生姜、大枣，或加生山楂、生鸡内金均可。这个杏苏散，我们只需要记住"倍苏子加前胡、桔梗"即可，其他同一般处理。

再如热痰袭肺，见烦渴，痰黄黏有块，苔黄脉数，宜用清肺祛痰法，用清气化痰丸。其中，清热化痰用黄芩、全瓜蒌、胆南星，燥湿化痰用二陈汤、杏仁，行气用枳壳。而按照我们的处方策略，A 为二陈汤、杏仁，就是温胆汤加半夏、杏仁。B 为三子养亲汤，葶苈子替换白芥子，倍葶苈子加胆南星、全瓜蒌或海蛤壳，再加黄芩清热。三子养亲汤，葶苈子替换白芥子，倍葶苈子，可以对黄芩、全瓜蒌、胆南星有很好的支撑作用，如痰热减轻时，可以用三子养亲汤，葶苈子替换白芥子，倍葶苈子替换胆南星、全瓜蒌。

3. 无形流窜要透豁，菖蒲郁金桔梗蝉

无形之痰为全身流痰，包括痰迷心窍、痰停少阳、痰阻中焦、痰窜经络、痰注四肢五种情况。其基础症状有 6 个：苔腻，脉滑，头重，胸闷，口黏，纳呆。这 6 个主症里面最重要的是苔腻，但见一症便是，其他 5 个症不必悉俱。临床上病人出现苔腻，那就是广义的流痰，用祛痰的药会有效。

无形痰的治则为祛痰、豁痰、涤痰，以温胆汤为主方，其中竹茹、枳壳、茯苓、陈皮四味必用，为主药。可以加石菖蒲、郁金豁痰透窍。这是无形之痰治疗的基础方 A。

随无形之痰治疗的主症的变化，对主症的处方 B 差异较大，放在后面讲，我们先介绍它的间接治疗与策略性治疗 C。这方面的内容有三个要点。

其一，广义之痰重在透豁，选加石菖蒲、郁金、桔梗、蝉衣。即："无形流窜要透豁，菖蒲郁金桔梗蝉。"

其二，根据痰性，伍用三法。

气虚必生痰浊，伍补气药：仙鹤草、扁豆衣、生黄芪。

气滞必凝痰浊，伍理气药：柴胡、木香、香附。

痰瘀必见互阻，伍化瘀药：三七粉（冲）、苏木、泽兰、地龙。

其三，给痰出路，分利两便。

利尿选加石韦、车前草、白花蛇舌草。润肠选加草决明、白菊花和当归。

这些知识，前面的歌诀里有。无形之痰的主症 B 及其处理，由其部位不同而治疗方式不同。下面针对五种情况分别予以介绍。

（1）痰迷心窍：除了 6 个主症之外，还有眩晕、心悸、癫痫狂、中风和昏迷。6 个痰浊的主症加上心的定位症，就可以诊断痰迷心窍，治宜温胆汤倍石菖蒲，再加胆南星和天竺黄，增强祛痰、豁痰开窍作用。其中重要的药物就是胆南星。不要用生胆南星，生胆南星毒性很大，弄不好病人就要抽搐，要用胆汁制过的南星。

（2）痰停少阳：该证表现为寒热往来，胁满易堵，喉如骨鲠（就是梅核气）。也会见到腻苔。治疗宜用蒿芩清胆汤。其中，特殊的药就是柴胡和黄芩。《伤寒论》记载小柴胡汤是"舌上苔白者"，是白腻苔。寒热往来，西医会诊断为神经性发热。检查指标是正常的，这样的低热用中药治疗效果很好。见苔腻，用温胆汤合小柴胡汤，再加青蒿的话，就是蒿芩清胆汤的基本结构。

（3）痰浊中阻：在痰浊六主症基础上，加上胸满，痞满，嘈杂不清，肢体沉重，就可以定位在中焦了。痰浊中阻，治疗用温胆汤。温胆汤有 6 味药，即竹茹、枳壳、茯苓、陈皮、石菖蒲、郁金。还要加 2 味药：第 1 个是莱菔子，用 10～15g 的莱菔子；第 2 个是丹参，用到 30g 的丹参。为什么加莱菔子？就是把痰邪引到中焦。莱菔子是走脾胃的药，到中焦，而且莱菔子祛痰的效果特别好。为什么加丹参？中医讲究痰和瘀是一体的，有痰必有瘀，有瘀必有痰。祛痰药里面加上化瘀的药，会提高疗效；反过来，化瘀的药里面加上祛痰的药，疗效就提高了。化瘀药的代表就是丹参，一味丹参功同四物；化痰药的代表就是莱菔子。

（4）痰窜经络：主要病种为瘰疬、痰核、阴疽、流注。两个药是关键，一个是地龙，一个是生黄芪。

痰窜经络，治疗需要在温胆汤里加剔络的药物。第 1 个，用虫类剔络，化瘀和络，用地龙，还可以用土鳖虫，但首选地龙。地龙透络，把络里面的痰透出来。但要注意地龙可致敏。地龙治过敏、治哮喘，但有些病人吃地龙后喘得更厉害了。为什么？地龙是异体蛋白，能抗过敏也能致敏。吃药之前，在病人胳膊上划一道，也就是划痕试验。划过之后，起红条了就尽量不用；划过之后，没有起红条，就放心用。第 2 个，经络里面的痰必须有动力推出来。这就需要在温胆汤里加用 1 味补气药，就是生黄芪。黄芪有两种：一种是炙黄芪，是蜜制的；一种是生黄芪。生黄芪和蜜炙黄芪都能补气，但炙黄芪只有补气作用，没有托毒和固表作用，这里用生黄芪，可用到 30g。

25

（5）痰阻四肢：主要症状是麻木、偏瘫。治疗除了温胆汤外，再加桂枝和鸡血藤。痰阻四肢，治疗不要重瘀轻痰。其实现在临床上痰比瘀更多、更重要。

以上是痰浊的基础方 A，有形之痰、无形之痰具体的 ABC 诊疗方案。

三、案例分析

诸邪夹杂先祛痰，有形无形肺脾间。本讲的案例分析，我们分析《证治汇补》中风的总论。

"总治：风症皆痰为患，宜化痰为先。初得之即当顺气，日久即当活血。（丹溪）盖风本于热，热胜则风动，宜以静胜其燥，养血是也。（机要）故治风先治血，血行风自灭。（伊芳川）其虚者又当培脾滋肾，脾土旺而血自生，脾气运而痰自化；肾水足而热自除，肾气固而痰归经也。（汇补）"

【按语】

其一，中风病的病因涉及风、火、痰、瘀、虚等多种因素。其治疗在《证治汇补》中的论述，"风症皆痰为患，宜化痰为先"，与本讲祛邪原则——"诸邪夹杂先祛痰"一致。

其二，具体治疗，首先，"初得之即当顺气，日久即当活血"。化痰加顺气，即温胆汤、涤痰汤、导痰汤，是处方策略 ABC 的开手法。其后，"日久即当活血"，即治病祛邪法，是处方策略 ABC 的第二阶段的治疗。最后培脾滋肾，与处方策略 ABC 收工法用杞菊地黄汤是一致的。整个治疗过程为先祛痰，再活血、养血，最后培脾滋肾。这与本课程处方策略 ABC 是一致的。

第 **7** 讲 祛邪法第三（内伤实证，痰瘀同治）

瘀血三征块痛斑，五位肢腹心肺肝

寒凝舌暗桂温通，瘀热紫斑用三丹

化瘀行活剔奇序，行活金铃菖蒲郁

剔络三虫蟅蛭地，苏兰楂三丹药奇

一、歌诀阐释

【歌诀】

内伤实证，痰瘀同治

瘀血三征块痛斑，五位肢腹心肺肝。

寒凝舌暗桂温通，瘀热紫斑用三丹。

化瘀行活剔奇序，行活金铃菖蒲郁。

剔络三虫蟅蛭地，苏兰楂三丹药奇。

【阐释】

内伤实证，痰瘀同治。

内伤杂病的实证，多痰瘀互结，治疗宜痰瘀同治。"瘀血三征块痛斑"，判定瘀血的指征有刺痛、肿块、斑块；"五位肢腹心肺肝"，瘀血有心、肺、肝、四肢、腹部五个定位；"寒凝舌暗桂温通，瘀热紫斑用三丹"，瘀血治疗用四物汤为基础方，寒化则通体舌质紫暗，加桂枝汤温通，而热化则用苏木、泽兰、三七粉、丹参、牡丹皮、赤芍、生山楂活血化瘀。

"化瘀行活剔奇序，行活金铃菖蒲郁"，活血化瘀要知道轻重，有"行活剔奇"四个级别，行气以化瘀，如石菖蒲和郁金，川楝子和延胡索；"活"，活血以化瘀，如川芎、丹参、赤芍；"剔络三虫䗪蛭地，苏兰楂三丹药奇"，剔络以化瘀，如地龙、水蛭、土鳖虫；奇药以化瘀，如三七粉（冲）、鸡血藤、泽兰、苏木。

二、临床应用

1. 瘀血的成因与后果

瘀血形成有外邪、七情、出血、外伤、正气损伤等五个原因。外邪阻闭，或者热邪灼津，血行不畅可致瘀；七情不节，怒则气逆，郁虑气滞，由气及血可致瘀。出血血止之后，其离经而未出者是为瘀血，过用寒凉止血使血凝、血郁而生瘀，或者妇女经血不畅、闭阻，或产后恶露不净，瘀停少腹。外伤损伤血行径道，气壅血凝可致瘀。损伤正气，气虚无以推动；阳虚血脉不温而涩滞；阴虚血脉不充可致瘀。

瘀血会影响血液自身的生成与运行、影响水液和气的正常运行，后果一共也有五个。影响自身的生成运行，则：①瘀血不去，新血不生，而致血虚；②瘀血阻络，血不归经，而致血溢。影响水液和气的正常运行，则：①瘀血痰结，郁久成积，而生癥瘕；②瘀血不畅，水饮内停，而生水肿；③瘀血阻滞，由血及气，而见郁证。

2. 判断瘀血的 3 个指标

瘀血有局部、全身和离经血溢证三个情况，判断瘀血的存在有块、痛、斑三个指标。

（1）局部血结证：主要见刺痛位置固定，肿块拒按，关节变形肿痛，以疼痛、肿块为特点。肝硬化就是肿块，中医也叫癥瘕，有人按着痛。冠心病疼痛比较剧烈，刺痛或者绞痛。活血止痛，"轻症元胡川楝子，重症苏兰楂三丹"。疼痛较轻，可以用金铃子散行气活血，重症可以用苏木、泽兰、三七粉、丹参、牡丹皮、赤芍、生山楂等活血化瘀止痛。

（2）全身血滞证：主要症状是嘴唇、指甲紫绀，舌紫暗有瘀斑，脉涩。脉涩，像竹子刮在竹片上，不流畅。舌有紫斑，就是瘀血；整个舌紫暗，表明不但有瘀血，而且寒凝，治疗只用活血化瘀不行，还要温通。温通用桂枝或川椒。在四川，花椒用 10g 或 20g 都没有问题，在北方只能用到 5g，否则病人受不了。

（3）离经血溢证：主要症状就是有出血，血块瘀暗。治疗宜通因通用，活血以止血。

3. 治疗瘀证常以四物汤为主方

四物汤组方如下：

生地黄 15g，当归尾 10g，赤芍 10g，川芎 10g。

常加桃仁 15g，红花 5g，丹参 30g。有时为增强其药力，一方面可佐逐瘀的莪术 10g、土鳖虫 30g，另一方面，可佐攻下的大黄 10g、枳实 10g。

4. 瘀血的 5 个定位

（1）瘀血阻心：表现为脉细结代，心悸刺痛，精神异常。这多是心律失常和冠心病。其特殊用药是苏木和生山楂。这两味药很特殊，骨科大夫用苏木，内科不常用。

（2）瘀阻于肝：表现为胁痛和痞块。其特殊用药为醋鳖甲和赤芍。醋鳖甲的量要大，用 30g。

（3）瘀阻于肺：表现为胁痛，咳血。其特殊用药是薄荷和花蕊石。

（4）瘀阻于腹：表现为肿块拒按，闭经，痛经。其特殊用药是泽兰和地龙。

（5）瘀阻四肢：表现为肿满，肌衄，以至于发紫。其特殊用药是路路通 10g 和鸡血藤 15g。

5. 根据瘀血轻重不同用药

瘀血有轻重不同。治疗瘀血有行气活血、活血化瘀、破血逐瘀、剔络四个级别。沈氏女科提倡慢病轻治，慎用破血逐瘀药，将有活血化瘀作用、但不破血的药物称为"奇药"。治瘀血的四个用药级别，或者四个选药步骤称为行、活、剔、奇。

第一步是"行"，行气以化瘀，如石菖蒲和郁金，川楝子和延胡索。

第二步是"活"，活血以化瘀，如川芎、丹参、赤芍。

第三步是"剔"，剔络以化瘀，如地龙、水蛭、土鳖虫。

第四步是"奇"，奇药以化瘀，如三七粉、鸡血藤、泽兰、苏木。

以上是瘀血的成因与后果，判断瘀血的 3 个指标，治疗瘀证常以四物汤为主方，依据瘀血的 5 个定位，以及根据瘀血轻重不同用药。

三、案例分析

下面介绍一下《沈绍功验案精选》第 15 页记载的沈老治疗的冠心病医案。

褚某，男，52 岁，2001 年 9 月 7 日初诊。

病史：胸闷胸痛 4～5 年，在西医院查心电图示：T 波倒置，S-T 段下移。确诊为冠心病心绞痛。近 1 个月来自感胸闷胸痛频作，每日发作 2～3 次，每次持续 5～6 分钟，心前区有重物堵压之感，饱食后诸症加重，纳谷不香，双下肢浮肿。既往曾患胆结石 3 年。

检查：舌质紫暗、有瘀斑，苔薄白腻，脉象细滑，血压 140/80mmHg，面色晦暗，形体肥胖，莫非征阳性。

处方：竹茹 10g，枳壳 10g，茯苓 10g，陈皮 10g，石菖蒲 10g，郁金 10g，全瓜蒌 30g，薤白 10g，川芎 10g，苏木 10g，野菊花 10g，丹参 30g，赤芍 10g，牡丹皮 10g，车前草 30g，葛根 10g。

分析：整个病是痰瘀阻闭胸阳导致。舌有瘀斑，说明有化热倾向。治疗宜清热祛痰，宽胸理气；处方是温胆汤合《金匮要略》瓜蒌薤白白酒汤，再加川芎、苏木、野菊花、丹参、赤芍、牡丹皮、车前草、葛根。

苔腻，为痰浊阻闭，用温胆汤祛痰浊，为基础方 A；胸闷，用瓜蒌薤白白酒汤祛痰浊、温通心阳，是 B1；而胸痛频作，需要加强化瘀止痛、凉血的作用，加用了苏木、川芎、丹参、赤芍、牡丹皮，是 B2；野菊花清热凉营，葛根升清，车前草利小便，给邪出路，且反佐瓜蒌，防止其导致腹泻。

A：温胆汤 = 竹茹 10g，枳壳 10g，茯苓 10g，陈皮 10g，石菖蒲 10g，郁金 10g。

B：祛痰活血止痛 = 全瓜蒌 30g，薤白 10g，川芎 10g，苏木 10g，野菊花 10g，丹参 30g，赤芍 10g，牡丹皮 10g。

C：车前草 30g，葛根 10g。

第 8 讲　祛邪法第四（重视"升清降浊"）

气机不利郁滞闭，气机逆乱陷脱逆
升清补中升柴芪，降浊降气苏杏膝

一、歌诀阐释

【歌诀】

重视"升清降浊"

气机不利郁滞闭，气机逆乱陷脱逆。

升清补中升柴芪，降浊降气苏杏膝。

气实常见气滞逆，肺胃肝逆肝郁滞。

胁胀脉弦情志异，苔腻属实柴胡剂。

气逆降肺痰入手，前胡归桂苏降气。

胃气呃逆生赭伏，中枢南星灵磁石。

肝逆眩胀横吞酸，柴胡疏肝和胃气。

【阐释】

1. 气机不利郁滞闭，气机逆乱陷脱逆

气机失调可分气机不利和气机逆乱两类。

气机不利者系气机升降出入运行迟缓不畅，常见气郁、气滞、气闭三种。气郁最轻，气滞较重，气闭最重。

气机逆乱者系气机升降出入运动太过、不及或反常，多见气逆、气陷、气脱三种。

2. 升清补中升柴芪，降浊降气苏杏膝

脾主升清运化，胃主降浊纳谷，二者为人体气机升降出入的枢纽。故升清降浊可以调畅全身气机。升清的代表方是补中益气汤，主药有升麻、柴胡、生黄芪；降浊的代表方为苏子降气汤，主药有苏子、杏仁、川牛膝等。

3. 气实常见气滞逆，肺胃肝逆肝郁滞

气病的实证，常见气滞、气逆。气滞主要是肝气郁滞，而气逆分为肺气上逆、胃气上逆、肝气上逆三种。

4. 胁胀脉弦情志异，苔腻属实柴胡剂

气滞，也就是肝气郁滞，临床最多发，可见胸脘胁腹胀满作痛，情志异常，脉弦苔腻，属于实证，可以用柴胡疏肝散等柴胡剂治疗。

5. 气逆降肺痰入手，前胡归桂苏降气

三种气逆中，肺气上逆，见气急咳喘，胸满痰黏，宜降逆祛痰，用苏子降气汤。治疗时先祛痰，用苏子；再降逆，用半夏、厚朴、前胡等药；最后温肾、和胃，温肾用肉桂、当归，和胃用甘草、大枣。

6. 胃气呃逆生赭伏，中枢南星灵磁石

胃气上逆，见恶心呕吐，脘胀嗳气。病位在胃，用生赭石、伏龙肝；中枢性的呃逆，用胆南星、灵磁石。

7. 肝逆眩胀横吞酸，柴胡疏肝和胃气

肝气上逆见胁胀眩晕，肝气横逆见呃逆泛酸，治疗宜平泄肝逆，方用柴胡疏肝散，加降逆和胃之品。

二、临床应用

1. 气滞、气逆属于实证，属于"苔腻温胆"之类

气滞、气逆属于实证，见苔腻、脉弦滑有力。气滞、气逆会导致水液停聚，形成痰湿，是气和水液郁积的状态，故见苔腻，可以用温胆汤作为基础方A。沈氏温胆汤有竹茹、茯苓、石菖蒲祛痰，也有炒枳壳、陈皮、郁金行气血，是一个宣畅、通行气水血的方剂。以温胆汤为基础，再根据气滞、气逆的主症与病机选择主症处方B，C则包括给邪出路，处理饮食、睡眠等一般情况，以及利用升清降浊的方法来提高疗效。

气滞、气逆属于实证，属于"苔腻温胆"之类。这是一个十分重要的知识点。如肝郁气滞，一般的诊治过于关注该证在气机异常上的表现，忽略其对水液的影响，容易出现虚实混淆的错误。气机郁滞，可见到胀满不适；气虚，运行不利，也会出现胀满不适的表现。二者主症接近，不易辨别，但可通过舌苔进行辨认。前者，气滞属实证，气滞导致血瘀、痰湿，见舌苔厚腻；后者气虚，属虚证，以舌淡苔薄为多见。

气滞、气逆属于实证，属于"苔腻温胆"之类，可以帮助我们理解很多知识、更为准确地掌握一些方剂的处方要点。如小柴胡汤在《伤寒论》的舌象叙述为"舌上苔白者"，我们知道应该是白腻苔；使用其他柴胡剂，如柴胡疏肝散，也应该是腻苔。即柴胡证不只有往来寒热、胸胁苦满等主症，也应该有苔腻这个指征，以气滞中有水湿停聚为病机特点。那么，柴胡的作用除了疏肝理气，还有疏通水液。疏通水液的同时也就会消耗水液。这就是柴胡劫肝阴之说的基础。柴胡疏通气水的郁滞，治疗气滞兼水液停聚的病症。如果是阴血亏虚，血虚而肝气郁滞，如用柴胡疏肝散，就会出现耗损水液、阴液的"副"作用，表现为对水液、阴液的损伤。也就是说，柴胡劫肝阴与小柴胡汤主治"舌上苔白者"，二者的作用机制是一致的。

出现腻苔、肝郁气滞，柴胡剂与温胆汤可以合用。可以根据气滞与痰湿的偏重，以其中一方为主导。气滞与痰阻并重时，可二方合用，如用茵陈四逆散合温胆汤；气滞导致的痰湿阻闭，以气滞为主，也可以柴胡剂为主方。

2. 气滞、气逆的主症及其治疗

气滞证主要表现为胸腹脘胁胀满作痛，情绪变化，苔腻脉弦。该证同肝脾关系密切，治疗时可以用温胆汤作为基础处方 A，用柴胡疏肝散、四逆散等柴胡剂作为 B，用焦三仙、芦根消食，车前草、草决明给邪出路，作为治疗方案的 C。

气逆证主要表现为升多降少的上逆证，苔腻、脉弦滑有力，主要同肝、胃、肺关系密切。

（1）肝气上逆：见胁胀眩晕，呃逆泛酸，苔腻，治疗用温胆汤作为 A，柴胡疏肝散作为 B，和胃之品为 C。也可再加川芎 5g，川牛膝 15g，以达到升降同用、增强疗效的作用。

（2）胃气上逆：可导致恶心呕吐，脘胀嗳气，治疗要和胃降逆。苔腻可以用温胆汤为基础方 A，用旋覆代赭汤、橘皮竹茹汤作为 B。治呃逆要区分病位。如果是胃本身的病，一定要用生赭石和伏龙肝。伏龙肝就是灶心土。赭石有生的和制的，治呃逆一定要用生赭石。如果是周围性的呃逆，相对好治。如果病在中枢，是中枢性的呃逆，不好治，病情危险，旋覆代赭汤、橘皮竹茹汤的效果并不太好。治疗中枢性的呃逆，可以用温胆汤为基础方 A，用灵磁石 30g、胆南星 10g 作为 B。

（3）肺气上逆：见气急咳喘，胸满痰黏。如果再见到胸脘满闷，形寒肢倦，头目昏眩，腰痛遗泄，苔白腻，脉细滑等肺气上逆、上实下虚证，治疗的主方是《和剂局方》的苏子降气汤。该方由紫苏子、半夏、当归、甘草、前胡、厚朴、肉桂组成。可以去厚朴，加紫菀、川贝、北沙参。原因是厚朴温燥、伤阴，紫菀、川贝、北沙参可以养阴祛痰。

这个方子用 ABC 拆分。首先，有形之痰见苔腻，用二陈汤，即沈氏温胆汤去竹茹、枳壳，加半夏，为基础处方 A；其后，用三子养亲汤的苏子祛痰，合前胡、紫菀降肺气的冲逆，为针对主症的治疗单元 B；最后，温肾、和胃，温肾用肉桂、当归，和胃用甘草、大枣。此系为防范疾病传变、间接治疗的处方单元 C。

治疗肺气上逆的咳喘要考虑痰。假如是没有痰的咳喘，中医称为肾不纳气。这时治疗重点不在清肺、平肺、降肺，而在纳气，纳气平喘，纳肾。纳肾的关键药就 2 味：一个是补骨脂，一个是肉苁蓉。假如肉苁蓉效果不好，就用川牛膝来代替，可用至 15g。

3. 升清降浊

升清降浊可以宣畅全身气机，增强其他治法的疗效，普遍适用于各类疾病，属于处方策略 ABC 中普遍适用的 C，为舒畅全身气机以舒畅疾病局部气水血运行的治疗策略。

清要升，浊要降。气机的升降出入是人体重要的生理功能，升降失调也是人体致病的重要病机。

脾主要升清，胃主要降浊。升清才能运化，降浊才能纳谷。所以所有的病要先调气机的升降。升清的代表方有四君子汤、补中益气汤、升陷汤等；降浊的代表方有苏子降气汤、橘皮竹茹汤、镇肝熄风汤等。需要辅助其他方剂以增强疗效时，升清的常用药物有生黄芪、各种参类、白术、仙鹤草、升麻、柴胡、桔梗、蝉衣、葛根、川芎，降浊时常用苏子、杏仁、陈皮、竹茹、赭石、磁石、珍珠母和旋覆花。组方时，两组药物中各选一二味交替使用。升清的药物剂量要小一些，即"治上焦如羽，非轻不举"；降浊的药物剂量要大一些，即"治下焦如权非重不沉"。以上是气滞、气逆治疗的 ABC 诊疗方案。

三、案例分析

治疗冠心病胸闷为主症的时候，可以《金匮要略》胸痹篇的瓜蒌薤白白酒汤为基础加川芎、丹参，来起到祛痰、通阳、活血的效果。如果胸闷较为严重，可通过升降气机、升清降浊以增加疗效。如升清，可用葛根、白菊花，降浊可用莱菔子、生牡蛎、车前草等。歌诀是"胸闷瓜蒌薤白丹，葛菊莱牡升降全"。

其他疾病也是如此。如高血压病，治疗很对症，证类分得也很准，痰瘀同治或调肾，同时要再加上升清降浊的药，如蝉衣、珍珠母，疗效就会更好。再如糖尿病，补气养阴的同时，再加上升清降浊的药，升清用葛根或仙鹤草，降浊用杏仁，降糖效果就会更好。所以辨证很对证，论治很巧，再加上升清降浊，就会明显地增加疗效。

但气滞的关键还是要看舌苔。苔腻肯定需要疏肝理气，苔薄不腻或薄腻不是气滞。

沈绍功教授曾治疗胸胁胀满的患者，女性，生气着急，出现胸脘胁腹胀满，不痛，就是胀满得厉害。前医认为是肝气郁结，就先用了逍遥散，再用了四逆散。患者胸胁胀满症状却越来越厉害。沈老改用补中益气汤。先生说判断虚实要看舌苔。患者苔薄不腻，不是肝郁气滞证，是气虚，应该塞因塞用，用补气的方法，所以用补中益气汤。如果是肝郁气滞，气滞导致水停，有痰湿，舌苔应该是腻的。患者服药一周，诸症悉减。

总结：当气的运动出现异常，升降出入之间失去协调平衡时，概称为"气机失调"。气机失调可分气机不利和气机逆乱两类，治疗时要知道升清降浊。实证的气机不调常见气滞、气逆两类。气逆分肝气上逆、胃气上逆和肺气上逆三种。气滞、气逆属实证，可见到苔腻，可以用温胆汤为基础方，再根据主症病机选择相应的方剂，最后升清降浊以提高疗效。

第 9 讲　祛邪法第五（六淫表证）

表分寒热苔腻湿，荆防三仁银翘散

分利莱蒌薏车兰，扶正一味芪仙扁

一、歌诀阐释

【歌诀】

六淫表证

表分寒热苔腻湿，荆防三仁银翘散。

分利莱蒌薏车兰，扶正一味芪仙扁。

【阐释】

1. 表分寒热苔腻湿，荆防三仁银翘散

表证主要有风寒、风热和湿温三种。薄白苔为风寒，当辛温解表，用荆防败毒散；薄黄苔属风热，当辛凉解表，用银翘散；薄腻苔为夹湿，分利三焦，宣畅气机，清利湿热，用三仁汤。

2. 分利莱蒌薏车兰

治外感，亦应分利二便，给邪出路。润便选用莱菔子、全瓜蒌、全当归、白菊花、桃仁、草决明；利尿选用车前草、白花蛇舌草、泽兰、石韦、泽泻、冬瓜仁、桑白皮。

3. 扶正一味芪仙扁

老人、儿童、妇人经期或虚弱之人，患外感后，治疗需要扶正祛邪，可以在以上三方基础上加一味生黄芪，或者党参、仙鹤草、白扁豆来扶正祛邪。

二、临床应用

1. 外感风寒、风热以及湿温的舌象、主症鉴别

表证主要有风寒、风热和湿温三种。外感病以薄苔为主，故辨色又是关键中的关键。薄白苔为风寒，当辛温解表，用荆防败毒散；薄黄苔属风热，当辛凉解表，用银翘散；薄腻苔为夹湿，分利三焦，宣畅气机，清利湿热，用三仁汤。

临床上，见苔腻就是湿邪，再用主症鉴别外感风寒和风热。有3个指标可以帮助鉴别。

（1）问寒热：恶寒重，发热轻，以寒为主，寒重热轻，就是风寒；反过来热重寒轻，高烧39.5℃以上，不怕冷，仅怕风，中医称恶风或畏风，那就是风热。

（2）咳痰：辨痰的寒热不在色而在质，不管痰色黄还是白，质地稀薄的痰是风寒，黏稠的痰是风热。

（3）汗和痛：无汗，关节痛和头痛就是风寒；有汗，咽喉痛就是风热。

2. 外感风寒、风热以及湿温的主症特点

（1）风寒表证：寒重热轻，恶寒无汗，头项强痛，鼻塞声重，咳痰骨楚，苔薄白，脉浮紧。采用辛温解表法，主方为荆防败毒散。

方中荆芥穗、防风解表散风为主药，辅以柴胡、前胡，宣解表邪，川芎行血祛风，桔梗、枳壳宣肺祛痰，茯苓、甘草健脾化痰，羌活、独活散风祛湿，共为辛温解表、散风祛湿之剂，主治外感风寒湿邪的表证。其中的关键药物是荆芥穗、防风、川芎。荆防败毒散辛温解表，发汗力较麻黄汤轻，且无麻黄之副作用，可替代麻黄的散表止咳功能。

（2）风热表证：热重寒轻，咽痛汗出，咳痰黏稠，苔薄黄，脉浮数。宜辛凉解表，主方是《温病条辨》的银翘散。方中金银花、连翘轻宣透表、清解热毒为君药；荆芥、豆豉、薄荷辛散表邪，透热外解，是谓臣药；竹叶、芦根清热生津，牛蒡子、桔梗宣肺利咽为佐药；生甘草调和为使药，合成疏散风热、清解热毒之功。其中的关键药物为连翘、金银花、薄荷，可加用川芎透窍、帮助发汗，茯苓、车前草利小便、给邪出路。

（3）湿温、暑湿表证：湿温初起、湿重于热，症见头痛恶寒，身重且痛，中满不饥，午后身热，舌白不渴，脉弦细濡。宜分利三焦，宣畅气机，清利湿热，宜三仁汤。该证容易误治。吴鞠通告诫有三：①不可见"头痛恶寒"而"汗伤心阳"；②不可见"中满不饥"而"误下伤阴"；③不可见"午后身热"而"滋阴恋湿"。其治当"宣畅气机，清利湿热"，方以杏仁轻开上焦肺气，白蔻仁行气化湿，生薏苡仁淡渗利湿，加以半夏、厚朴的散满除湿，滑石、通草、竹叶的渗利湿热，成为宣上、畅中、渗下之剂，清热利湿的效方。

3. 外感风寒、风热以及湿温的间接治疗策略

（1）一定要注意扶正祛邪。尤其中老年人得了外感病，久治不愈，多是因为没有注意扶正。扶正要仿古方参苏饮，解表加参来扶助；还有，小柴胡汤里面用了党参。扶正祛邪加扶正药，不是用参类，就是用黄芪，但只能加 1 味，加多了就会恋邪。

（2）一定要透窍。可以选用川芎、桔梗、蝉衣。根据风寒、风热不同来选用，但分量一定要轻，只能用 5g。5g 才能往上走，起到透窍的作用。如果剂量大，作用部位就下降，导药下行了。

（3）要给邪出路。如润肠通便和淡渗利尿。润肠用莱菔子、草决明、全瓜蒌、桃仁，利尿用车前草、白花蛇舌草、茯苓、石韦、薏苡仁。

（4）暑湿外感须加清暑药。暑天病人舌苔腻，不管白腻、厚腻、黄腻，只要苔腻，就要考虑是湿邪为主。①用三仁汤分利三焦，上焦用杏仁、中焦用蔻仁、下焦用薏苡仁。②必须加清暑的药，一个是藿香，在 6 月、7 月、8 月这 3 个月用；另一个是六一散，滑石和甘草的用量是 6 : 1，六一散 30g 用荷叶包。

三、案例分析

外感病首辨表里，再区分风寒、风热、湿温或暑湿。其中，湿温最难治，也最容易被误治。要学会用舌象来区分，见苔腻，就是有湿邪。

曾经治疗一位老人，男性，72 岁，低热半年余，从开春二月份到入秋九月份，一直低热不退。曾服过荆防败毒散、银翘散、小柴胡汤、青蒿鳖甲汤、当归六黄汤、补中益气汤，无效。诊其苔腻，改用三仁汤加青蒿后下 30g，7 剂痊愈。

第 10 讲　祛邪法第六（泻火分脏腑）

　　火邪上炎气有余，内火虚火外表热

　　泻肺泻白桑地芩，泻心导赤地竹车

　　清胃降火芦连地，清肝泻肝丹栀泽

一、歌诀阐释

【歌诀】

泻火分脏腑

火邪上炎气有余，内火虚火外表热。

泻肺泻白桑地芩，泻心导赤地竹车。

清胃降火芦连地，清肝泻肝丹栀泽。

【阐释】

1. 火邪上炎气有余，内火虚火外表热

　　气有余便是火。火性炎上，有内外之别。内火有实火、虚火之分，易生风动血。虚火同阴虚相关，也称虚热证；实火以舌红苔黄，脉数热盛为主。而火热在表称为外热，即风热，又称表热、温病、热邪袭肺、卫分证。

2. 泻肺泻白桑地芩，泻心导赤地竹车

　　清热泻肺，主方是泻白散，主药是桑白皮、地骨皮，可加黄芩。

　　导赤散清心火，适用于口舌生疮，面赤心烦，口渴饮冷，小便短赤，尿时刺痛，苔薄黄，舌尖红，脉弦数的心热移肠证。导赤散的主药是竹叶、生地黄、甘草梢和车前草。车前草替换原方中的木通。还可以加萆薢、生薏苡仁、连翘、知母、黄柏、肉桂。

3. 清胃降火芦连地，清肝泻肝丹栀泽

降火清胃，适用于龈肿红痛，口气热臭，口干龈血，苔黄舌红，脉滑大数的胃火灼阴证。主方是清胃散，主药是生地黄、黄连、牡丹皮、当归、升麻炭。可以用芦根替换牡丹皮、当归、升麻炭，以芦根、生地黄、黄连为主药。还可以加银花炭、制大黄、生石膏。

泻火清肝，适用于胁痛目赤，口苦耳鸣，小便淋浊，带下稠黄，阴肿且痒，苔薄黄腻，脉象弦滑的肝胆实火证。主方是龙胆泻肝汤，主药是栀子、牡丹皮、泽泻。保留原方清气分热的栀子，热重时再加龙胆草、黄芩；保留原方清热利水的泽泻，湿重时加车前草、蒲公英、瞿麦；用牡丹皮凉血，替代原方的生地黄、当归，阴虚损伤较重时再加回。

二、临床应用

1. 泻火的基础方 A

实火，见苔腻，用温胆汤作为基础处方 A。温胆汤的加减法可以起到祛邪六要的作用，为实火治疗共性的治疗策略 C。

所以我们需要复习一下温胆汤及祛邪六要。

（1）苔腻温胆

沈氏女科温胆汤，竹枳苓陈郁金菖。

莱菔车白两分利，三仙芦根消导良。

三竹茵泽三石布，分级丹参同治方。

各病苔腻随加减，不腻杞菊地黄汤。

（2）祛邪六要

中路疏通佐引止，实证祛邪有六要。

苔腻温胆调中焦，邪路凉营汗分消。

透窍理气活温通，反佐寒热英翘姜。

引经分经分脏腑，中病即止正不伤。

2.四种实火的主症处方 B

为了便于与温胆汤配合，又要适合各脏腑的功能特点，尽量减少清热的损害，泻肺火，选择泻白散。用桑白皮、地骨皮，可以加黄芩；泻心火，用导赤散中的生地黄、竹叶，可以加车前草；清胃火，用清胃散中的黄连、生地黄，可以再加芦根15g；泻肝火，用龙胆泻肝汤中的生栀子、泽泻，可以再加牡丹皮。

下面以泻白散为例进行说明。泻白散主治肺热不重但肺气已经损伤的肺火内伏证，见咳嗽喘急，痰黏不爽，皮肤蒸热，午后加重，苔黄舌红，脉象细数。其特点有三：①肺主宣发肃降，肺内有寒、有热，都可以引起宣降失常而咳嗽；②肺为水之上源，肺失宣降，水液聚集，形成痰浊；③久咳耗伤肺气，肺气一伤，所以就由咳而变喘。这个喘不是哮喘，而是咳嗽气逆、气喘，病情严重还可见到面红、面肿。这主要指的是小儿，大人也有，身体虚的患者可以见到这种情况。首先要处理火与痰的关系，要先祛痰。前边说了可以用三子养亲汤，苏子、莱菔子、葶苈子。可是肺气已经受损，泻白散中没有三子养亲汤，只用了桑白皮。桑白皮是甘寒之品，泻肺中之热，还可以泻水、利水，且作用柔和。其次是清热。肺热严重时，可以用白虎汤。泻白散在原著中主治外邪引起的肺热咳痰，外邪久留不去，而且肺气已伤，肺热未清。这种情况，白虎汤显然药重病轻。泻白散用地骨皮清肺热。地骨皮本身是甘寒之品，能治疗骨蒸潮热。"有汗用地骨，无汗用牡丹皮"。泻白散还可补肺气。余热未清，补气易恋邪。泻白散用甘草、粳米既补益脾胃，又清肺。这里用的是生甘草，也可以用炙甘草。热盛用生甘草，热不盛用炙甘草。炙甘草甘温，益气的作用大；生甘草甘平，泻心火作用大。当然这只是就甘草本身的生、炙而言。若要保护肺气、顾护脾胃，桑白皮、地骨皮要用蜜制的。蜜制可以缓和两个药的寒性，也可减轻地骨皮易导致腹泻的副作用。强调保护脾胃，是因为土生金，脾胃可以化生肺气，起到间接治疗作用。

外感的后期可以见到泻白散证。有一种内伤也可以见到，即素来身体不好，但是又有肝火，也可以见到这种热；肝旺肺燥也可以见到。本方就是用这两味药来清肺中之热，泻肺中之火，止咳平喘。其病机特点为肺火内伏证，肺气已经损伤，两个主要的药物可祛痰、泻火，作用柔和，而且符合肺脏的气机特点和治疗策略。在配合温胆汤应用时，如果肺热较重，还可以加黄芩。其他的药物，例如知母、浙贝、白菊花、麦冬，也可选加。

3. 实火的处理策略 C

实火的策略性治疗，系在祛邪六要——"中路疏通佐引止"的基础上，针对火邪的病机演变、清热药物的作用特点以及脏腑功能特点，做出切合实际的设计。

（1）防范火热伤阴：泻白散用的是作用柔和的桑白皮、地骨皮，还要蜜制；导赤散用生地黄；龙胆泻肝汤、清胃散用生地黄、当归，其共性都是在顾护阴液，防范火热损伤。

（2）防范药物损伤：保护脾胃，同祛邪六要。不过用寒凉，如龙胆泻肝汤去龙胆草；木通有毒，导赤散用车前草替换；龙胆泻肝汤清热利湿，用生地黄、当归养阴反佐，防其伤阴；泻肺热用泻白散，注意肺气已受损，不要过用寒凉而损伤肺气。

（3）间接治疗：如泻白散用甘草、粳米补脾胃，补土以生肺金。

三、案例分析

曾经治疗一位老人，男性，70 岁。外感后两周，依旧咳嗽无痰、声音嘶哑。查喉镜有声带小结。动则喘促，胃胀、腹泻，舌红苔腻。治疗用的是温胆汤的陈皮、茯苓、竹茹，加仙鹤草、葛根、生薏苡仁补气、升清、渗湿以止泻；用泻白散，蜜桑白皮、地骨皮，加诃子、桔梗；再加焦麦芽、芦根和胃气消食。服药 7 剂，诸症悉解。

方中用桔梗、诃子是《医宗金鉴·杂病心法要诀》的用法："泻白肺火郁气分，喘咳面肿热无痰，桑骨甘草寒麻杏，血分加芩热甚连，咳急呕逆青橘半，郁甚失音诃桔添。"

第 11 讲 收工法第一（不腻杞菊，健脾不如补肾）

沈氏调肾地黄汤，杞菊杜寄阴求阳
菊分白野地用生，归精替萸郁金菖
增效芪术气生精，蛇菟兰断可温阳
精血同源归芍胶，二至滋阴火可降

一、歌诀阐释

【歌诀】

不腻杞菊，健脾不如补肾

沈氏调肾地黄汤，杞菊杜寄阴求阳。
菊分白野地用生，归精替萸郁金菖。
增效芪术气生精，蛇菟兰断可温阳。
精血同源归芍胶，二至滋阴火可降。

【阐释】

1. 沈氏调肾地黄汤，杞菊杜寄阴求阳

沈氏女科杞菊地黄汤的组成有枸杞子 10g，白菊花 10g，生地黄 10g，山茱萸 10g，生杜仲 10g，桑寄生 10g。该方由杞菊地黄汤去茯苓、泽泻、牡丹皮，加生杜仲、桑寄生而成，又称调肾地黄汤。杞菊地黄汤滋肝肾之阴，杜仲、桑寄生温肝肾之阳。两组药物相合，可阴中求阳，阳中求阴。

2. 菊分白野地用生，归精替萸郁金菖

菊花有白菊花、野菊花两种。白菊花用于治疗高血压、便秘，可以平肝降压，可以与当归合用润肠通便。当归或黄精替换山药与山茱萸，还可以加石菖蒲芳香开窍化痰，加郁金理气活血止痛。

44

3. 增效芪术气生精，蛇菟兰断可温阳

补气以生精，可以加黄芪 15g、炒白术 10g、西洋参 5g、白扁豆 10g。

加强温阳作用，可以加蛇床子 5g、菟丝子 10g、川续断 10g、肉桂 3g、仙灵脾 10g。蛇床子、菟丝子、川续断加活血利水的泽兰，这是沈绍功教授常用的温阳活血促排卵的组方单元。

4. 精血同源归芍胶，二至滋阴火可降

肝肾精血同源。补血以生精，可以加当归 10g、白芍 10g、阿胶 10g 等药补气养血。阴虚多有火。降火以滋阴，可以加女贞子 10g、墨旱莲 10g、川牛膝 15g 等降火滋阴之品。

二、临床应用

1. 健脾不如补肾

虚的原因是"精气夺则虚"，属于功能不足。脏腑经络，表里内外，都可以虚损。虚则补之。哪里虚损，就应该补哪里。这是第一原则，要辨证论治，属于处方策略 ABC 中的 A 和 B，由病机与主症确定相应的治则。

《医宗金鉴·删补名医方论》论述四君子汤的应用，除了治疗元气不足、脾胃虚损之外，还有策略性应用。"凡病久虚不愈，诸药不效者，唯有益胃、补肾两途"，指出了四君子汤与地黄汤类方补肾的策略性应用。当直接针对病机与主症治疗无效时，可以选择调补后天之本的脾胃，或调补先天之本肾的策略性治疗。之所以将其称为策略性治疗，是因为病证中的脾虚或肾虚并不明显，只是因为"久虚不愈，诸药不效"，而选择治疗策略，与证以及病机与主症无关。这是辨证论治的第二原则，就是论治的独立性与灵活性，属于处方策略 ABC 中的 C。

"久虚不愈，诸药不效"，需要策略性地健脾或补肾。关于以二者哪个为主导的争议自元代便开始了。健脾，可以"使药气四达，则周身之机运流通，水谷之精微敷布"；而补肾、补益先天，可以强壮脏腑阴阳的根本、推动全身的功能。元代朱震亨以小建中汤为例，认为脾胃虚损与肾虚同见时，补肾会加重脾

胃负担，使得水谷运化障碍加重，反而会加重虚损。所以朱震亨认为补肾不如健脾。而沈氏女科认为"健脾不如补肾"，是因为在沈氏女科的基本决策模式中，开手法必须开胃，苔腻用温胆汤、苔薄不腻用六君子汤、苔净用益胃汤。故而，当苔薄不腻、胃口好时，已经解决了脾胃虚损，只剩下肾虚。此时补肾，不碍脾胃。健脾补气，容易壅滞化热；而补肾可以调整肾中的阴阳，还可佐以清降等治法，没有化热等问题，可以久服。

2. 调肾地黄汤平和中正、照顾周全

从金匮肾气丸到沈氏调肾地黄汤，用药更加平和中正，而且其协调直接治疗与间接治疗，平衡和照顾了气水血的疏导与补不碍胃、顾护脾胃等各种关系。

首先是该方调整肾中的阴阳，温阳用的是温润的生杜仲、桑寄生，而没有用肾气丸中温燥、易伤阴的附子、肉桂；滋补肾阴，用的是生地黄，而不是滋阴却容易导致滋腻的熟地黄。

其次，该方用生地黄直接滋阴补肾，也用了山茱萸补肝、涩精，黄精（与山药相同）补脾、肺、心的气阴，通过滋补五脏而间接滋补肾阴。

再次是疏导气水血，使全方补而不滞。金匮肾气丸原方用茯苓、泽泻、牡丹皮（"三泻"）清降相火、利湿、凉血，反佐补益诸药。调肾地黄汤用石菖蒲、郁金替代"三泻"，是因为在处方策略 ABC 中，应用地黄汤补肾之前，先用温胆汤祛痰湿，故不再用"三泻"清利湿热。石菖蒲、郁金，可以豁痰湿、行气血，同样可以通畅气水血，而且还开胃，保证补肾而不碍胃。

总之，调肾地黄汤平和中正、照顾周全，更为适合杂病补益、善后，可用于内伤杂病虚实夹杂证的善后固本，为沈氏女科收工法的第一方。

3. 调肾地黄汤证的典型与不典型舌象

调肾地黄汤证典型的舌象是苔薄不腻（苔腻温胆，不腻杞菊）。该证为虚证，与实证相鉴别的典型指征就是苔薄不腻。有两个非典型情况要说明。一是苔薄主虚证，虚证不只是肾虚，也可以是脾胃虚损。苔薄不腻用调肾地黄汤的前提是脾胃不虚，胃口好。如果脾胃虚损，就不可以用调肾地黄汤，应该先用香砂六君子汤健脾胃。待脾胃健运后，再用调肾地黄汤。

肾虚为主导，夹有痰湿，也可以见到腻苔。如果痰湿在肝肾，不在脾胃，患者纳可、脾胃功能正常，也可在调肾地黄汤的基础上加清热利湿药，攻补兼施。如将六味地黄汤的"三泻"茯苓、泽泻、牡丹皮加回来，将其剂量翻倍为各 20g（一般用 10g），"三补"等补益药物剂量维持 10g。也可以用沈老的用法，用茵陈 15g（后下）、泽泻 10g，加到调肾地黄汤中。

三、案例分析

韩某，男，29 岁，荨麻疹 10 年。遇风寒、洗澡后发作、加重。用疏风凉血清热药无效。苔薄不腻，恶风汗出，易心悸。处方用杞菊地黄汤、黄芪桂枝五物汤，加牡丹皮、蜜桑白皮、地骨皮各 10g，荆芥穗 5g。服 1 个月，疾病痊愈，未复发。

第 **12** 讲　收工法第二（补而不滞，补而不伤）

补气四君有升降，苓苡降浊术升阳
参芪术精仙山扁，补而不滞防火伤

一、歌诀阐释

【歌诀】

补而不滞，补而不伤

补气四君有升降，苓苡降浊术升阳。

参芪术精仙山扁，补而不滞防火伤。

【阐释】

1. 收工法第二

补而不滞，补而不伤。杂病本虚标实，常规治疗先祛邪、后扶正。扶正又称为善后、固本，多补益脾肾。沈氏女科以调肾地黄汤为收工法的第一法，以四君子汤、香砂六君子汤健脾，为收工第二法。

2. 补气四君有升降，苓苡降浊术升阳

四君子汤补气，甘温平和，不偏不倚。亦可升清，在白术的基础上加黄芪；降浊在茯苓的基础上加生薏苡仁。

3. 参芪术精仙山扁，补而不滞防火伤

补气常用药物有参类、生黄芪、黄精、仙鹤草、山药、白扁豆等。健脾补气容易壅滞、化火，要注意配伍。

二、临床应用

1. 气虚的临床表现

首先是气虚原因与气虚体质。

气的功能减退，常因气的生成减少或消耗过多。气的生成减少有先天精气不足、老年精气衰退、营养缺乏等原因。谷气难以养精，肺脾肾功能失调，合成气的能力降低。气不足可以伴有形有余，出现虚胖，《金匮要略》所谓"尊荣人"，为黄芪体质。

消耗过多，正常体液的大量丢失，如大汗、多尿、出血等气随液脱，劳倦过度、思虑太重而耗气，久病、重证耗伤正气。这种情况下形气均不足、气液均不足，尤其是误治所伤，《伤寒论》中多见，为人参体质。

其次是舌象。气虚的典型舌象为苔薄白，舌质淡或有齿痕。舌苔、脉象比较容易辨认。一般最容易记熟的是舌有齿痕为气虚。但是作为气虚的舌象，还要记住一个，就是舌嫩。如果舌瘦、舌红，就不是气虚。出现舌胖，就是病情由气虚进一步转化到阳虚了。治疗气虚主要补气。所治的症状主要由于脾胃虚弱、中气不足所导致。

最后是脉症。气虚主要表现有气短乏力，脉细弱。

全身性气虚证为气的五种功能减退：

推动——生长缓慢，发育不良，精神疲惫。

温煦——畏寒怕冷，四肢欠温，局部冷痛。

气化——小便不利，消化不良，水肿停湿。

防御——形寒怕风，经常感冒，抵抗力弱。

固摄——自汗不止，尿频滑泄，出血崩漏。

局部性气虚证为脏腑功能的减退。主要有四种：

心气虚——心动悸，脉结代。

肺气虚——咳喘促，音低弱。

脾气虚——纳谷差，肢困倦。

肾气虚——腰腿软，夜尿多。

气陷的主证为内脏下垂，腹坠久泻，小便淋沥，低热缠绵，苔薄白，质淡胖，脉沉弱。气陷主要是脾气或中气的下陷。其陷自上而下，则有下垂久泻，淋沥各证；其陷自外向内，则有低热缠绵之证。

2. 直接补气的药物

"参芪术精仙山扁，补而不滞防火伤"，补气常用药物有参类、生黄芪、黄精、仙鹤草、山药、白扁豆等。

人参甘温，大补元气、补益脾胃，古人称其为"补气之灵药，活人之仙苗"。人参可补周身各脏腑之气，只是补益的脏腑不同，所用人参的剂量不同。《本草新编》曰："世人止知人参为脾、肺、心经之药，而不知其能入肝、入肾。但肝、肾乃至阴之经，人参气味阳多于阴，少用则泛上，多用则沉下。"

人参价高，可用党参替代。党参升高血糖，可用太子参、西洋参替代。而补气首先选用的应该是黄芪。黄芪功专补气，作用温和，价格便宜。黄芪易壅滞，多配陈皮理气；黄芪易化火，多配知母清热反佐。沈氏女科偏向于用生黄芪。因为与炙黄芪相比较，生黄芪补气而无壅滞、化火的副作用。

人参是补气的圣药，黄芪为补气的首选药物，二者亦有差异。其一，部位倾向不同，如保元煎用黄芪补外、人参补内、甘草补中焦；其二，体质不同，人参体质气液两虚而偏瘦，黄芪体质为虚胖的尊荣人。

3. 间接补气的方法

间接补气的方法，即通过气血阴阳、脏腑之间的关系，促进气的化生的治法。如黄芪补气，可以用当归补血，辅助黄芪以补气，如当归补血汤中，当归补血以生气；再如八珍汤，补气用四君子汤补气，用四物汤养血以补气，黄芪补气，用生地黄、黄精补阴以补气，如沈氏女科益气养阴降糖汤"沈老三黄知葛苡，敛气玉锁杜寄丹"。补火生土，可以在香砂六君子汤中加生杜仲温命火、以生脾土。清气上升、浊气下降，故降浊可以促进升清以益气，如四君子汤中人参配茯苓，茯苓淡渗利湿、降浊而有利于升清。升清即益气。

4. 补而不滞，补而不伤

补法最大的难题就是补气不当，导致壅滞、化火，出现虚不受补。所以补气补血健脾的时候，要用开胃醒脾的药，主要是陈皮、木香、砂仁、生山楂、生鸡内金。鸡内金一定要用生的，而且量要大，用30g。为了开胃增加食欲，还可以用生鸡内金加上木香，按3：1的比例，鸡内金3份，木香1份，磨粉装入胶囊，每天吃 3g。

胃口不开，舌苔腻的患者，可以先用温胆汤；苔薄不腻的患者，可以用香砂六君子汤；苔净配合养胃汤，有明显的帮助消化的作用。

5. 补气的策略

首先是慢性疾病，补气宜平补。平补、峻补由病情缓急决定。病情急迫，当峻补，典型方剂如独参汤。若病重，但不危急，需要平补。因为补益是为了恢复脏腑功能，而脏腑功能不容易恢复。这也是慢病轻治的原因。

实现平补，需要用作用平和的药物，比如补气首选黄芪，是因为黄芪作用平和。药物配伍可以使方剂的整体作用平和，如直接补气与间接补气配伍，补气配伍反佐，防止壅滞、上火等。

其次是补气宜补中焦。从气的生成而言，主要有宗气、先天之气、后天之气三种；从补益而言，最主要的是先天之气、后天之气两种。先天之气又由后天之气温养，故而，补气以补益后天脾胃之气为主。

益气补脾的代表方是四君子汤。该方以人参为君，伍以茯苓、白术和炙甘草，治疗脾胃中虚。可以去掉炙甘草，因为炙甘草里面有肾上腺皮质激素，药量大了，会引起水肿。尤其是一些心血管病，本来就容易肿，炙甘草汤量大了以后，这个副作用很大。另外，炙甘草蜜炙以后，特别滋腻，补气的时候可以用，但对祛除痰瘀非常不利。四君子汤去炙甘草，人参、白术、茯苓是健脾的药，而且能化湿。人参、白术健脾，茯苓化湿。现在临床上一般不用人参了，多用党参来代替。

四君子汤去掉了炙甘草，便形成了三君子汤，加陈皮成了异功散，这个方子比四君子汤用得还要广泛，它的效果补而不滞，还能消痰。

临床中治疗冠心病，我们主张从痰论治。有的中老年人，属于脾虚有痰，可用异功散该方补气祛痰，效果更好。但要注意，人参和白术只能用 1 味，也可以把白术换成白扁豆或仙鹤草。假如白术和人参一起用，在痰浊偏重时，非但不会祛痰而且会恋痰，还会把痰堵在里面。加 1 味补气药，有额外的动力，对祛痰有正效作用。如果加 2 味则不行，除非把白术改成白扁豆、仙鹤草。六君子汤是在四君子汤的基础上加半夏、甘草，化痰又化湿。注意气虚寒痰可以用这个方子。如果是痰浊化热，则不可以用。半夏这味药很温燥，温燥祛痰。现在一般不用生半夏，因为生半夏有毒，而要用法半夏或清半夏。如果痰浊化热，则不能用半夏。香砂六君子汤为六君子汤加木香、砂仁，姜枣一般不用，治疗胃炎、胃溃疡是好方子。当然要分寒热。胃凉可以用半夏，姜、枣不用，再加上良附丸。同时要用蒲公英。该药既健胃又有寒性的反佐之效，并能抗幽门螺杆菌。胃热不凉，有反酸的患者，不用半夏，木香、砂仁可以用，也要用蒲公英，同时加连翘、芦根，既清胃热又能健胃。香砂六君子汤比四君子汤用得更广泛。六神散就是六君子汤里加白扁豆、黄芪和藿香，可以消食除湿，一般用于6、7、8三个月。夏季或者长夏暑湿重，所以加藿香、白扁豆。藿香是季节药。平常没有必要用藿香，6、7、8这三个月要重用藿香。外感、肠胃炎、中暑是6、7、8这三个月最常见的疾病。这个季节有2个有效的方子，第1个方子是藿香正气散，第2个是六神散，可以交替使用。七味白术散，即四君子汤里加木香和葛根、藿香，可以和胃清热。这个方子可治疗结肠炎。结肠炎分为2类，过敏性结肠炎和溃疡性结肠炎，表现为腹痛腹泻，大便有黏冻，甚至有血。治疗用灌肠的办法，比口服疗效好。

最后是丸药缓图。"虚证难疗"，且容易复发。所以治疗有效以后，不能马上停药，要有一个巩固阶段。巩固治疗有3个办法：第1个办法，用有效的方子磨粉，做成水丸或装在胶囊里，每天2次，每次3g，连服1～2个月。第2个方法，用中成药，如健脾用香砂六君子汤，调肾用杞菊地黄丸，服1～2个月。第3个办法，利用中医的胃气为本理论，三餐后马上吃保和丸，或者加味保和丸。水丸吃20粒，早、中、晚三餐以后吃20粒保和丸。用这3个措施来巩固疗效，一般疾病很少复发。

第 **13** 讲 收工法第三（养血补气，阳中求阴）

养血良方四物汤，归芎白芍生地黄
芪桂四君合大补，四物四药倍加方

一、歌诀阐释

【歌诀】

养血补气，阳中求阴

养血良方四物汤，归芎白芍生地黄。

芪桂四君合大补，四物四药倍加方。

【阐释】

1. 收工法第三

养血补气，阳中求阴。

阳化气，阴成形。养血需要补气，补气以生血，属于阳中求阴的关系。

2. 养血良方四物汤，归芎白芍生地黄

四物汤出自宋代《太平惠民和剂局方》，由熟地黄、当归、白芍、川芎四味药组成，可补血调经，专治营血虚滞的眩晕惊惕，面白耳鸣，唇爪无华，以及妇女经少，闭经痛经，舌淡脉细诸证。

方中熟地黄填精养血，为君药（现用生地黄 10g，防滋腻）；当归补血养肝，为臣（用全当归 10g）；白芍和营柔肝，为佐（用 10g）；川芎活血行滞，为使（用 10g 以下）。

3. 芪桂四君合大补

有形之血不能速生，需要补气以生血。故四物汤合四君子汤再加黄芪、肉桂，为十全大补汤，补气养血。

4. 四物四药倍加方

四物汤中四个药物有阴、有阳、有补、有行，可以根据主症与病机性质，加重或翻倍使用其中的一味或两味药物，也可以加入相关药物。这个方法称为倍加法。

二、临床应用

1. 四物汤的主症及其病机

四物汤为养血良方，补血调经，专治营血虚滞的心悸失眠，眩晕惊惕，面白舌淡，唇爪无华，以及妇女经少，闭经痛经，舌淡脉细诸证。

（1）心悸失眠：与血关系最密切的是心、肝、脾，心主血，肝藏血，脾统血。脾统血是脾气的作用，脾不统血要通过补气药来治疗，与补血没有直接关系。所以，补血药治疗的血虚证主要与心、肝两脏相关。

血主濡之。如果心肝得不到阴血的濡养，就会产生一些病理改变，临床上叫作血虚证。心主神志。心得不到血的濡养，心主神志的功能就降低，就会出现心悸、失眠、健忘、多梦，这主要是血不养心的结果。

（2）面白舌淡：心主血脉，心血不足，也会出现瘀阻，即所谓的虚滞。心，其华在面，得不到血的充养，会出现面色萎黄，或者是面白无华。心开窍于舌，血虚则舌质淡。

（3）唇爪无华：肝开窍于目，肝得不到血的濡养，肝的外窍功能也会受影响，出现视力降低，视物昏花。肝，其华在爪，如果血虚，爪甲就会苍白。

（4）妇女经少，闭经痛经：妇女月经全靠肝血充养。如果肝血亏虚，那么就无血应时以下，要不就会经期延后，因为来源没有了，到了时候血海不满，就不能下泄。比如说28天的周期可能就变成了1个半月；量也很少，色质也淡，严重的话就会闭经，这就是肝血亏虚。发为血之余，血都不够了，当然就没什么剩余了，就不能充养毛发，头发就比较干枯，容易脱落，比较稀少。

西医和中医的血都是血管里流动的红色液体。但是西医是从微观着眼，具体检查血液的成分和量是不是正常。中医则是根据宏观来判断，从心肝的功能判断。中医的血虚，西医可称作贫血。很多西医的贫血指的就是中医的血虚，但二者并不完全相同。古代的条件不可能检查血液的成分和量是否正常，若西医诊断是贫血，在中医学中，有可能就是血虚，也有可能是阳虚、气虚，还有可能是阴虚，不一定就是血虚。中医诊断为血虚，很多并不是西医的贫血，如血不养心出现的心悸失眠，血不养肝出现的眼睛干涩，视物昏花，与贫血大多是两回事。

2. 四物汤补血和营、益气以补血的作用

四物汤用熟地黄、白芍、当归、川芎，每一味药都有特点，可以按照阴阳、五行来划分。熟地黄、白芍是补益药，可以补血，当归、川芎具有通行的作用。熟地黄、白芍是阴药，当归、川芎是阳药。血虚导致血的运行不流畅，就会形成血虚而滞。所以四物汤用熟地黄、白芍补血，也用了当归、川芎和营和血，使气血运行。阳生阴长，血需要阳气化生。当归、川芎属阳，当归可以和血、可以补气，二药以辛温行气、理气为主，这样使得补血的药补而不腻，使得熟地黄、白芍两个阴药能够得到阳气的运化，达到阳生阴长，以补血的目的。

3. 四物汤倍加法

四物汤中四味药物对应五行四时。故"若春则防风，四物加防风倍川芎。若夏则黄芩，四物加黄芩倍芍药；若秋则门冬，四物加天门冬倍地黄。若冬则桂枝，四物加桂枝倍当归"。

具体应用中，究竟以补血为主，还是以和血为主，四物汤中四个药可以互相调整。如果以补血为主，就加重熟地黄、白芍的用量；如果血虚而滞，还有出血的症状，就不仅要用熟地黄多一些，特别是白芍也要多一些；如果是虚滞，滞比较多一些，或者是血虚而寒，那么川芎、当归就必须要用，而且要根据情况加大用量；如果血虚还有热，要重用芍药；在还有出血情况的时候，川芎不仅要少用，还可以考虑不用。因为它是辛温而燥，是上下走窜的，是血中气药。所以抓住这四个药的特点，抓住这四个药配伍的主要意义，这个方剂就掌握了。抓住这个方剂补、行、温、凉四个方面，总的前提是补血和营的方剂。这就是"四物四药倍加方"的倍加法。

4.四物汤中补气、养阴、行滞以补血的间接治疗，可以采用倍加法完成

原方中当归补气血，熟地黄与白芍养阴，川芎活血行滞，本身就有补气、养阴、行滞以补血的直接及间接治疗作用。加强补气以养血，可以在当归的基础上加党参、黄芪，为圣愈汤；加强养阴以养血，可以在熟地黄的基础上合杞菊地黄汤，养肾精以养血；瘀血较重，可以在川芎基础上加桃仁、红花活血化瘀。

5.如何防范养血药物的损伤

防范补益导致壅滞，四物汤中的当归、川芎有这个作用；也可以用木香、砂仁和胃，白术、仙鹤草健脾止泻，防止补血药滋腻碍胃、滑肠而导致腹泻。

6.应用四物汤养血的治疗策略

四物汤是补血的基本方剂，也是一个补血的主方。它的作用是补血和营，治疗的是血虚营滞，实际上就是虚中有滞，所以它也是妇科调经的基本方剂。而且不仅是调经，在妇科中常用到四物汤，加减变化很多，如胎前用、产后用，月经也用。妇科主要的四大门就是胎、产、经、带，前三项都用四物汤，在带病中有时也会用到它。

对于血虚证，四物汤养血和营为处方策略ABC中的B。故"苔腻温胆，不腻杞菊"，苔腻、纳差，可以用四物汤合温胆汤，治疗遵循胃气为本的原则；苔薄不腻、胃口好以后，可以用四物汤合杞菊地黄汤，滋水涵木。当然，为了加强补气以生血的作用，方中再加生黄芪15g，或者直接用当归补血汤替代四物汤补血。

第 **14** 讲　收工法第四（滋阴多腻，少佐清降）

滋阴多腻佐清降，二至知柏二仙汤
泻心知枣肺茅贝，潮热银柴珍潜阳

一、歌诀阐释

【歌诀】

滋阴多腻，少佐清降

滋阴多腻佐清降，二至知柏二仙汤。

泻心知枣肺茅贝，潮热银柴珍潜阳。

【阐释】

1. 滋阴多腻佐清降，二至知柏二仙汤

阴虚常伴虚火，应少佐清降之品。滋阴的方剂，代表性的有二至丸、知柏地黄汤和温阳滋阴的二仙汤。

2. 泻心知枣肺茅贝

如虚火扰心，心烦不眠，选加知母、炒酸枣仁、炙远志。虚火灼肺，咳痰带血，选加贝母、茅根、藕节。

3. 潮热银柴珍潜阳

相火上扰，潮热盗汗，选加知母、黄柏、银柴胡、地骨皮；肝阳上亢，眩晕耳鸣，选加菊花、草决明、珍珠母。

二、临床应用

滋阴多腻，稍佐清降。阴虚，阴不能制约阳气，阳气上亢化火，故阴虚常伴虚火。治疗宜在滋阴的基础上佐清降之品。五脏六腑皆有阴阳。肾属水，内含真阳真阴，为一身之阴阳的根本。肾中真阳，潜藏在真阴之中。肾阴虚，肾中真阳不能安守于内，可化火炎上、扰下。治宜滋阴的同时，佐清降之品。如用调肾地黄汤，按照阴虚火旺的程度加入清降之品。如歌诀所说的二至丸、知母、黄柏等。

1. 肾阴虚火旺的核心脉症及其治疗

调肾地黄汤证有肾虚的主症，如腰膝酸软、苔薄不腻、胃口好。阴虚火旺是在肾阴虚的基础上，主症增加了手足心热；舌象在苔薄不腻的基础上增加了舌质红；脉象在脉细的基础上增加了脉数。这些都是虚火的表现，这是知柏地黄汤，或者是调肾地黄汤加知母、黄柏的主要的适应证。知柏地黄汤降火，清降的是相火，或者是命火。

肾阳是人的生命的根本。所以在应用知母、黄柏的时候，一定要中病即止。否则会伤害肾阳。如果阴虚火旺的程度比知母、黄柏证要轻的时候，可以用女贞子、旱莲草，也就是二至丸替换知母、黄柏。如果虚火旺的程度比知母、黄柏证重，这个时候会伴有阳虚，阴阳两虚、阴阳不调，就可以用二仙汤来治疗。二仙汤是当代的经验方，组成有仙茅、仙灵脾、知母、黄柏、当归、巴戟天。二仙指的是仙茅和仙灵脾。仙茅有毒，所以用蛇床子10g来替代。其他药物也用10g。

肾中虚火上炎也会导致其他脏器阴虚火旺，可以用调肾地黄汤作为基础方A，再加入清泄其他脏器阴虚火旺的方药作为B。如心阴虚火旺，心烦不眠，可以在调肾地黄汤的基础上，加知母、炒酸枣仁、远志，泻心火、安神志。虚火灼肺，咳痰带血，选加贝母、茅根、藕节，泻肺火、祛痰、止血。相火上扰，潮热盗汗，选加知母、黄柏、银柴胡、地骨皮，清泄相火；肝阳上亢，眩晕耳鸣，选加菊花、草决明、珍珠母，泻肝潜阳。

2. 阴阳互为根本

阴虚会阴损及阳，导致阳虚。虚火也会"壮火食气"，损伤阳气。故滋阴多腻，稍佐清降，清降也不可太过，否则会导致肾阳损伤。

滋阴降火，不可以损伤阳气。这是治疗的关键，也是自元代朱震亨创滋阴泻火法至今，中医学家不断探索解决的问题。元代医家朱震亨，也就是金元四大家的最后一家，创立所谓的滋阴派。他提倡相火论，认为人体阳有余，阴不足，相火妄动，会导致各种疾病的出现。治以滋阴降火为基本理论，创立了大补阴丸。但是，随着相火学说的普及，大补阴丸广泛地应用之后，出现了滋阴降火，如知母、黄柏等滥用的情况。结果就是损伤脾胃、损伤相火。明代医家反思知母、黄柏滥用导致肾阳损伤的弊端，创温补学说、命门学说，以桂附八味丸等药来温补肾阳。当然，反者道之动，温补学派广泛传播以后，也造成了温补滥用、伤阴的问题。于是，在清代出现了主张养阴的学说。不过不只是在滋肾阴，而是要养五脏六腑所有脏腑的阴液。

于是，滋阴降火的方法也就朝着更柔和、更安全的方向发展。清代医家改变了大补阴丸，将知母、黄柏放入六味地黄汤中，就组创成我们现在著名的知柏地黄丸或者知柏地黄汤。知柏地黄丸是现在公认的滋阴降火的代表性方剂。其后，又创制了杞菊地黄汤，用于治疗眩晕、眼花、腰酸、失眠、舌质红、苔净、脉沉细数的肝肾阴虚证。该方是在六味地黄的基础上加了枸杞子、野菊花。枸杞子、野菊花滋阴降火的力量要比知母、黄柏更加柔和，对阳气的损伤更小。

现在的医家以知柏地黄汤为滋阴泻火的方剂，主治阴虚火旺，而以六味地黄汤作为滋阴补肾法的方剂。沈氏女科滋阴降火法更为柔和，其适用证是在苔薄不腻、腰膝酸软等肾虚的基础上，见到五心烦热和脉细数。它的组成是知母、黄柏、生地黄（不是熟地黄）、黄精替代山茱萸、泽泻、茯苓，再加草决明和清虚热的银柴胡。另外一个方向是配温阳药物，温阳以滋阴。阴阳互根，虚火上炎也可以同时伴有阴损及阳的肾阳的不足。此时降火药须更加柔和，不可以对阳气产生损伤。如果阳气真的损伤到一定程度的时候，还可以加温阳之品。

当然，温阳要加温润、不温燥的药物，如生杜仲、桑寄生，或者补骨脂、仙灵脾、菟丝子等。

这实际上就是把知母、黄柏等降火的药物，直接加入到沈氏女科调肾地黄汤中了。温润的药温阳可以对抗降火药的损伤，还可以温阳以滋阴，对肾阴虚起到间接治疗的作用。这就是《黄帝内经》所谓的"孤阴不长，独阳不生"，"阳化气，阴成形"和张介宾所说的"善补阴者，必于阳中求阴"。滋阴降火的药都碍胃，应佐以陈皮、木香、砂仁等和胃醒脾的药物。

第 15 讲　收工法第五（宜用温润，慎用温燥）

温肾宜润慎用燥，附茸温燥阴易伤
杜寄双调蓉戟天，蛇菟兰断可温阳

一、歌诀阐释

【歌诀】

宜用温润，慎用温燥

温肾宜润慎用燥，附茸温燥阴易伤。

杜寄双调蓉戟天，蛇菟兰断可温阳。

【阐释】

1. 温肾宜润慎用燥，附茸温燥阴易伤

温肾药可分为润、燥两类。温燥的，有附片、仙茅、阳起石、鹿茸、鞭类等，温肾力虽大，但会伤阴，破坏肾的阴阳平衡，故应慎用。

2. 杜寄双调蓉戟天，蛇菟兰断可温阳

温润的药如蛇床子、菟丝子、补骨脂、巴戟天、肉苁蓉、川续断和仙灵脾，既温肾又不伤阴，可以多用。特别是生杜仲、桑寄生，阴阳双调，是调肾地黄汤中的温阳单元，可以常投；蛇床子、菟丝子、泽兰、川续断，这是调月经周期时常用的温阳单元。

二、临床应用

1. 温补肾阳的药物，当用则用

温补肾阳的药，无论是温燥类，还是温润类，临床应用当辨证论治，当用则用。

什么是温燥药？什么是温润药？《本草求真》给出的定义为："如补之有益

于先天真火者，其药必燥必烈，是为补火之味。"补益先天真火的药物，一定是燥烈的。先天真火就是命门之火，现在也叫作肾中的阳气。补命门之火的药物，气味燥烈，如歌诀里讲的附子、肉桂，以及仙茅、阳起石、鹿茸等，称为温燥类补肾阳的药物。

有火，就有水。《本草求真》讲："人身一小天地耳。天地不外阴阳五行以为健顺，人身不外水火气血以为长养。"人的身体结构与天地的阴阳五行结构是一样的。天地之气在阴阳、五行之气推动下正常运行，人体是在水火、气血的滋养下健康生长。水火是先天的，受之于父母，储藏在命门；气血是后天的，由饮食水谷化生。

"盖人禀赋无偏，则水以附火，火以生水。水火既足，则气血得资，而无亏缺不平之憾矣。"先天水火可分不可离，二者相互依附、相互化生。如果先天禀赋平正无偏、水火充足，就可以滋养推动后天气血的化生。

"唯其禀有不同，赋有各异，则或水衰而致血有所亏，火衰而致气有所欠。故必假以培补，俾偏者不偏，而气血水火，自尔安养而无病矣。"禀赋不同，造成水火气血的亏损，就应补益治疗。"第其病有浅深，症有轻重，则于补剂之中，又当分其气味以求，庶于临症免惑。"病有浅深、轻重，对补益药物的气味功用的要求也就不同。

"如补之有益于先天真火者，其药必燥必烈，是为补火之味。补有宜于先天真水者，其药必滋必润，是为滋水之味。补有益于水火之中而不敢用偏胜之味者，其药必温必润，是为温肾之味。"补益先天真火，需要温燥的药，而温燥药易伤阴；补益先天真水的药物，必须滋润，如熟地黄等，滋润药容易滋腻。而温肾的药物，需要既能滋肾阴，也能温肾阳，平和不偏，没有伤阴、滋腻的危害，这就是温润的药物。

不管是温燥药还是温润药，辨证得当，当用则用。温燥的补肾药，大辛大热，可以治疗危急重症。如《本草求真》曰："火衰气寒而厥，则必用以附子。火衰血寒腹痛，则必用以肉桂。火衰寒结不解，则必用以硫黄。火衰冷痹精遗，则必用以仙茅。"

2. 从内伤杂病的治疗策略而言，慢病轻治，不图速效，应该首选温润药物，慎用温燥药物

温燥药物，作用强烈，短时间容易起效，但不宜久服。久服则伤阴耗阳，反而损害身体。慢性疾病多脏腑功能减退，受到温燥药物激发，短时间内也会出现好转的"假象"。但是，这种好转的"假象"只会耗损脏腑的储备功能，不会恢复其功能。故而，治疗慢性疾病，需要遵守"慢病轻治，不图速效"的原则，使用柔和、伤害小的药物，小剂量、长期服用，使器官功能缓缓得到改善。这才是真正的治病救人。

《本草求真》曰："肾虚而在于火，则当用辛用热。肾虚而在于水，则当用甘用润。至于水火并衰，则药有难易兼施，唯取其性温润，与性微温力专入肾者以为之补，则于水火并亏之体，自得温润调摄之宜矣！然有肝肾虚损，气血凝滞，不用杜仲、牛膝、续断以通，而偏用肉桂、阳起石以燥，风湿内淫。"先天真火就是命门之火，现在也叫作肾中的阳气。

三、案例分析

1. 生杜仲、桑寄生的应用

调肾地黄汤调整肾中阴阳，其阴中求阳、阳中求阴的结构与金匮肾气丸相同。不过，金匮肾气丸滋阴用的是熟地黄，温阳用的是附子、肉桂；调肾地黄汤滋阴用的是滋腻较弱的生地黄，温阳用的是温润、不燥烈的生杜仲、桑寄生。香砂六君子汤与沈氏降糖汤"三黄知葛苡，玉锁杜寄丹"补火生土，温补命火都用的是生杜仲。

2. "蛇菟兰断可温阳"，蛇床子、菟丝子、泽兰、川续断，这是调月经周期时常用的温阳单元

这四味药物，可在调整月经周期、在黄体期需要温阳时与温胆汤、调肾杞菊地黄汤同时应用。

3. 二仙汤为调整肾中阴阳、治疗内分泌疾病的常用方剂

其中仙茅温燥，可用蛇床子替代。

第 16 讲　心病第一

心病三症闷痛悸，温胆杞菊化痰瘀

一、歌诀阐释

【歌诀】

心病三症闷痛悸，温胆杞菊化痰瘀。

【阐释】

1. 心病三症闷痛悸

心病主要有胸闷、心痛、心悸怔忡等三个主症，还有不寐、健忘、抑郁、眩晕、水肿等次症。心主血脉，心阳不振、痰浊郁滞，可以引起胸闷；血脉瘀阻，不通则痛，可见心痛；痰瘀互结，气血亏虚，心失所养，可见心悸怔忡。心藏神，心神失养而表现出不寐、健忘、抑郁等疾病。心主血脉，血运失常及心神失常兼而有之。其中，心悸是定位在心的主要症状，与其他脏的主症，如肝主症为胁痛，脾主症为肢倦，肺主症为咳喘，肾主症为腰酸，可以概括为"心病心悸肝胁痛，脾倦肺咳肾腰酸"。

2. 温胆杞菊化痰瘀

关于心病的病因有以下的解释，实性的病因有火热、情志波动导致的气滞、血瘀、水饮痰浊等；虚性的病因包括气、血、阴、阳的亏虚，涉及五脏六腑。其相应治疗的方法有祛邪、散寒、泻火、行气、活血、化饮、利水，而以祛痰为先导，以温胆汤为基础方；补虚，补益心的气、血、阴、阳的虚损，利用"心肾相交、水火既济"的关系，可以补肾以补心，用杞菊地黄汤为基础方。

二、临床应用

1. 心病实证的治疗，以祛痰为先、祛痰为主

心在五行属火，为阳中之阳，与自然界夏气相通应。

神为气之余，心属火，为阳中之阳，故心藏神；形气相合，阳气、心神需要与有形物质相合，故心又主血脉，阳气、心神藏于血中，温煦、推动血液运行，得到血液的承载与滋养；阳气同样推动、温化水液，需要水液的承载与滋养。

心的功能失常主要体现在心主血脉和心主神志的功能失常。心的病证主要分虚实两端。实者多由各种病理产物而致病，如气滞、血瘀、痰浊、寒凝等。中医认为心系疾病的发生，往往是因为先天禀赋不足、调摄失护、外感六淫、饮食不节、内伤七情而导致本虚标实、虚实夹杂的一系列证候。如胸痛、心悸、喘息、不寐等。

辨证时需要先单元拆分后整合。治疗时要讲策略，实证以祛痰为主、祛痰为先，虚证以补肾为主导，总体属于沈氏女科开手法、祛邪法、收工法的原则。

先天禀赋不足，调摄失护，或年老体衰，脏器功能下降，导致心阳虚，阳虚则水失温化，气虚则水津失布，均可导致痰饮内停，稠浊为痰，清稀为饮，痰浊阻于血脉，又可导致痰瘀互结；水饮、瘀血可相互转化，故又有"痰瘀相关""血不利则为水"之说；外感六淫、内伤七情，阻闭阳气运行，导致气水血运行不畅而出现气滞、痰阻、血瘀；饮食不节，如高能量饮食可导致全身的气、水、血有余而壅遏，会导致痰瘀化热。总之，痰瘀互结是心病的基本病理环节，祛除痰浊，既有利于寒热、气滞等无形邪气的祛除，也有利于血瘀的祛除。故而，心病的治疗以祛痰为先。心病痰浊以无形痰浊为主，以苔腻为基本指征，祛痰则以温胆汤为基础方。复习一下歌诀："沈氏女科温胆汤，竹枳苓陈郁金菖；莱菔车白两分利，三仙芦根消导良；三竹茵泽三石布，分级丹参同治方；各病苔腻随加减，不腻杞菊地黄汤。"

2. 心病的虚证，补虚宜以补肾为基础

心的病证主要分虚实两端。虚者包括心气虚、心血虚、心阳虚、心阴虚。补益心的气、血、阴、阳，要利用"心肾相交、水火既济"的关系，补肾以补心，用杞菊地黄汤为基础方，再根据心的气、血、阴、阳虚损不同，进行相应的补益，补其不足，兼以宁心安神，养血通络。如心气虚者，宜补心气；心血虚者，当养心血；心阴虚者，宜滋心阴；心阳虚者，则当温补心阳；气血亏虚者多见心神失养，故多兼施养心安神之法。

气属阳，血属阴，久病心气虚甚则气损及阳而形成心阳虚衰，心阴虚则多兼心血虚。故治疗心病心阳虚证时，多加补心气药；治心阴虚证时，多兼用补养心血药。

古今医家在治疗心气虚时，往往酌加少量温阳之品，以取"少火生气"之意；补养心血时亦酌加补气之品，俾益气以生血（复习："沈氏调肾地黄汤，杞菊杜寄阴求阳；菊分白野地用生，归精替萸郁金菖。增效芪术气生精，蛇菟兰断可温阳；精血同源归芍胶，二至滋阴火可降"）。

3. 心病的主症及其处理

本书心的病证共 7 种，主症包括胸闷、心痛、心悸、水肿、眩晕、不寐、抑郁等。同时结合西医病种，以西医病种为纲论治，本章主要有冠心病、心律失常、心力衰竭、高血压、失眠及抑郁症等。

心主要的生理功能为主血脉，指心气推动和调控血液在脉道中运行、流注全身、发挥营养和滋润作用；心主藏神，又称主神明或主神志，是指心有统帅全身脏腑、经络、形体、官窍的生理活动，以及主司意识、思维、情志等精神活动的作用。神，广义上指整个人体生命活动的主宰和总体现；狭义上指人的意识、思维、情感、性格倾向等精神活动。

心"主血脉"，一身气血运行有赖心气和心阳的推动。故心中阳气的功能至为重要。《黄帝内经》称："心为阳中之太阳。"心属火，但也不可无阴血之濡养。故心血、心阴为心之体，心气、心阳为心之用，"体用"之间相互滋生、互根互用。且心与其他四脏是一个功能上相互联系、相互制约的有机整体。《黄帝内经》谓"五脏相通"，即通过经络、气血相互关联，功能上"生克制化"。

外感六淫邪毒，或七情刺激、饮食不节，或劳倦过度，均可致人体气血运行失畅，脏腑功能失于调和，从而影响于心，导致心的气血阴阳亏虚，阳气虚衰，推动无力，则心主血脉的功能失职，血行不畅，滞而为瘀，阻于心脉，则发为胸痹心痛。甚者心脉痹阻不通，发为真心痛，临证多见"手足青至节，心痛甚，旦发夕死，夕发旦死"；瘀血内阻，心失所养，则发为心悸不寐；瘀阻于内，升降滞塞，则发为气促、唇青，导致"瘀血冲心"。"气主煦之"，若心中阳气不足，心脉之"用"无力，心之"体"亦失于温煦，也可发为心悸、怔忡或胸痹心痛，此为虚证。热毒之邪外袭或劳心太过耗伤心血，也可导致邪气内舍于心而见心悸、气短、胸闷、胸痛。阳虚则水失温化，气虚则水津失布，均可导致痰饮内停。稠浊为痰，清稀为饮，痰浊阻于血脉，则痰瘀互结；水饮、瘀血可相互转化，故又有"痰瘀相关""血不利则为水"之说。阳气不能固敛，加之痰、水、瘀阻结，日久可导致心"体"胀大，形成其"用"不逮，"心力衰竭"的心病终末期结局。

心病的主症也可从以下几方面分析：

胸闷瓜蒌薤白丹，葛菊莱牡升降全：胸闷为胸中阳气不振、运行不畅的表现，以痰浊闭阻为主，多夹杂血瘀，现在多热化，也可见于寒化；气血不足、推动无力时也可以出现。

轻痛延胡川楝子，重痛苏兰楂三丹：心痛以血瘀为主，不通则痛。具体疾病中，可出现痰瘀互结、虚实夹杂。气血阴阳的虚损，不荣则痛，也会引起心痛。

心悸三参芎韦羌，桂枝龙牡交泰良：心悸的实证为痰瘀互结，虚证也是心的气血阴阳的虚损。

心衰三要喘肿瘀，丹葶真武生脉散：心力衰竭起于心阳气虚，先引起水停，再导致瘀血，影响全身多个脏腑，以阳虚水停为多见，严重者可以出现阳气亡脱的危症。

虚劳虚烦不得眠，酸枣仁汤服后安：失眠有痰热扰心证，也可以由阴虚火旺、阳虚阳浮，扰乱心神的正常节律而导致失眠。

抑郁百合地黄证，柴胡桂枝可加痰：心气虚则悲，该病可以起于心虚、悲观、抑郁，而抑郁又可导致气滞、痰阻、血瘀，继而影响其他脏腑，初起时可以表现为气滞、痰阻，甚至血瘀，日久则出现心阴虚、肝血虚、脾气虚，甚至肾中阴阳两虚。

钩泽芎莱藻杜寄，葛菊珍决枯平肝：高血压在中医学中属于眩晕、头痛范畴。其肝阳上亢的病机基础为痰瘀互结、毒损心络；日久也会损伤五脏，尤其是肾中的阴阳。

4. 心病的间接治疗

心病实证的间接治疗，在开手法和祛邪法中有具体应用，如祛实邪的六个要点包括"中路疏通佐引止"，无形之痰要透豁，要给邪以出路，要痰瘀同治，祛痰为先，化瘀分轻重，要升清降浊，这些法则都要灵活应用，以提高疗效。

虚证的间接治疗在收工法中的应用，要补而不滞、补而不伤，阳病治阴、阴病治阳，如前面所述气血阴阳的间接补益关系；以及杞菊地黄汤应用时，注意应用滋阴多腻、少佐清降，温阳宜润、慎用温燥等法则。

心病的治疗，尤其要协调心与其他脏的关系。①心与脾。心需要脾胃化生的气血滋养，而调补脾胃可以间接补益心的气血阴阳；心阳虚，火不生土，脾胃郁滞会产生痰浊，而疏理中焦脾胃、祛痰浊，有助于心病诸邪的祛除。②心与肺。心病及肺，可以由心气虚导致肺的气滞、痰浊、瘀血，也会导致肺的气血虚损。同样，治肺有利于心的邪气的祛除和虚损的恢复。③心与肝。肝木生心火。心血需要肝血濡养，心神容易被肝火干扰。选择柔肝、清肝法，有利于心神的宁静、心血的充足。④心与肾。心肾相交、水火既济是生命的核心。心火下温肾水，肾水上济心火。心属火，肾属水，二者互相制约，互相关联，形成对立统一的关系。交通心肾也是临证取效之举。可用《韩氏医通》的交泰丸，其中黄连与肉桂的用量之比为 3∶1。滋肾水选加生地黄、黄精、枇杷，降相火选加知母、黄柏，宁心神选加炒酸枣仁、夜交藤，摄精元选加金樱子、芡实。

三、案例分析

心病的整体诊疗方案可以根据总括设计。例如，"虚劳虚烦不得眠，酸枣仁汤服后安"。失眠的主症处方 B 为酸枣仁汤。该方也可以单独应用，若酸枣仁汤见苔腻，可以合入温胆汤，温胆汤本身也能治疗痰浊导致的失眠；见苔薄不腻，也可以合入杞菊地黄汤，杞菊地黄汤补肾以安心神，也可以治疗失眠。

1. 失眠实证，痰瘀互结、上蒙清窍者，见苔腻，首选温胆汤合酸枣仁汤

祛除痰浊，依据温胆汤加减法。可加法半夏 10g、丹参 30g、莱菔子 10g、赤芍 10g，亦能奏效，此乃攻补兼施之法。

2. 失眠心肝阴虚火旺，舌苔不腻，可以酸枣仁汤加减

"酸枣仁汤"由张仲景组方，在《金匮要略·血痹虚劳病脉证并治》中，以酸枣仁 18g、甘草 3g、知母 6g、茯苓 6g、川芎 3g 共五味组成，主治"虚劳虚烦不得眠"。此处虚劳者，乃肝阴不足，虚烦者乃阴虚内热，故以酸枣仁养肝血、宁心神为主药。辅以川芎，养中有行，该方酸收辛散配伍，相反相成，增其养血安神之力。茯苓健脾补气，气能生血，利于酸枣仁养血，又可宁心安神，利于酸枣仁宁神，为重要的辅佐药。用知母清虚热，甘草调和诸药，形成养血安神、清热除烦之剂。

临床失眠以虚证为多，尤其责之于心肝。肝血不足，虚火上扰，心神不宁为重要病机，故失眠之外还见心悸眩晕，心烦咽干，口燥盗汗，苔少舌红，脉象细数等证。

其组方宜用炒酸枣仁 15g，知母 10g，茯苓 15g，川芎 10g。

柔肝除烦，可以在酸枣仁的基础上，选加生地黄 10g，当归 10g，白芍 10g，女贞子 10g，旱莲草 10g，生栀子 10g。

宁神镇悸，可以在茯苓基础上，选加生龙骨 30g，生牡蛎 30g，灵磁石 30g，柏子仁 10g，炙远志 10g。

清热除晕，可在知母基础上，选加草决明 30g，白菊花 10g，川牛膝 15g，蝉衣 5g，葛根 10g。

增安眠之力，均可加入夜交藤 30g。

3. 失眠虚证，苔薄不腻、胃口好，可选择杞菊地黄汤合酸枣仁汤

注意辨别五脏各气血阴阳的虚损以进行适当补益。

以上是失眠的主症与病机的处理。该病在治疗时，还需要调整患者心理状态，规范饮食、运动、作息等生活习惯，恢复患者的睡眠节律。

第 17 讲　心病第二
胸闷瓜蒌薤白丹，葛菊莱牡升降全

一、歌诀阐释

【歌诀】

胸闷瓜蒌薤白丹，葛菊莱牡升降全。

【阐释】

冠心病胸闷为胸中阳气不振、运行不畅的表现，以痰浊闭阻为主，多夹杂血瘀，导致痰瘀互结，可以寒化，也可以热化，现在多为热化证；若气血不足，推动无力，也可以出现胸阳不振的胸闷。

冠心病胸闷为心绞痛的变异状态。其核心的病机为痰瘀互结、毒损心络，治疗宜选用瓜蒌薤白丹参汤，祛痰活血、温通心阳，可以祛除胸中局部的痰浊。冠心病，胸闷，苔腻，见全身痰浊时，该方可以合温胆汤；胸闷，苔薄不腻，胸中局部痰阻，全身虚损时，该方可合入杞菊地黄汤。

二、临床应用

1. 冠心病胸闷的全身痰浊，有虚实之异

冠心病，全称为冠状动脉粥样硬化性心脏病，有时又被称为缺血性心脏病或冠状动脉病，指由于冠状动脉粥样硬化使管腔狭窄或阻塞导致心肌缺血、缺氧而引起的心脏病，为动脉粥样硬化导致器官病变的最常见类型。冠心病的典型症状为胸痛，胸闷是胸痛的变异状态。胸闷、胸痛多因体力活动、情绪激动等诱因诱发，一般表现为突感心前区疼痛，多为发作性绞痛或压榨痛，也可为憋闷感。疼痛从胸骨后或心前区开始，向上放射至左肩、臂，甚至小指和无名

指，休息或含服硝酸甘油可缓解不适感。需要注意的是，一部分冠心病患者的症状并不典型，仅仅表现为心前区不适、心悸或乏力，或以胃肠道症状为主。此外，某些患者可能没有疼痛，如老年人和糖尿病患者。

冠心病胸闷为胸中阳气不振、运行不畅的表现，以痰浊闭阻为主，多夹杂血瘀，导致痰瘀互结，可以寒化，也可以热化，现在多为热化证。

局部的痰浊在胸中和心脏，而全身的痰浊有虚实两种状态。全身痰浊实证，患者多年轻体壮，肥胖且伴有"三高"，即高血压、高血脂、高血糖。高血糖，气有余便是火；高血脂，湿浊日久成痰浊；高血压，可使脉络损伤，导致瘀血。三者相互干扰，互为因果。以痰浊闭塞为主时，可以见到冠心病胸闷。"痰浊闭塞"有以下主症：苔腻脉滑，胸闷痞痛，口黏纳呆，头重肢困，形胖痰多。其中尤以苔腻为重，但见苔腻便是，他证不必悉具。

冠心病全身痰浊的虚证，患者多年老体衰，心脏功能不足，阳气虚损，运化无力，导致气、水、血郁滞而成痰瘀互结，临床可以见到胸闷气短，舌质淡苔白腻，脉沉滑无力等症状。

两种全身状态，治疗各有侧重：实证痰浊化热，用温胆汤为基础方，祛痰行气；虚证气虚痰浊，用异功散为基础方，益气祛痰。使用时注意异功散中人参与炒白术，只能用一个，以防壅遏、闭痰。

2. 冠心病胸闷为心胸局部痰浊阻闭，有寒化、热化之异；祛痰浊，无论寒化、热化，都要配合温通

冠心病胸闷为心胸局部痰浊阻闭引起，有寒化、热化之异。

祛除胸膺部痰浊，首选瓜蒌。瓜蒌善祛胸膺部痰浊，如小陷胸汤用瓜蒌、黄连、半夏宽胸涤痰。瓜蒌尚可润肠通便，给痰浊出路。若痰浊寒化，可以用瓜蒌配白酒，《金匮要略》记载有瓜蒌薤白白酒汤。方中的白酒，《金匮要略语译》谓："米酒初熟者，称为白酒。"汉时米酒，系以粳米或糯米加药曲所酿的酒，与《本草纲目》所载用药曲所酿的米酒不同。历代医家在临床运用时，多用高粱酒、绍兴酒或米醋替代。它们均有温通上焦阳气的作用，对胸痹病都可收到一定的疗效，临床上可依据病人的具体情况，斟酌选用。白酒可以温通胸阳，反佐瓜蒌的寒凉；寒化较重时，可以加桂枝、肉桂、乌药、鹿角霜、仙灵脾等药。

痰浊热化，选用瓜蒌配丹参。丹参活血、养血、凉血。热化较重时，可以选加黄连、苦参等药。

心在五行属火，为阳中之太阳。故无论冠心病胸闷寒化还是热化，治疗时必须顺应心脏特性去温通心阳，常用瓜蒌配薤白。薤白理气，温通胸阳。另外，薤白辛苦温而滑窍，《名医别录》称其"温中散结气"，用在这里有助于开窍除痰，宣通阳气。同时薤白合瓜蒌可以豁痰，通过散结豁痰以开胸中结气，也就是行气。

甘寒的瓜蒌和辛温的薤白相配，寒温相配其性平，与白酒等温通药物合用，可以治疗冠心病胸闷的寒化证；与丹参等凉药同用，可以治疗冠心病胸闷的热化证。

3. 冠心病胸闷的治疗，要给邪出路、要反佐、要升清降浊

治疗冠心病以温胆汤为基础方，"沈氏女科温胆汤，竹枳苓陈郁金菖；莱蒌车白两分利，三仙芦根消导良；三竹茵泽三石布，分级丹参同治方；各病苔腻随加减，不腻杞菊地黄汤"，歌诀一定要熟记。

（1）间接治疗，祛痰浊要分利二便、给邪出路。"莱蒌车白两分利，三仙芦根消导良"，用莱菔子、全瓜蒌润肠通便，车前草、白花蛇舌草利小便，配合焦三仙、芦根消食。

治疗时要注意消导。因为生痰之源在脾胃，截断生痰之源，要配合消导的办法，主要的药是莱菔子15g，葶苈子10g。注意配伍瓜蒌润肠通便。如果脾胃虚弱，会导致腹泻，可以反佐葛根、生薏苡仁、木香、仙鹤草各10g，升清降浊、止泻以反佐。

（2）治疗无形之痰，要透窍、豁痰。"无形流窜要透豁，菖蒲郁金桔梗蝉"，若想要透窍、豁痰，可在石菖蒲、郁金基础上加桔梗、蝉蜕等药。

（3）协调心主血脉、心藏神的关系。血脉之病，也需要安神。安神利于心主血脉的功能正常发挥。常选炒酸枣仁、夜交藤等。

（4）痰瘀同治，治疗时要剔络。痰瘀互根，有痰必有瘀，有瘀必有痰，所以痰瘀堵在孔窍里，用虫类药物剔络，比活血化瘀力量还要大，可在丹参的基础上加水蛭 3g 或地龙 10g。

（5）要升清降浊。"胸闷瓜蒌薤白丹，葛菊莱牡升降全"，这部分内容，下一讲着重讨论。

三、案例分析

《沈绍功验案精选》（第 15 页）：褚某，52 岁，冠心病，心绞痛。近 1 月来自感胸闷胸痛频作，每日发作 2～3 次，每次持续 5～6 分钟，心前区有重物堵压之感，饱食后诸症加重，纳谷不香，双下肢浮肿。舌质紫暗，苔薄白腻，脉象细滑，血压 140/80mmHg，面色晦暗，形体肥胖，莫非征阳性。

处方：温胆汤合瓜蒌薤白丹参汤加减。

竹茹 10g，枳壳 10g，茯苓 10g，陈皮 10g，石菖蒲 10g，郁金 10g，全瓜蒌 30g，薤白 10g，川芎 10g，苏木 10g，野菊花 10g，丹参 30g，赤芍 10g，牡丹皮 10g，车前草 30g，葛根 10g。

处方策略 ABC 分析：

A：苔腻，投温胆汤。

B：胸闷，选加瓜蒌、薤白、丹参；胸痛，苏木、赤芍、牡丹皮、川芎。

C：葛根与瓜蒌、车前草升清降浊。

整个处方，思路简明，ABC 结构清晰。

第 18 讲　心病第三

胸闷瓜蒌薤白丹，葛菊莱牡升降全

一、歌诀阐释

【歌诀】

胸闷瓜蒌薤白丹，葛菊莱牡升降全。

【阐释】

冠心病胸闷为胸中阳气不振、运行不畅的表现，以痰浊闭阻为主，多夹杂血瘀，现在多热化，也可寒化；若气血不足，推动无力，也可以出现胸闷。祛除心胸中痰浊血瘀，可以用瓜蒌薤白丹参汤。若苔腻，合温胆汤；苔薄不腻，合入杞菊地黄汤。为增强疗效，可采用升清降浊、舒畅全身气机的方式。升清时在薤白的基础上用葛根、菊花，降浊时则在瓜蒌的基础上用炒莱菔子、生牡蛎。

二、临床应用

1. 冠心病胸闷以痰浊气滞、胸阳不振为核心病机，治宜祛痰通阳

现在临床多见形肥体壮、舌红苔腻，伴血压高、血脂高和血糖高，若为痰瘀化热，可以用温胆汤合瓜蒌薤白丹参汤治疗；若年老体衰，舌淡苔腻，为气虚痰阻，可用异功散合瓜蒌薤白丹参汤，注意人参与白术只用一个。若冠心病胸闷、苔薄不腻、胃口好，伴腰酸者，为肾虚兼有心胸局部痰浊，用调肾地黄汤合瓜蒌薤白丹参汤治疗。

2. 为增强疗效，升清降浊、舒畅全身气机从而舒畅心胸部局部的气机

升清，包括补气和升阳两个治法要点，典型的方剂是补中益气汤。其中，补气的药物有黄芪和白术；升阳用小剂量的柴胡、升麻。冠心病胸闷严重时，可见气短、苔薄不腻，兼腰酸等症状，用杞菊地黄汤合瓜蒌薤白丹参汤，合入补中益气汤，加用生黄芪 15g，当归 10g，升麻 5g，用酒黄精 10g 替代白术。

冠心病胸闷见苔腻的实证，用温胆汤合瓜蒌薤白丹参汤，升清时要在薤白基础上用葛根、菊花，降浊则在瓜蒌基础上用炒莱菔子、生牡蛎。如果眩晕，血压高，还可以加入川芎 5g，川牛膝 15g，蝉衣 5g，珍珠母 30g。

3.冠心病胸闷全身虚损，补虚以杞菊地黄汤为基础方，合入补益心脏虚损的方药

冠心病胸闷，见苔薄不腻，为心胸局部痰瘀互结，兼虚损证。虚损可以是心的气血阴阳虚损单独或兼夹出现，治疗时可以在补益心的各种虚损的基础上合入瓜蒌薤白丹参汤，也可以通过心与肾的关系，补肾以补心，在上述处方中再合入杞菊地黄汤。

（1）肾虚痰浊证的典型主证为舌质淡，苔薄白，脉沉细，胸闷胀满，心悸气短，头晕乏力，腰酸腿软。

治则：调肾。

方药：杞菊地黄汤合瓜蒌薤白白酒汤加减。

枸杞子 10g，野菊花 10g，生地黄 10g，黄精 10g，生杜仲 10g，槲寄生 10g，石菖蒲 10g，郁金 10g。

（2）心气亏虚加入仙鹤草、扁豆衣、党参、西洋参（另煎）、人参（另煎）。

如病人见到气短、苔薄白、舌质淡、脉沉细，就可以定为心气虚损证。

治疗宜补气养心，可以在杞菊地黄汤、瓜蒌薤白丹参汤的基础上再合当归补血汤，即加生黄芪 15g，当归 10g。其他补气药物还可以用参类，但要注意如果病人合并糖尿病，一定不要用党参，因党参虽能补气，却会使血糖升高，可以用人参、西洋参、太子参（又名童参），至少用 30g。当归补血汤中生黄芪补气，当归补血以补气，该方可以替代人参。除上述药物外，仙鹤草、炒白扁豆、酒黄精都可以补气。

（3）心阳不足：加入桂枝、肉桂、鹿角霜、仙灵脾、桑寄生等。

兼阳虚证，可以见到畏寒，苔薄白，质淡胖、边有齿痕，脉沉细，尺部弱、脉虚细缓或结代。

（4）心血不足：用当归、白芍、熟地黄或生地黄、黄精、阿胶珠、桑椹。

如果病人面唇㿠白，苔薄白，舌质淡，脉沉细软或弱，可以定为心血不足证。治疗除了应用常规养血药，如四物汤中的生地黄、当归、白芍，还有几味特殊药：①黄精，既补气又养血，用15g；②阿胶珠，即阿胶和蛤粉一起炒成珠，蛤粉含钙，血虚的病人补钙能生血，利于养血，阿胶珠用15g；③桑椹，鲜的桑椹用60g，干的桑椹用30g。

（5）心阴不足：加入银柴胡、知母、麦冬、玄参。

心阴不足证，舌脉见苔净质红，脉细数或代促；局部主症见隐痛忧思；全身可见五心烦热，口干梦多，眩晕耳鸣，惊惕潮热。

4. 间接治疗与兼症

顺从心阳本性，薤白不可以去掉。阳虚偏重者，若在冬季，可加桂枝、鹿角霜温通心阳。

其他兼症加减法如下：

胸闷：加生黄芪、苏木、葛根。

浮肿：加泽兰、白花蛇舌草、车前草、桑白皮、泽泻、王不留行、葶苈子。

纳呆：加焦三仙、生鸡内金、木香、砂仁、大腹皮、连翘。

失眠：加炒酸枣仁、夜交藤、生龙骨、知母、黄连、肉桂。

脉细：加何首乌、灵芝、白术。

何谓升清降浊呢？

升清，即补气、升阳；降浊，利湿，引气水血下行。补虚证，补气升阳，如补中益气汤中的黄芪、白术、升麻；泻实证，则应用风类药升清气配伍下行药物，如治疗胸闷用葛根10g，配伍全瓜蒌30g，其他如伴有血压高，可用川芎5g，川牛膝15g，蝉衣5g，珍珠母30g。

三、案例分析

应用开手法、祛邪法与收工法，首先要辨证，以证为准。初诊苔薄不腻、胃口好，见肾虚证，直接用杞菊地黄汤为基础方 A，不必用开手法的三个方剂。其中的关键要学会治法之间的转换，尤其是从祛邪法到收工法的转换，涉及泻实、补虚两个不同的方向时，需要仔细体会"苔腻温胆"到"不腻杞菊"的转换点。初诊辨证为虚实夹杂，见苔腻用温胆汤；经过一段时间的治疗，舌转苔薄不腻，虚证逐渐显现时，需要换为杞菊地黄汤。这个转换的时间点，不容易掌握，早了、晚了都不行，需要探索和自己经验的积累。

我早年曾经治过一例冠心病。患者女性，五十几岁，胸闷、心绞痛，苔稍腻，用温胆汤、瓜蒌薤白白酒汤加丹参、川芎、川牛膝，3 剂。嘱其 3 剂后来换方子。患者 3 剂后血压正常、诸症缓解大半，患者自作主张，继续服用 3 剂，结果血压升高，诸症加重。我将方子改为杞菊地黄汤合瓜蒌薤白白酒汤加丹参、川芎、川牛膝，病情逐渐平稳。这个医案的关键点在于初诊时苔不甚腻，温胆汤可以迅速祛除痰湿，后应该补益虚损；患者继续服用温胆汤，会损伤正气，导致血压升高、诸症加重，性质最终变成了虚性。

第 **19** 讲 心病第四

轻痛延胡川楝子

一、歌诀阐释

【歌诀】

轻痛延胡川楝子。

【阐释】

冠心病多为痰瘀互结，毒损心络证。瘀血偏重时，气血运行不畅，不通则痛，以胸痛为主症，治疗宜活血止痛。活血止痛又分行气活血、活血化瘀、破血逐瘀和虫类药剔络止痛四个级别。其中，行气活血止痛的代表方剂为金铃子散。金铃子散行气活血，方中川楝子疏肝泄热，行气止痛，延胡索活血行气，增其止痛之力，主治肝郁化火的诸般痛证，如胸脘胁腹疼痛，痛经疝痛，舌红苔黄，脉弦或数。临床中川楝子、延胡索各投 10g，系镇痛主方，用于治疗实痛有效。该方作用柔和，通过配伍也可以适用于虚证等其他各种轻症的疼痛。

二、临床应用

1. 金铃子散行气活血，为镇痛主方

疼痛有寒凝、气滞、痰阻、血瘀等邪气阻闭导致的不通则痛，或者气血阴阳的虚损导致的不荣则痛两种。前者为实，宜泻，宜散寒凝、行气滞、祛痰阻、活血化瘀以止痛；后者为虚，宜补气、养血、滋阴、温阳以止痛。本病多虚实夹杂，治宜攻补兼施。注意实证疼痛有轻重，用药也需要有轻重，不可药过病所；虚证疼痛当补虚，通行气血止痛时，更要注意不能损伤正气。

金铃子散行气活血，为镇痛主方，通过配伍可以用于各种疼痛证。方中金

铃子疏肝泄热，行气止痛，辅佐延胡索活血行气，增其止痛之力，主治肝郁化火的诸般痛证，如胸脘胁腹疼痛，痛经疝痛，舌红苔黄，脉弦或数。

"延胡索"又名"元胡索"。其所含生物碱主要为延胡索乙素、丑素和甲素，能明显提高痛阈而缓解痉挛性疼痛。正如《本草纲目》所称："延胡索，能行血中气滞，气中血滞，故专治一身上下诸痛，用之中的，妙不可言。盖延胡索活血化气，第一品药也。"

延胡索还有催眠镇静、安定降压的作用，尤其可止头痛，如高血压性头痛，血管神经性头痛，颈椎病头痛等；还能扩张冠状动脉，增加其血流量，降低冠脉阻力并抗心律失常，治疗冠心病心绞痛，心律失常更为适宜。酒炒延胡索重在行血，醋炒延胡索重在止血。

临床中川楝子、延胡索各投 10g，系镇痛主方，尤其用于实痛有效。胸痛可加全瓜蒌 30g、苏木 10g 以增强活血化瘀之效。因川楝子、延胡索药性平和，虚痛时也可用之，可配伍生黄芪 15g、当归 10g、白芍 10g 扶正为宜。总之，痛证镇痛，金铃子散首当其冲。

2. 胸痛、心痛轻症，可以用金铃子散行气活血止痛

冠心病以胸痛、心痛为主症，而心脉痹阻是其核心病机。故以"通"法为治疗大法。胸痛、心绞痛病情比较轻，或者作为兼症出现时，简化的操作是用金铃子散合瓜蒌薤白丹参汤，苔腻与温胆汤合用，苔薄不腻与杞菊地黄汤合用。

复杂的操作需要辨别病的性质，给予相应的治疗，再合入"苔腻温胆，不腻杞菊"的操作体系中。

辨心痛的性质，如痰浊气滞的闷痛、血瘀的刺痛、阳虚感寒的绞痛、气虚和阴虚的隐痛。根据疼痛的病机性质确定基础处方 A，再根据疼痛的程度选择相应级别的活血化瘀止痛的方药。其中，轻症的疼痛，可合入金铃子散。

（1）闷痛：闷痛可分为以下几种情况。

痰浊胀痛兼见口黏憋闷，苔腻脉滑。由于痰浊内阻，气机不畅导致不通则痛。治宜化痰降浊为先，用温胆汤合瓜蒌薤白丹参汤，再合金铃子散行气活血、止痛。

冠心病胸闷、胸痛还需要与肝郁气滞、食阻气滞的胀痛鉴别。

肝郁胀痛兼见胁满太息，苔黄质红，脉象弦紧。由于肝气郁结，气滞血瘀导致不通则痛。治宜疏肝开郁为先，用柴胡疏肝散合金铃子散。

食阻胀痛兼见纳呆嗳腐，苔厚脉滑。由于食阻中焦，运化不畅导致不通则痛。治宜消导畅中为先，用保和丸合金铃子散。

（2）刺痛：刺痛的特点是其痛如刺、固定不移，是心血瘀阻之特征。刺痛以瘀血多见。兼有全身血瘀证，如紫绀，毛发干枯，肌肤甲错及离经溢血证，血紫有块，舌紫斑，脉细涩。治当活血化瘀，通则不痛，用四物汤合金铃子散，严重的再加"苏兰楂三丹"，苏木、泽兰、生山楂、三七粉、丹参、牡丹皮、赤芍，或者剔络的水蛭、地龙等药。

（3）绞痛：绞痛的特点是其痛如绞割，遇寒则发，遇冷则剧，多系寒凝心脉所致。绞痛除气滞血瘀外，还可因寒凝诱发，此时痛而喜暖畏寒，面色㿠白，四肢欠温，苔白质紫淡，脉象沉迟。治疗时重在温通散寒，方用桂枝附子汤，即桂枝 10g（肉桂 5g），乌药 10g，细辛 3g，黑附子 10g 或制川草乌各 5g，鹿角霜 15g，高良姜 10g，炮姜 10g。

（4）隐痛：隐痛的特点是隐痛阵阵，常由运动引发，多属心气虚或心血虚。隐痛以虚证多见，分气虚和阴虚两类。气虚隐痛伴气短乏力，苔白质淡，脉象细弱。由于气虚，鼓动不足，血运缓慢导致不通则痛。治当补益中焦脾气，兼顾血运，用异功散加黄芪，合瓜蒌薤白白酒汤、金铃子散或当归、川芎、赤芍。

阴虚隐痛伴五心烦热，苔净质红，脉象细数。由于营阴亏损，血行贫乏导致不通则痛。治当补益下焦肾水，兼滋营阴，用调肾地黄汤合瓜蒌薤白丹参汤、金铃子散。

3. 辨心痛轻重顺逆

一般而言，心痛发作频繁者重，偶尔发作者轻；证候属实者较轻，证候虚象明显者重；心痛部位固定者，病位较深，病情较重，不固定者病位较浅，病情转轻；心痛初发者轻，病程长、迁延反复不愈者重；服药能缓解者多为顺证，药后难以缓解者常是危证；无合并症者病情较轻，预后多良，属顺证；有合并症者，病情多重笃，预后较差，属逆证。

三、案例分析

《沈绍功验案精选》第 15 页冠心病心绞痛第二个医案，属痰浊痹阻，痰瘀互结证。

褚某，52 岁，胸闷胸痛，舌质紫暗，苔薄白腻，脉象细滑，基础方为温胆汤合《金匮要略》瓜蒌薤白白酒汤。初诊止痛加丹参、川芎、赤芍、牡丹皮、苏木，活血化瘀止疼，为化瘀止痛"行活剔奇"。

治疗时采用分级用药中第二级，化瘀止痛；二诊，疼痛减轻以后，改为丹参、川芎与金铃子散，即川楝子、延胡索，止痛的用药级别总体下降，偏向于行气活血止痛。

第 20 讲　心病第五

重痛苏兰楂三丹

一、歌诀阐释

【歌诀】

重痛苏兰楂三丹。

【阐释】

心痛较轻时，主以行气活血，主方为金铃子散。瘀血性刺痛严重时，根据疼痛轻重给药。行气活血止痛的金铃子散证最轻，活血化瘀的四物汤证为中等疼痛，剔络的虫类药所治疗的疼痛最重。一般慎用、不用破血药止痛，可以用苏木、泽兰、生山楂、三七粉、丹参、牡丹皮、赤芍等药辅助活血化瘀止痛。其中的代表性药物是苏木和生山楂。

二、临床应用

1. 心痛由瘀血阻闭导致，特点为刺痛，有寒化、热化等不同性质，也有轻、中、重的不同程度

"祛邪法三：内伤实证，痰瘀同治"中有"寒凝舌暗桂温通，瘀热紫斑用三丹"一句，谓寒凝血瘀，舌质通体紫暗，在活血化瘀的同时，要注意温通，如用四物汤合桂枝汤，也可加鹿角霜、乌药等药；舌质有瘀斑，瘀血多化热，用丹参饮，加牡丹皮、赤芍等凉血活血止痛药。

"化瘀行活剔奇序，行活金铃菖蒲郁；剔络三虫䗪蛭地，苏兰楂三丹药奇"，概括了活血化瘀止痛的四个级别。行气以化瘀，如石菖蒲和郁金，川楝子和延胡索，"活"，活血以化瘀，如川芎、丹参、赤芍；"剔络三虫䗪蛭地，苏兰楂三丹药奇"，剔络以化瘀，如地龙、水蛭、土鳖虫；奇药以化瘀，如三七粉（冲）、鸡血藤、泽兰、苏木。

2. 瘀血阻心表现为脉细结代，心悸刺痛，精神异常

这多为心律失常和冠心病。治疗时宜活血止痛，可以用四物汤，即生地黄15g，当归尾10g，赤芍10g，川芎10g。

若需要增强活血止痛的作用，可以在川芎的基础上加桃仁15g、红花5g、丹参30g。如上所述，疼痛严重时，可加"重痛苏兰楂三丹"，即苏木、泽兰、生山楂、三七粉、丹参、牡丹皮、赤芍。其中常用的特殊用药是苏木和生山楂。这两个药很特殊，骨科大夫用苏木，内科大夫不常用。疼痛更为严重时，应用"剔络三虫蛰蛭地，苏兰楂三丹药奇"的歌诀，可以加水蛭、地龙、䗪虫等剔络药物。

3. 瘀血导致心痛的治疗，遵守祛邪六要，"中路疏通佐引止"，苔腻合入温胆汤，调和中焦，畅通全身的气水血运行

要根据病情的性质、轻重缓急用佐助或反佐药物，如虚性疼痛，用金铃子散合入生黄芪、白术或杞菊地黄汤等扶正方药；要用引经药物，如化瘀止痛用生山楂、苏木引入心经；要注意中病即止，病情缓解时要及时停用剔络药物，及时转化由通泻到补益的治法，如苔薄不腻时改温胆汤为杞菊地黄汤。

三、特殊用药

1. 山楂消食活血又降脂

"山楂"，《新修本草》异名"赤瓜实"。其功效有三个：一是消食，所含的解脂酶促进脂肪类食物的消化而且增加胃中酶类的分泌，有助于消化健胃，尤其消肉类食积、油腻的食积和小儿伤乳；二是破气散瘀，收缩子宫，适于血滞瘀阻证，如经闭痛经、产后腹痛、恶露不尽、疝气坠痛；三是强心、降压、降脂，扩张冠状动脉，增加冠状动脉血流量，保护缺血心肌，降低心肌耗氧量，治疗瘀血食积证的冠心病、高血压、高血脂。

山楂的药效作用主要在于其所含的黄酮类和解脂酶，均怕受热，故生山楂含量最高，药效最佳。炒山楂含量降低，专用于脾虚食滞导致的的腹泻。焦山楂和山楂炭含量最少，但有抗痢疾杆菌作用，用治菌痢和血积癥瘕。

张锡纯特别推荐山楂的药用，其在《医学衷中参西录》中云："山楂，味至酸微甘，性平。皮赤肉红黄，故善入血分，而为化瘀血之要药。能除痃癖癥瘕、女子月闭、产后瘀血作痛。其化瘀之力更蠲除肠中瘀滞；下痢脓血，且兼入气分以开气郁痰结，疗心腹疼痛。若以甘药佐之，化瘀血而不伤新血，开郁气而不伤正气，其性尤为和平也。"

2. 苏木巧解心痛

"苏木"活血破瘀，消肿止痛，为妇科和骨伤科专药，用于血滞经闭，血阻痛经，产后瘀结，跌打损伤，瘀肿而痛。

"苏木"含苏木素、挥发油，能增加冠脉流量，降低冠脉阻力，促进微循环血流，促进其管径恢复而改善微循环障碍，抑制血小板聚集，降低血液黏度，对血瘀类或痰瘀互结类胸痹心痛有明显的镇痛作用，可以妙用。要掌握剂量，正如《本草纲目》所言："苏方木乃三阴经血分药，少用则和血，多用则破血。"和血用5g，破血用10g。

四、案例分析

下面介绍一下《沈绍功验案精选》第13页冠心病心绞痛第一个医案。

步某，54岁，心络瘀阻，神失所舍，主症是胸闷，心前区隐痛，其他见心悸易惊，劳累时更甚，入睡困难，夜眠梦多，大便溏薄，日行1～2次。

检查：舌质暗红，边有瘀斑，苔薄黄，舌下脉络曲张，脉弦细。

初诊处方为《医林改错》桃红四物汤合《韩氏医通》交泰丸。胸闷痛、苔薄黄、不腻、有瘀斑，没有用温胆汤，直接用桃红四物汤加苏木、生山楂，活血化瘀止痛；入睡困难，夜眠梦多，合交泰丸。

连服1月后几诊，偶有心悸，早搏1次/分，腰酸耳鸣，入睡困难，食欲增加，大便转调，晨起眼睑浮肿，舌质红，苔薄黄，脉沉细。脾运健旺，升清降浊正常，肾气不足之证出现，法随证变，改用杞菊地黄汤加减，加入生黄芪、当归、党参、丹参益气活血。

第 21 讲　心病第六

心悸三参芎韦羌，桂枝龙牡交泰良

一、歌诀阐释

【歌诀】

心悸三参芎韦羌，桂枝龙牡交泰良。

【阐释】

心悸主要见于心律失常。心律失常分为快速性心律失常和缓慢性心律失常两种，其病机主要包括痰瘀互结和心气虚两个方面，可以用三参饮为基础方治疗。其中，党参益气，丹参养血、活血，苦参祛除痰浊湿热。快速性心律失常，在三参饮的基础上选加川芎、石韦、羌活，或交泰丸；缓慢性心律失常，在三参饮的基础上选加羌活、桂枝、肉桂、仙灵脾、乌药、蛇床子，或合用桂枝加龙骨牡蛎汤，甚至合用麻黄附子细辛汤。

本讲主要介绍心悸的病机以及"心悸三参芎韦羌"的应用。

二、临床应用

1. 其病机主要在痰瘀互结和心气虚两个方面

心律失常是由于窦房结激动异常或激动产生于窦房结以外，激动的传导缓慢、阻滞或经异常通道传导，即心脏活动的起源和（或）传导障碍导致心脏搏动的频率和（或）节律异常。心律失常是心血管疾病中重要的一组疾病。它可单独发病，亦可与其他心血管病伴发。其预后与心律失常的病因、诱因、演变趋势、是否导致严重血流动力障碍有关，可突然发作而致猝死，亦可持续累及心脏而致其衰竭。

后天获得性心律失常可见于各种器质性心脏病，其中以冠状动脉粥样硬化性心脏病（简称冠心病）、心肌病、心肌炎和风湿性心脏病（简称风心病）为多见，尤其在发生心力衰竭或急性心肌梗死时多见。发生在基本健康者或植物神经功能失调患者中的心律失常也不少见。

心律失常，如轻度的窦性心动过缓、窦性心律不齐、偶发的房性期前收缩、Ⅰ度房室传导阻滞等对血液动力学影响甚小，故无明显的临床表现，较严重的心律失常，如病窦综合征、快速心房颤动、阵发性室上性心动过速、持续性室性心动过速等，可引起心悸、胸闷、头晕、低血压、出汗，严重者可出现晕厥、阿-斯综合征，甚至猝死。

从中医角度来讲，心悸、心律失常多由心气不足和痰瘀结毒导致。本病的病因很多，主要有外邪侵袭、七情刺激、饮食不节、体质虚弱等。其病位在心，但与其他脏腑密切相关。心气不足，甚至心的气血阴阳都出现亏虚，导致心失所养，以及痰浊蒙蔽、心脉瘀阻、脏腑功能失调是其基本病变，心悸、怔忡、脉律失常是其共同表现。从虚与实的因果关系分析，该病形成有两个发病机制。

其一，因实致虚。饮食不节，过食膏粱厚味、醇酒乳酪，损伤脾胃，脾胃失健，痰湿内生，痰浊上扰心肺或阻碍气机，痹阻脉道，痰瘀互结，发为本病。痰瘀互结日久，耗损心脏气阴，甚至全身的气血、阴阳，这是先实后虚、因实致虚的发病过程。

其二，因虚致实。体质虚弱的原因有先天禀赋不足，也有因年老体弱，或病体虚弱，心气心阳不足，推动无力，痰瘀阻闭，心脉不通，心失所养而成本病。这是因虚致实、先虚后实的发病过程。

2. 心悸、心律失常的治疗，以三参饮为对症处方 B

两个发病过程，共性的病机是心气、心阳、心阴不足与痰瘀互结、毒损心络两个方面，可以用三参饮为基本方治疗。其中第一个药是人参，人参补气可以起到推动力的作用，补气利于祛痰，尤其祛孔窍里的痰，注意不能多用，只能加 1 味，或者人参，或者党参，或者太子参、西洋参，可以扶正祛邪。第二个药是丹参，必须用 30g。一味丹参，功同四物，党参加上丹参，补血以补气，活血以理气。第三个药是苦参，这是一味特殊用药，既化痰又清热，且药理研究证明苦参可以扩张冠状动脉，增加冠状动脉血流量，增加心脏搏动力，降低心肌耗氧量。但苦参苦寒伤胃，所以用量不要超过 10g。

快速性心律失常，多痰瘀化热，可以在三参饮基础上选加川芎、石韦、羌活，或交泰丸；缓慢性心律失常，多心肾阳虚，可以在三参饮的基础上选加羌活、桂枝、肉桂、仙灵脾、乌药、蛇床子，或合用桂枝加龙骨牡蛎汤，甚至合用麻黄附子细辛汤。

3. 三参饮作为治疗心律失常的基本方，可以作为处方策略 ABC 中的对病处方 B 使用

①实证苔腻，主要治标，针对痰瘀互结可以合入温胆汤。因心悸发生之标与痰浊闭窍和瘀血阻络关系最密，故而抓住祛痰化瘀法。用竹茹化痰清热为主药；枳壳理气，因为痰的特点是黏腻，容易堵窍，用枳壳来理气透窍；茯苓和陈皮截断生痰之源，石菖蒲、郁金豁痰透窍。舌苔厚腻，痰浊较重时，可以加入瓜蒌薤白白酒汤。②舌质暗、有瘀斑，瘀血较重时，可以合用血府逐瘀汤（川芎、桃仁、红花、赤芍、当归、柴胡）加水蛭粉、三七粉。③虚证，苔薄不腻，可以合入调肾地黄汤。

4. 反佐与间接治疗

用药时需要考虑反佐，如用黄连清热泻火，降心率，反佐肉桂，组成交泰丸，肉桂可以防止寒凉太过、损伤心阳；同样，用石韦、川芎祛痰湿、活血、升清降浊以降心率，此时需要反佐羌活温通心阳。

用桂枝、蛇床子、鹿角霜等药温通心阳、提高心率，需要反佐生牡蛎、川牛膝潜降心阳，防止心阳虚浮。服用麻黄附子细辛汤后，出现频发期前收缩者，加用苦参。

间接治疗可以提高止悸疗效，有两个辅佐措施。

其一，伍清心利尿之药，增强止悸之力。心与小肠相表里，心火常移小肠，故宜伍以导赤散、石韦散、小蓟饮子诸方化裁，主药有竹叶、石韦、葶苈子、泽泻、车前草、连翘、白花蛇舌草、冬瓜皮、玉米须、芦根、桑白皮、猪苓等。

其二，伍宁心安神之药，增加止悸之力。心藏神明，惊悸者常致心神不宁，神不守舍，兼有失眠、怵惕健忘之症，故宜伍以天王补心丹、朱砂安神丸、柏子养心丸、酸枣仁汤诸方化裁，主药有炒酸枣仁、柏子仁、夜交藤、合欢皮、灵磁石、炙远志、生龙骨、生牡蛎、五味子等。

三、案例分析

《沈绍功验案精选》第22页心律失常案，属气虚血滞，痰浊内停。

郭某，女，25岁，主症阵发性心悸，劳累及情绪不佳时，心悸频作。其他见气短，胸闷不舒，恶心欲呕，头晕眼花，纳谷不香，心烦易怒，大便秘结。舌暗红，苔黄腻，脉细滑，血压90/60mmHg。心率66～84次/分，早搏4～5次/分，心音低钝。面色苍白，口唇色暗，形态偏瘦。

初诊用三参饮，加生黄芪补气，瓜蒌、石韦、莱菔子、生牡蛎祛痰，蒲公英、连翘、野菊花清热，焦三仙消食和胃。

连服30剂后，自感心悸、头晕明显缓解，早搏已消失，口唇周围出现暗红色痤疮。由于饮食不慎出现胃脘胀满，改用温胆汤治疗；再后，胃胀缓解后，改用杞菊地黄汤为基础方治疗。

这个病案值得仔细分析。初诊痰热阻闭，苔腻，但胃胀不明显，心气虚明显，故用三参饮合补气、祛痰热的药物；心悸缓解后，饮食不节出现胃胀，改用温胆汤，而胃胀缓解以后，又改用杞菊地黄汤补肾善后。

第 22 讲　心病第七

心悸三参芎韦羌，桂枝龙牡交泰良

一、歌诀阐释

【歌诀】

心悸三参芎韦羌，桂枝龙牡交泰良。

【阐释】

心悸主要见于心律失常。心律失常分为快速性心律失常和缓慢性心律失常两种，其病机主要包括痰瘀互结和心气虚两个方面，可以用三参饮作为基础方治疗。其中，党参益气，丹参养血、活血，苦参祛除痰浊湿热。快速性心律失常，在三参饮的基础上选加川芎、石韦、羌活，或交泰丸；缓慢性心律失常，在三参饮的基础上选加羌活、桂枝、肉桂、仙灵脾、乌药、蛇床子，合用桂枝加龙骨牡蛎汤，甚至合用麻黄附子细辛汤。

本讲主要介绍快速性心律失常及缓慢性心律失常的治疗。

二、临床应用

1. 快速性心律失常可用三参饮加川芎、石韦、羌活，合用交泰丸、桂枝加龙骨牡蛎汤

苔腻合入温胆汤，苔薄不腻合入杞菊地黄汤。心律失常以心气虚、痰瘀互结为基本病机。其中，快速性心律失常多为痰瘀化热，耗伤心气更为明显，故用三参饮，丹参活血凉血，苦参清热祛痰湿，党参补益心气。丹参、苦参，清热凉血；交泰丸中的黄连清泻心火，桂枝加龙骨牡蛎汤中龙骨、牡蛎重镇潜阳，都有利于心率下降。心属火，为阳中之太阳。顺应心脏的火热属性，交泰丸中用了辛热的肉桂，桂枝加龙骨牡蛎汤中用了辛温的桂枝，温通心阳进行反佐。

在用药的过程中要注意苦参的用法，这是一味特殊用药，既化痰又清热，且药理研究证明苦参可以扩张冠状动脉，增加冠状动脉的血流量，增加心脏搏动力，降低心肌耗氧量。只是苦参易苦寒伤胃，用量控制在10g以内无妨，为防其苦寒还可选伍神曲、木香、生鸡内金、砂仁、陈皮之类。

三参饮合入杞菊地黄汤或调肾地黄汤中治疗快速性心律失常，注意"滋阴多腻"，稍佐清降，在野菊花、苦参的基础上加知母、酸枣仁等泻心火的药物。

第14讲总论收工法四，"滋阴多腻，少佐清降。滋阴多腻佐清降，二至知柏二仙汤；泻心知枣肺茅贝，潮热银柴珍潜阳"，要注意复习。

2. 缓慢性心律失常温通心肾阳气有三个级别的用药，治疗时有三个步骤

缓慢性心律失常起病较为隐匿，部分患者可无症状，早期可见乏力、运动耐量下降、头晕、胸闷、气短等，当病情较重时，可出现短暂眼前黑蒙，晕厥，阿 - 斯综合征，严重者可猝死。

《濒湖脉学》对迟脉症有"迟来一息至惟三，阳不胜阴气血寒"的论述，体现了该病阳虚阴盛的病理特点。目前认为本病病因为外感邪气、禀赋不足、劳倦及七情内伤。病性以本虚为主，与心肾阳虚、心气亏虚、气阴两虚、阴阳两虚相关；久虚则生痰、瘀，故又与气滞血瘀、痰瘀互阻相关。

本病多见于老年患者，年事渐高，阳气渐虚。而心主血脉，心脏搏动及脉的舒缩有赖于心阳的促进、兴奋功能。心阳为君火，肾阳为相火，心肾阳气正常，则君火与相火互济，心阳充盛。心脏搏动正常才能鼓动血液运行周身，滋养诸脏腑。缓慢性心律失常治疗宜温通心肾阳气，具体方药可以分为三个级别。第一个级别是温通心阳，用桂枝甘草汤、桂枝甘草龙骨牡蛎汤、桂枝去芍药加蜀漆龙骨牡蛎救逆汤等方剂；第二个级别为温润肾阳，在桂枝加龙骨牡蛎汤的基础上加鹿角霜、蛇床子、仙灵脾、生杜仲、桑寄生等温润肾阳的药物；第三个级别是用温燥的附子、肉桂，如麻黄附子细辛汤。

第15讲总论收工法五讲"宜用温润，慎用温燥。温肾宜润慎用燥，附茸温燥阴易伤；杜寄双调蓉戟天，蛇菟兰断可温阳"，指出温燥药易伤阴耗气，应用时应当谨慎, 中病即止, 不可以药过病所。

故治疗缓慢性心律失常需要掌握三个步骤: ①益气温通提速法, 本阶段患者心率每分钟在 50 次以下为标志, 治疗以提高心率为主, 重用麻黄附子细辛汤加减。②益气养血稳率法, 本阶段患者心率在 55 ~ 70 次 / 分, 患者临床症状得到缓解, 治疗上以稳定心率为主, 治疗时于益气温阳的基础上加用养阴益血活血法, 可于前方加入生脉饮及玉竹、黄精、丹参、当归等。③益气培元固本法, 以心率 65 ~ 70 次 / 分为标志, 由于心阳靠肾阳支撑, 故当培补肾中元阳, 可考虑应用调肾地黄汤加仙灵脾、黄芪、丹参等。

3. 三个巩固疗效的方法

其一, 治疗时配伍散剂长服, 巩固疗效。西洋参粉、三七粉、琥珀粉、冬虫夏草、黄连、肉桂、丹参、苦参、当归、羌活、川芎、石韦。根据病情轻重, 调适剂量, 共研细末, 装入胶囊, 一天 3 次, 每次 2g, 常服安全, 可收巩固止悸疗效的目的。

也可以用有效的药做成药粉, 装在 1 号胶囊里, 每粒 0.3g, 每次吃 5 粒, 每天 3 次, 至少吃 1 ~ 2 个月。

其二, 丸药补脾肾、善后固本。要注重先天之本和后天之本, 通过健脾调肾来巩固疗效, 可用香砂六君子汤和杞菊地黄丸。

其三, 稳定情绪。心律失常, 不管快速性还是缓慢性, 都非常容易复发, 复发的原因之一就是精神因素, 心悸病人心慌的时候, 特别紧张、害怕, 痊愈以后如不注意控制情绪, 所以就容易复发。

三、案例分析

下面介绍一下《沈绍功验案精选》第 28 页心动过缓, 心肾阳虚, 阴寒凝滞案。

徐妇, 34 岁, 主症胸闷气短, 紧张而症状加重, 突发晕厥 2 次, 手足冰冷, 心电图示: 心率 36 次 / 分, 窦性心动过缓, 诊断为心源性休克。舌淡暗, 苔薄白, 脉象沉细而迟。心电图示窦性心动过缓, 心率 36 次 / 分。处方为麻黄附子细辛汤合四君子汤加味，实际是麻黄附子细辛汤，即生麻黄6g，附子10g（先煎半小时），细辛3g，肉桂3g；四君子汤实际为异功散，即党参10g，陈皮10g，云茯苓10g，生白术10g；升清降浊，通便用了制大黄10g、升麻5g；痰瘀同治，加丹参30g。

第 23 讲　心病第八

心衰三要喘肿瘀，丹葶真武生脉散

一、歌诀阐释

【歌诀】

> 心衰三要喘肿瘀，丹葶真武生脉散。

【阐释】

1. 心衰三要喘肿瘀

心力衰竭的主症为喘促、水肿、瘀血，还包括心悸怔忡、脉现危象等兼症。其核心病机为虚、瘀和水。阳虚水停，水气凌心，故心悸怔忡；阳虚水停，水气射肺，故气喘；心肾阳虚，水液停聚，可见浮肿；阳虚水停导致瘀血，可见面部及唇甲青紫、舌紫暗或有瘀点、右胁下癥积疼痛等。

2. 丹葶真武生脉散

该病起于心气、心阳虚衰，运化无力而导致水与血运行不畅，继而出现水肿与血瘀，最终导致气阴两虚、阴阳两虚。治疗时，化瘀首选丹参，泻肺利水首选炒葶苈子，温阳利水首选真武汤，补养心气首选保元汤，益气养阴首选生脉饮益气养阴。

二、临床应用

1. 心力衰竭的主症为喘促、水肿、瘀血，兼症还包括气短乏力、心悸怔忡、脉现危象

其核心病机为虚、瘀和水。

心力衰竭，首先表现为心气虚，见短气、疲乏，伴有心悸怔忡，轻者遇劳即作，重者心中澹澹大动、怔忡不安，舌质紫暗，苔薄白，脉沉无力。继续发展为心阳虚，见形寒气短，心悸气喘，舌质淡胖，有齿痕，脉沉弱无力。发展到活动期，由于阳虚水停，凌心射肺，会在心悸的基础上见到水饮停聚在肺的表现，喘促者表现为短气，劳累则加重，或夜间突然气喘，甚则喘逆倚息不得卧、吐纳深浅不匀、气不得接续、咳吐稀白泡沫痰，甚则咳吐粉红色泡沫痰。最后，久病及肾，心阳虚导致肾阳虚，形成心肾阳虚证，出现心悸气喘或不得卧、恶寒肢冷、尿少、下肢水肿、肿由下而上、朝轻暮重，甚则全身漫肿、腹水、胸水，脉沉细无力或结代或雀啄脉，舌质淡胖或暗淡。

整个过程中，瘀血贯穿始终。主要表现为患者面部及唇甲青紫、舌紫暗或有瘀点、右胁下癥积疼痛等。脉现危象多见于重症者，表现为虚数或见疾脉，或脉微欲绝，或促或结或代，或现雀啄脉、屋漏脉，或见强弱不匀（交替脉）等。

2. 心力衰竭的治法，在补心气、温心阳、温心肾阳气的基础上，根据水饮、瘀血的轻重与部位，加用利水、活血方药

心气虚阶段，为本病早期，选用保元煎为针对病机治疗的基础方A，人参补气安神，生黄芪补气利水，不用甘草，用肉桂3g温通心肾阳气；心悸为主症时，用安神止悸药作为对症治疗的B，如炒酸枣仁、柏子仁、琥珀；加丹参，活血化瘀以提高疗效，作为处方的间接治疗单元C。还要注意加减，兼血虚者，加当归；汗出甚者，加浮小麦、生龙骨、生牡蛎；脘痞纳差者，加陈皮、砂仁；畏寒、四末欠温者，加桂枝；肾不纳气、动则气急者，可加紫石英、蛤蚧等药以达到纳气平喘的效果。

心阳虚阶段，可在阳虚水停，水饮上犯，停滞于肺，形寒气短的基础上见到喘咳倚息不得卧，咳吐大量稀白泡沫痰，舌唇紫暗，苔滑。急则治其标，此时需泻肺利水，用葶苈大枣泻肺汤合五苓散，再加活血化瘀药物。

其中，五苓散中的桂枝温通心阳，算作针对心阳虚的基础方A；炒葶苈子与五苓散利水，为对症治疗的B；加丹参、红花、川牛膝活血化瘀以增加疗效为C。阳气欲脱、心大动、大汗、厥逆者，加人参、附子；兼咯血或咯吐红色泡沫痰者，加三七；兼痰热者，加黄芩、鱼腥草、瓜蒌。

三、特殊用药

1. 补气要学会用参类

太子参、玄参、党参、西洋参（另煎）、人参（另煎）补气强心，增加心肌收缩力。《本草求真》载人参，味甘，气温，"乃补气之圣药，活人之灵苗也。能入五脏六腑"。但人参价格较高，可以用党参替代。党参易升高血糖，可以用太子参替代，但需要增加剂量到 30g。西洋参也可以。此外，替代参类，可以用当归补血汤，即生黄芪、当归。

生黄芪 15～30g，补气，也可以利水；当归补血，也可以补气，尤其善于补血以补气。二药合用，气血双补，可代替人参使用。

2. 学会使用炒葶苈子

水气上犯，停滞于肺，可以用炒葶苈子泻肺利水，减轻心脏负荷。也可以加车前草、北五加皮。

《金匮要略·肺痿肺痈咳嗽上气病脉证治》篇组葶苈大枣泻肺汤，由葶苈子 9g、大枣 12 枚两味药组成，功专泻肺行水，祛痰平喘。

方中葶苈子性寒味辛，作用为泻肺祛痰，降气平喘，利水消肿。其所含"黑芥子苷""毒毛旋花子苷元"均有明显的强心作用，加之其祛痰利水之功，十分适宜于心衰的喘息水肿诸症，可以视作心衰胸水的有效药物。需要注意的是，生用葶苈子有致泻作用，宜炒用 10g，为防其峻烈之性泻肺太甚，配甘温的大枣 10 枚，以缓和其性并护养胃气。

临床还宜加味：为增强心之力，选加生黄芪 10g、炒白术 10g；增强利水之力，选加泽泻 10g、泽兰 10g、车前草 30g、冬瓜仁 10g；增强祛痰之力，选加全瓜蒌 30g、莱菔子 10g、竹茹 10g；增强平喘之力，选加紫菀 10g、桑白皮 10g、白菊花 10g、桔梗 10g、杏仁 10g；增强清肺之力，选加鱼腥草 15g、黄芩 10g、浙贝母 10g。

3. 学会使用丹参

心力衰竭始终有瘀血存在，只是轻重有所不同，所以在活血化瘀时首选丹参。可选加红花、苏木、三七粉（冲服），辅助丹参活血通脉，改善微循环。

一味丹参，功同四物。如果将"四物汤"视作血证首方，那么丹参便是血证首药。其主要成分"丹参酮"作用广泛，可抑制血小板聚集，抗血栓形成，用于血瘀诸证。其性微寒，凉血消痈，血热瘀滞也宜。化瘀和止血之别在于用量和配伍。化瘀时用大剂量30g，伍活血药。止血时用小剂量10g，伍养血止血药。

丹参有软化肿大肝脾的作用，且能保护肝损伤，防止肝纤维化，促进肝细胞再生；可镇静安神镇痛，用治神经衰弱、血管神经性头痛、脉管炎等多种瘀痛；还可降血脂，抗动脉粥样硬化，扩张冠状动脉显著增加冠脉流量，保护心肌缺血，缩小心肌梗死面积，降低心肌耗氧量，又能降血压，是治疗心脑血管病的主药；还能改善肾功能，增加肌酐、尿素及钠的排出，可用于治疗肾病；丹参酮有雌激素样活性，还有抗雄激素样活性。需要注意的是，丹参虽有抑制癌细胞的作用，并对放化疗有增效作用，但在动物实验中曾发现其会促进癌转移，但人体应用中未见报道，故用于抗癌时要谨慎。

三、案例分析

下面介绍一下《沈绍功验案精选》第34页心肌病，心功能不全Ⅲ级，痰瘀阻络、心神不宁案。

祁某，女，主症为扩张型心肌病，心悸胸闷、胸痛，食纳欠佳，胃中泛酸，大便干燥。舌暗红，苔黄腻，脉细滑。血压80/55mmHg，心率50～57次/分，心律不齐，频发早搏，3～4次/分。

处方思路为：苔黄腻用温胆汤加蒲公英、酒大黄，为A；心悸、胸痛，用"三参饮"加川芎、金铃子散，为B；心衰，用葶苈子、车前草利水，也是B。

第 24 讲　心病第九

心衰三要喘肿瘀，丹葶真武生脉散

一、歌诀阐释

【歌诀】

心衰三要喘肿瘀，丹葶真武生脉散。

【阐释】

心力衰竭的中心症候为喘促、水肿、瘀血，还包括心悸怔忡、脉现危象等兼症。

本病以虚为本，水为标，瘀血贯穿始终。治疗虚证，要补心的气血阴阳，尤其要补心气，用保元煎为基础方；或者用生脉散，补益气阴。瘀血应当活血化瘀，可以用丹参养血活血。水饮、水气要利水，心阳虚导致的水停在肺，可以用炒葶苈子，泻肺中的水气壅实；心肾阳虚则用真武汤温阳利水。

二、临床应用

1. 本病发展到心肾阳虚的阶段，疾病活动期，真武汤证即典型的阳虚水停

心肾阳虚水肿是心力衰竭发作期的典型证。该证多见于年老、体弱、久病之人，以心肾阳虚为主。阳虚水湿不化，则尿少水肿，由下而上，甚则出现全身漫肿、胸水、腹水；心失所养，肾失摄纳，水邪上凌，则心悸怔忡、气喘不得卧、脉弱或结代；阳虚不能达于四肢，则畏寒肢冷；阳虚脾失温煦，脾运失司，则出现脘痞、食少、便溏、舌淡胖等。

阳虚日久可见舌淡暗、紫暗，舌胖大，有齿痕，苔白滑，脉弦细数无力或促、涩、结、代、散。

治法：温阳利水，活血化瘀。

方药：真武汤合葶苈大枣泻肺汤加减。

茯苓 15g，芍药 15g，生姜 15g，白术 10g，熟附子 15g（先煎），葶苈子 15g，大枣 15g。

方解：真武汤为《伤寒论》治疗肾阳虚，水气泛溢的主方。本方所治之证，或因太阳病过汗伤及肾阳，或由少阴病阳气日衰而成。由于肾阳虚不能化气行水，水寒在内，泛溢周身上下，故见证颇为复杂。本方用炮附子以壮肾中之阳，补命门之火，以使水有所主；白术苦温，燥湿健脾，使水有所制；术附同用，还可温煦经脉以除寒湿；生姜宣散，且助附子以温阳，是于主水之中有散水之意；茯苓淡渗，佐白术健脾，是于制水中有利水之用；芍药活血脉，利小便，又可敛阴和营，制生姜、附子刚燥之性，使之温经散寒而不伤阴。诸药合之，温肾阳以消阴翳，利水道以去水邪，共奏温阳利水之效。

由于所治之证有或然症，故此方也有加减之法。若见水寒犯肺之咳，则加干姜、细辛温肺以散寒，加五味子以敛肺气；若小便利者不须利水，故去茯苓；若见阴盛阳衰之下利甚者，则去芍药之苦泄，加干姜以温中散寒；若见水寒犯胃而呕者，可加重生姜用量，以和胃降逆。

其他加减：若气虚较甚者，可以在白术的基础上加人参 10g，黄芪 30g。

阳虚明显，可在附子基础上加桂枝、淫羊藿等药；若大汗淋漓，四肢厥冷，加煅龙骨 30g，煅牡蛎 30g，山茱萸 20g。

水湿明显，可在茯苓基础上合五苓散。

血瘀明显，可以在芍药的基础上加丹参 30g。

若寒痰喘咳者，加苏子 10g，法半夏 15g，北杏仁 15g，鹿衔草 15g；痰热难咳者加浙贝母 15g，瓜蒌 15g，黄芩 10g，鱼腥草 30g。

若选用中成药治疗，可用参附注射液等益气回阳，或选用血栓通、丹红注射液等活血中成药。口服药可选用芪苈强心胶囊、心宝丸、肾气丸等。

2. 本病的心肾阳虚缓解期，可以用金匮肾气丸温阳利水

本病的基本病机为阳虚水停，适用《金匮要略》"病痰饮者，当以温药和之"的治疗大法，而方剂也可以选用苓桂术甘汤、肾气丸。这个治疗过程可以为：心肾阳虚水肿，发作期用真武汤温阳利水，缓解期用苓桂术甘汤温脾阳利水、肾气丸温肾阳利水。

《金匮要略》"真武汤 - 苓桂术甘汤 - 肾气丸"的方剂系列，与"苔腻温胆，不腻杞菊"，开手法、祛邪法、收工法的三个阶段的诊疗方案类似。同理，心力衰竭也适用"苔腻温胆，不腻杞菊"的整治方案。

缓解期，见苔腻，可以用温胆汤，尤其是因为冠心病而导致的心力衰竭，多见气虚夹痰、痰瘀互结，可用温胆汤加人参、白术、三七粉等，益气祛痰、温阳通脉；若属阴虚，则多用温胆汤合生脉散加减。苔薄不腻，也可以将肾气丸换为调肾地黄汤加生黄芪、当归、茵陈、泽泻，兼补气血、利水湿。

三、案例分析

此处病案选自人民卫生出版社出版的《中医临证经验与方法》，作者朱进忠。

1965 年冬，尝治一患者，女，41 岁。风湿性心脏病，二尖瓣狭窄与闭锁不全，心力衰竭 2 年多，遍用中、西药物治疗不效。查其浮肿尿少，胸腹积水，咳喘短气，不得平卧，心烦，心悸，身热口渴，舌质红绛，苔净，脉细疾促而无力。急邀某医诊治，云："此心肾阴虚。宜加减复脉汤养阴清热。"处方：生地黄 15g，麦冬 15g，五味子 12g，白芍 12g，人参 15g，阿胶 10g，天花粉15g，石斛 15g，玄参 15g。药进 1 剂，诸症加剧。

病情加剧，遂改邀李翰卿先生治之，云：治宜真武汤加减。处方：附子0.6g，人参 0.4g，茯苓 1g，白术 0.6g，白芍 0.6g，杏仁 0.3g，服药 2 剂后，诸症大减，尿多肿减，呼吸微平。此时患者家属见所用之药剂量既小，药味又少，乃怒斥："如此危重之疾，竟予些许小药，岂能治病！"不得已，乃以原方10 倍量为方予之，服药 2 剂，诸症加剧，家属亦慌恐备至。

急求李翰卿先生再治，云："原方原量可也，不必改动。"余遵嘱，再处：附子 0.6g，人参 0.4g，茯苓 1g，白术 0.6g，白芍 0.6g，杏仁 0.3g。药后诸症果减，患者家属云："余只知重剂能挽危重症，实误也。"

【按语】

这是一个很有意思的医案。

此医案有两重意义：①慢病轻治，小剂量药物也可以治疗重症。②整体观不必拘泥。

中医学基本特征为整体观念与辨证论治，二者相合，突出了证的重要性。我们的处方策略ABC中将其定义为A，是诊治决策中首先考虑的因素。同时，我们也设立局部的主症、主病B。A与B的关系是相互作用。覆巢之下安有完卵？一般情况下A是主导，特殊情况下B也可以反过来主导A。本案就是B主导A的特殊情况。

全身A为身热口渴，舌质红绛，苔净，脉细，阴虚有热。

局部主病、主症为风湿性心脏病，二尖瓣狭窄与闭锁不全，心力衰竭2年多，遍用中、西药物治疗不效。查其浮肿尿少，胸腹积水，咳喘短气，不得平卧，心烦，心悸，属于阳虚水停到了心肾阳虚的程度。

为什么是阳虚水停？心属火，为阳中之太阳。心衰就是阳气虚衰。

为什么全身阴虚有火？这是因为阳损及阴。阴阳互根，长期阳虚，会导致阴无法化生；水停全身、水肿，也会耗损大量阴液，导致阴虚。

病机发展上谁为主导？局部的阳虚水停为疾病的主导方面。

治疗风险如何？温阳利水与滋阴清热会相互干扰么？是的。温阳利水，会伤阴助热；滋阴清热，也会伤阳助水邪。

治疗策略：明确了全身、局部的关系，治疗策略可以制定为温阳利水而不伤阴。

具体方案：小剂量真武汤。

前一位医生盲从整体观，没有区分A与B的关系，直接以全身的阴虚为疾病的主导进行治疗，应用加减复脉汤养阴清热。舌质红绛，苔净，脉细，用了增液汤加五味子、白芍、阿胶、天花粉、石斛等一派滋阴之品，仅用一味人参补气。从歌诀"津少增液"判断，这个治法是正确的。但过于机械，没有考虑

A 与 B 的关系，过度滋阴清热，伤阳气、助阴水，导致病情加重。

这个医案很好地说明了处方策略 ABC 的优势。A 是全身，B 是局部，C 是协调二者之间的关系。

第 25 讲　心病第十

虚劳虚烦不得眠，酸枣仁汤服后安

一、歌诀阐释

【歌诀】

虚劳虚烦不得眠，酸枣仁汤服后安。

【阐释】

虚劳是全身长期的虚损和疾病状态，可由肝阴血虚，虚火扰神，神魂不守所致，临床可见睡眠障碍，例如不得眠、失眠、不寐。酸枣仁汤养阴清热，安神宁心，为治疗失眠的主方。方中重用酸枣仁养肝阴，安心神；茯苓、甘草宁心安神；知母清虚热除烦；川芎理血疏肝。

在《金匮要略·血痹虚劳病脉证并治》中有相关论述："虚烦虚劳不得眠，酸枣仁汤主之。"

方论选录《古今名医方论》卷一："枣仁酸平，应少阳木化，而治肝极者，宜收宜补，用枣仁至二升，以生心血，养肝血，所谓以酸收之，以酸补之是也。顾肝郁欲散，以川芎之辛散，使辅枣仁通肝调营，所谓以辛补之。肝急欲缓，缓以甘草之甘缓，防川芎之疏肝泄气，所谓以土葆之。然终恐劳极，则火发于肾，上行至肺，则卫不合而仍不得眠，故以知母崇水，茯苓通阴，将水壮、金清而魂自宁，斯神凝、魂藏而魄且静矣。此治虚劳肝极之神方也。"

二、临床应用

1. 失眠的原因有虚实两类，实证以痰火扰心为主

失眠症，指患者对睡眠时间和（或）质量不满足并影响日常社会活动的一

种主观体验，是最常见的睡眠障碍性疾病。长期的失眠会导致精神萎靡，注意力不集中，工作能力下降，严重者易引发焦虑、敏感、缺乏自信，易产生孤独感、挫败感。失眠还是高血压、冠心病等疾病的独立危险因素。

失眠症属于中医学"不寐"的范畴，又有"不得眠""卧不安""目不瞑"等名称。轻者入睡困难或寐而易醒，醒后不寐，或梦多易醒；重者彻夜难眠。多发于中老年人。

失眠可分为虚实两类。实证多属痰火，为痰火扰心，心神不安而致失眠，见舌红苔黄腻，脉滑数。脏腑实火都可能扰乱心神从而导致失眠，最常见的是心火、肝火或胃火。郁怒易伤肝，气郁化火，上扰心神，则急躁易怒，不寐梦多，伴头晕头胀，目赤口苦，小便黄少，大便干结，不思饮食；胃火，因宿食停滞，痰湿化热，痰热上扰，则不寐头重，脘闷胸痞，嗳气泛酸，或呕吐痰涎。总因火邪扰心，心神不安所致，病程短，起病急。

2. 温胆汤祛痰清热，可以治疗失眠

温胆汤本身可以治疗失眠，该方理气化痰，和胃利胆，主治胆郁痰扰导致的胆怯易惊、头眩心悸、心烦不眠、夜多异梦；或呕恶呃逆，眩晕，癫痫。《三因极一病证方论》卷九记述："治大病后虚烦不得眠，此胆寒故也，此药主之。又治惊悸。"方中半夏辛温，燥湿化痰，和胃止呕，为君药。臣以竹茹，取其甘而微寒，清热化痰，除烦止呕。半夏与竹茹相伍，一温一凉，化痰和胃，止呕除烦之功备，二药均可祛痰安神，治疗失眠。

3. 实证失眠以痰热蒙蔽心窍为主，可以兼杂其他脏腑实火

治疗结构 A 为温胆汤合清泻相关脏腑痰热的药物。第 10 讲，祛邪法六中讲到，泻火分脏腑："泻肺泻白桑地芩，泻心导赤地竹车；清胃降火芦连地，清肝泻肝丹栀泽。"清热泻肺，主方是泻白散，主药是桑白皮、地骨皮，可加黄芩。导赤清心，适用于口舌生疮，面赤心烦，口渴饮冷，小便短赤，尿时刺痛，苔薄黄尖红，脉弦数的心热移肠证。主方是导赤散，主药是竹叶、生地黄、甘草梢和车前草。车前草替换原方中的木通，还可以加萆薢、生薏苡仁、连翘、知母、黄柏、肉桂。

重点关注心火。泻心火治失眠，可以用导赤散、交泰丸、清心莲子饮以及朱砂安神丸。应用朱砂安神丸时需要注意朱砂的使用。心火炽盛常表现为口舌生疮、心烦等症状，有些医家喜欢用朱砂。朱砂质重沉降，入心经，长于清心安神。现代研究表明，朱砂能降低大脑中枢神经的兴奋性，有镇静催眠的作用。但是朱砂有毒，不宜重用、久服。另外，服用此药应避免与甲基结构的药同用，如茶碱、普萘洛尔等药；避免与含溴、碘的物质同用，如溴化物、碘盐、海藻、海带等；避免与高脂饮食及酒同用，以免增加毒性。此药虽效果明显，但有毒，可以用黄连和磁石代替。肾阴不足，肝火上炎，因情志不遂而诱发，同时伴有高血压病和肝炎的失眠多属此类型。磁石重镇安神，针对肾虚肝旺之失眠尤宜。其味咸入肾，有益肾之功，质重性寒而善潜降肝火，适合肝火扰心之实证。临床所见痰热扰心，多数因饮食停滞或肝郁犯脾而起，故治疗时除用半夏、黄连清痰热之外，尚需针对病因消食导滞或疏肝健脾。消导用焦三仙、芦根、炒莱菔子；疏肝健脾用制香附、炒白术。

4. 实证失眠，见苔腻，可用温胆汤合酸枣仁汤

酸枣仁汤养阴清热，安神宁心，适用于肝阴血虚，虚火扰神导致的失眠。但是，酸枣仁汤作用柔和，也可用于实证的失眠。故该方可以作为失眠ABC方案的主症处方B应用，苔腻属于实证，痰瘀互结，上蒙清窍，可以合入温胆汤，关键的药物为石菖蒲10g、郁金10g、法半夏10g、丹参30g、莱菔子10g、赤芍10g，亦能奏效，此乃攻补兼施之法。

5. 而处方单元C为给邪出路，例如温胆汤加减法以及祛邪六要等治法要点

我们再来复习一下歌诀：

"沈氏女科温胆汤，竹枳苓陈郁金菖；莱蒌车白两分利，三仙芦根消导良；三竹茵泽三石布，分级丹参同治方；各病苔腻随加减，不腻杞菊地黄汤。"

"中路疏通佐引止，实证祛邪有六要；苔腻温胆调中焦，邪路凉营汗分消；透窍理气活温通，反佐寒热英翘姜；引经分经分脏腑，中病即止正不伤"。

注意，酸枣仁汤中的知母滑肠，脾虚便溏者，应用时要注意。要适当减量，或反佐葛根、生薏苡仁以及仙鹤草等升清降浊的止泻药物。

总之，实证失眠以痰热扰心为主，治疗要点为：A 苔腻温胆，配合泻脏腑火；B 合酸枣仁汤；C 给邪出路、反佐。

三、案例分析

下面我们看一则沈绍功先生的医案。

刘某，失眠乏力 2 年，整天无精打采，头目不清，食纳不香，夜寐不酣，乱梦纷纭，气短心悸，苔薄黄腻，脉象沉细。曾经做过各种检查，无阳性结果发现，被诊断为神经衰弱。前医据气短心悸，乏力纳差，失眠梦多，脉象沉细辨为心脾两虚，投以归脾汤。连进 2 周，患者食纳更差，乏力更显，精神不振，懒言少动，苔转黄腻。前医只抓症脉，疏忽纳差苔腻，只据虚证论治，不知乃脾湿中阻，上扰清阳。湿困脾运者，纳差乏力，上扰清阳者，失眠梦集。何虚之有？进补益之剂，助湿益火，再困中土，更扰上清，故有无效而疾增之变。痰湿化热之机宜祛宜清，改投温胆汤化裁，再吞交泰丸（黄连 10g、肉桂 3g，共研细末，装入 1 号胶囊，每晚睡前 1 小时吞服 5 粒），连进 7 剂，乏力改善，食纳转香，失眠好转，稍作易药，续进 7 剂，夜寐 7 小时，精神振作，纳谷大振。以续服交泰丸巩固，再未复诊。

【按语】

这个医案的学习有两个要点。其一是用舌苔辨别虚实，苔腻为实，苔薄不腻为虚；实证首选温胆汤，再根据痰热所在脏腑用药。本案为痰火扰心，故合交泰丸。其二是本方没有用酸枣仁汤，提示辨证准确非常重要，酸枣仁汤用与不用均可。

第 26 讲　心病第十一

虚劳虚烦不得眠，酸枣仁汤服后安

神经衰弱心脏病，五脏相关节律乱

蒌半桂龙在心脏，枣甘知芎茯神安

一、歌诀阐释

【歌诀】

> 虚劳虚烦不得眠，酸枣仁汤服后安。
>
> 神经衰弱心脏病，五脏相关节律乱。
>
> 蒌半桂龙在心脏，枣甘知芎茯神安。

【阐释】

1. 虚劳虚烦不得眠，酸枣仁汤服后安

虚劳是全身长期的虚损和疾病状态，平素肝阴血虚，虚火扰神，神魂不守，可导致睡眠障碍，出现失眠、不寐。酸枣仁汤养阴清热，安神宁心，为治疗失眠的主方。

2. 神经衰弱心脏病，五脏相关节律乱

失眠的原因很多，核心病机在心神和心脏。心神失养，表现为神经衰弱；心脏疾病，可以直接导致神不守舍。失眠会影响五脏，同理，五脏疾病均可以导致失眠。同时，睡眠节律的紊乱也是该病诊治时需要重点关注的问题。

3. 蒌半桂龙在心脏，枣甘知芎茯神安

心脏疾病导致的失眠，首先要治疗心脏，瓜蒌薤白半夏汤、桂枝加龙骨牡蛎汤等治疗心脏疾病的方剂可以选用。酸枣仁汤的记忆歌诀为"枣甘知芎茯"，炒酸枣仁、甘草、知母、茯苓和川芎组成的酸枣仁汤是治疗神经衰弱失眠的首选方剂。方中重用酸枣仁养肝阴、安心神；茯苓、甘草宁心安神；知母清虚热除烦；川芎理血疏肝。

二、临床应用

失眠的原因有虚实两类，前一讲我们学习了实证失眠、痰火扰心的治疗方案。要点为：A 苔腻温胆，配合泻脏腑火；B 合酸枣仁汤；C 给邪出路、反佐。

本讲学习虚证失眠的治疗要点，即：A 苔薄不腻，用杞菊地黄汤配合祛脏腑虚火；B 酸枣仁汤；C 注意区分阳气虚与阴血虚，治疗时不要误治。

1. 虚证失眠，苔薄不腻，可以将酸枣仁汤合入杞菊地黄汤，而杞菊地黄汤本身也可治疗失眠

酸枣仁汤养阴清热，安神宁心，适用于肝阴血虚、虚火扰神导致的失眠。（本证除）失眠之外还见心悸眩晕，心烦咽干，口燥盗汗，舌红少苔，脉象细数等证。其组方宜用炒酸枣仁 15g，知母 10g，茯苓 15g，川芎 10g。阴虚较重时，可以合四物汤、二至丸养肝血、清肝热，具体用药为生地黄 10g，当归 10g，白芍 10g，女贞子 10g，旱莲草 10g，还可以加生栀子 10g。

伴腰酸，可以合入杞菊地黄汤，而杞菊地黄汤也可以治疗失眠。

失眠病位在心，良好睡眠的基础为心肾相交、水火既济。若出现肾阴亏虚、虚火上炎，扰乱心神，则可见失眠、多梦。

在临床中，长期失眠的患者虚证居多，或虚实夹杂，常见于神经衰弱及抑郁症。阴虚阳旺患者长期得不到充足的睡眠，势必消耗阴血，加重阳亢，极易进入恶性循环。故失眠患者病史越久，病情越顽固。这也是一些患者失眠难愈的主要原因。

针对这类患者，通常需要延长疗程。配合加入何首乌养阴血、补肾精，龙骨、牡蛎镇浮阳、安心神，大剂量酸枣仁、合欢花养神助眠。

2. 合入杞菊地黄汤，注意滋阴多腻，少佐清降，稍清各脏虚火

复习歌诀"滋阴多腻佐清降，二至知柏二仙汤；泻心知枣肺茅贝，潮热银柴珍潜阳"。五心烦热，阴虚火旺导致的失眠，可以用知柏地黄汤；阴阳失调导致的失眠，尤其是更年期失眠，可以用二仙汤。

杞菊地黄汤滋阴清热，可以安神，合酸枣仁汤疗效更加可靠。更为严重的失眠，如肾虚、虚火发展到阴阳失调，可用二仙汤为主方调整阴阳。本证多发于更年期，见腰酸囊坠，肢凉腿软，心烦失眠，苔薄黄，舌质淡，脉沉细；主药有仙灵脾10g，知母10g，黄柏10g，当归10g，补骨脂10g，蛇床子10g，泽泻10g，川续断15g，白芍10g，旱莲草10g。

失眠伴有各脏虚火，应该给予相应的治疗。具体用药可参考"泻心知枣肺茅贝"，如虚火扰心，心烦不眠，选加知母、炒酸枣仁、炙远志（宁神镇悸，在茯苓的基础上可选加生龙骨30g、生牡蛎30g、灵磁石30g、柏子仁10g、炙远志10g）。虚火灼肺，咳痰带血，选加贝母、茅根、藕节。"潮热银柴珍潜阳"，相火上扰，潮热盗汗，选加知母、黄柏、银柴胡，地骨皮；肝阳上亢，眩晕耳鸣，选加菊花、草决明、珍珠母（清热除晕，知母的基础上可选加草决明30g、白菊花10g、川牛膝15g、蝉衣5g、葛根10g）。

3. 注意区分心脏阳气虚与心神阴血虚，治疗时不要误治

心神阴血虚多见于神经衰弱失眠，而心脏阳气虚导致的失眠，多见于心脏疾病，如冠心病、心律失常等。

肝肾阴血虚弱，虚火上炎，扰乱心神，可以出现失眠。治疗宜滋阴养血，清热安神。基础方A为杞菊地黄汤滋补肝肾，可以合用四物汤补肝血，二至丸滋肝阴、清肝热。对症处方B用酸枣仁汤滋阴清热安神。

心脏阳气虚，阳气虚浮，扰乱心神，也会导致失眠。其对症处方B为桂枝加龙骨牡蛎汤。损其心者，调其营卫，故用桂枝汤调营卫，补益心脏的虚损，龙骨、牡蛎潜阳、安神。其基础处方A，苔腻且全身病机为实证时，合入温胆汤；苔薄不腻且全身为虚证时，合入杞菊地黄汤。

两种失眠的治疗方案总体相似，但应用时也要细致辨别。失眠多由心脏疾病导致，或者兼有心脏功能弱时，心的阳气偏虚、偏浮而扰乱心神，此时应用清热药物容易损伤心的阳气，使得阳气虚浮更重而加重失眠。故而治疗时清热药物的使用要慎重。如酸枣仁汤中的知母，可以清心除烦，但是也损伤心阳，

应用时要去掉，而且要加用黄芪、党参等补益心气的药物。

三、案例分析

早年我初上临床时，应用酸枣仁汤治疗失眠，苔腻合入温胆汤，不腻合入杞菊地黄汤，获效甚多。但在临床中也遇到过用这个方案治疗后，失眠不减轻，反而加重的患者。之后仔细考虑，应该是心脏的原因导致，遂改用桂枝加龙骨牡蛎汤治疗，收到较好疗效。

《沈绍功验案精选》第 58 页载心脾两虚、痰浊扰神的失眠医案。

刘某，26 岁，失眠、神疲 2 年，加重 1 个月，兼多梦盗汗，醒后神疲乏力，头晕心悸，畏寒肢冷，纳差便可，月经延期，色黑量少，末次月经 1 月 6 日。舌质淡，苔白腻，脉细弱。血压 90/60mmHg，心率 58 次 / 分，律齐，心音低钝。处方为温胆汤合桂枝加龙骨牡蛎汤，加炒酸枣仁、夜交藤。

病情缓解后，仍腰酸膝软，舌质淡，苔薄白，脉沉细。心神得宁，脾运得健，痰浊已除，呈现肝肾亏虚，心神不宁之证，改投《医级》杞菊地黄汤合《金匮要略》酸枣仁汤加减。处方：枸杞子 10g，野菊花 10g，生地黄 10g，当归 10g，川芎 10g，知母 10g，茯苓 10g，炒酸枣仁 10g，夜交藤 30g，鸡血藤 10g，老鹳草 10g，丹参 30g，车前草 30g。

【按语】

1. 苔腻温胆，不腻杞菊。

2. 养心阴用桂枝加龙骨牡蛎汤，养心神用酸枣仁汤。

3. 注意知母的使用。知母并不是绝对不可以用，在心脏功能还可以耐受时，知母是可以用的。上述医案中用了知母。

第 27 讲　心病第十二

抑郁百合地黄证，柴胡桂枝可夹痰

一、歌诀阐释

【歌诀】

抑郁百合地黄证，柴胡桂枝可夹痰。

【阐释】

抑郁症是身心同病的疾病，本虚主要在心，标实在肝，伤及五脏。

标实为肝郁气滞、痰浊瘀阻，可以用柴胡剂与温胆汤合用；本虚则为心阴血亏虚和心阳虚浮，前者为百合地黄汤证，后者为桂枝加龙骨牡蛎汤证。

二、临床应用

1. 抑郁症本虚标实，虚实可以转换

抑郁症是由多种原因导致的心理障碍性疾病，据世界卫生组织统计，全球抑郁症的发生率约为 3.1%，在发达国家接近 6%，目前已经成为世界第四大疾患。

该病病机从中医角度分析也是虚实两端。实证为肝郁气滞、肝火、痰浊、血瘀，核心病位在肝、脾；虚证为气血阴阳的虚损，核心病位在心、肾。

（1）实证：肝气郁结证的特征是情绪低落、胸胁不舒、喜太息；气郁化火证的特征是急躁易怒、口干苦、舌红；气滞血瘀证的特征是抑郁且躁、舌暗或有瘀斑；气滞痰郁证的特征是沉默寡言、胸闷或咽中如有物梗塞、苔腻。气滞可以导致水湿停滞，故而实证都会见到腻苔，只是程度不同。气滞痰郁证腻苔明显，为厚腻；其他证则以薄腻为主。这是辨别虚实的关键。

（2）虚证：心脾两虚证的特征是多思善虑、神疲心悸、舌淡；心阴亏虚证的特征是心烦心悸、潮热失眠、舌红、脉细数；忧郁伤神证的特征是神志恍惚、悲忧善哭、喜怒无常；肝阴亏虚证的特征是时烦易躁、五心烦热、舌干红、脉细数。虚证的特点是舌苔不腻，甚至少苔、无苔。

虚实证候之间的转化以情志改变为主要标志。实证转化为虚证时，情志状态由阳转阴，即急躁易怒等肝郁肝火征象转化为多思善虑、胆怯心悸等心脾亏损症状，伴随症状如胸胁郁闷、咽中如物梗阻等实证消失，出现神疲心悸、潮热失眠等虚象；舌质由暗转淡或红，苔腻转为少苔；脉弦数转弱或弦细。虚证转化为实证，多思善虑、胆怯等虚象消失，出现急躁易怒伴胸中塞闷、咽中似物梗阻等实象；舌质淡红转暗红或见瘀斑；脉细转化为脉弦或弦数等。

2. 抑郁症发展与诊治分期

该病表现有偏虚、偏实的不同，但本质为虚实夹杂，疾病的发生发展多因实致虚、因虚致实。虚实互为因果。实证在肝、脾，主要是肝郁气滞、痰阻、血瘀。这些实邪耗损，也会造成心的气阴两虚。而心气虚、心阳虚，易致火不生土，脾土虚而生痰浊，土壅木郁导致肝郁气滞。

虚实夹杂的演进过程，大致为初期以肝郁气滞为主，中期以火不生土、脾虚痰浊为主，后期则以心肝的气阴两虚为主。关于其治疗，初期以柴胡剂疏肝为主，中期以温胆汤祛痰、合桂枝加龙骨牡蛎汤温通心阳为主，而末期则以百合地黄汤、天王补心丹、生脉饮补益心的气阴为主，肝肾亏虚重者合入杞菊地黄汤。

3. 补心阴，可以用百合地黄汤、天王补心丹

心气虚则悲，抑郁症的发生基础为心的气阴两虚。《黄帝内经》云"心气虚则悲"，指出了抑郁症的病理基础为心的气阴虚损。补益心的气阴，可以用于治疗该病的气阴两虚证，也可以反佐疏肝、祛痰治法，防范其损伤气阴。常用的最简单方剂为百合地黄汤。百合地黄汤出于《金匮要略》百合病篇。百合病相当于心肺阴虚内热的抑郁症。原文记述了口苦、小便数、其脉微数等心肺阴虚内热的表现，也详细描述了患者饮食、感觉、行为的异常。百合地黄汤功能为养阴清热，补益心肺。方中百合色白入肺，养肺阴而清热；生地黄色黑入肾，益心营而清血热。现在常用于抑郁症、神经官能症、癔病、植物神经功能紊乱、更年期综合征、肺结核等属心肺阴虚内热者。

阴虚内热较重时，可以增加养阴清热的方药，如增液汤。增液汤出自清代吴鞠通的《温病条辨》，由玄参、麦冬、生地黄三味组成。本方重用玄参养阴生津、清热润燥为主药，辅以麦冬的养阴润燥，生地黄的养阴清热，共成增液清热、润燥通便之剂，主治阴津不足，便秘口渴，舌质干红，脉象细数之证。再按阴亏部位加味投之，心阴不足选加炒酸枣仁15g，柏子仁10g，茯苓15g；肝阴不足选加当归10g，白芍10g，枸杞子10g；脾阴不足选加黄精10g，芦根10g，石斛10g；肺阴不足选加沙参10g，紫菀10g，百合10g；肾阴不足选加女贞子10g，旱莲草10g，首乌10g。

4. 安神药物主要是治疗失眠，首选酸枣仁汤

辅助安神药有三类：①石类：镇心安神，部分抗惊厥作用。例如朱砂、磁石、龙骨、牡蛎、琥珀。②补类：养心安神，例如酸枣仁、柏子仁；其他补气药物，例如人参、大枣；补阴药物，例如麦冬、百合，收涩用五味子。③非石不补：宁心安神类药，例如合欢皮、远志、丹参。这三类药物，可以随症加入，也以酸枣仁汤为基础应用。

5. 补气可以起到补气以生阴的间接治疗作用

阳生阴长，阴液的化生依赖阳气。故想要达到滋阴的效果要配伍补气之药，补气以生阴精。可以选择参类、黄芪、仙鹤草、灵芝等。

在百合地黄汤证的基础上滋阴、安神、补气，再配合其他辅助治疗，就构成了天王补心丹的结构。天王补心丹含四类药物：其一，滋阴清热类，有麦冬、天冬、地黄、玄参，就是增液汤加天冬，合入百合地黄汤也可以；其二为安神类，如远志（制）、酸枣仁（炒）、柏子仁、丹参、五味子、朱砂；其三为补气血类，有丹参、当归、党参、甘草；最后是反佐、辅助类，石菖蒲、茯苓祛痰，桔梗载药上行。

三、案例分析

此处介绍一下《沈绍功中医方略论》中所载郁证，肺肾阴亏、肝失条达证医案。

马某，女，70 岁。主症为抑郁症，与儿媳发生口角，情志忧郁，自觉胸胁有气，憋闷窜痛，善太息，常急躁；经常干咳咽燥；纳呆恶心，腰膝酸软，夜寐惊叫，3 天未见大便。苔薄黄，舌质红，脉细数。

处方为百合固金汤加减。

其 ABC 结构为：苔薄黄、不腻，舌质红，用增液汤去玄参，加百合，即生地黄 10g，麦冬 10g，百合 15g，这是基础方 A；情志忧郁，胸胁憋闷窜痛，善太息，用金铃子散，川楝子 10g，延胡索 10g，再加石菖蒲 10g，郁金 10g，当归 10g，白芍 10g，养血、疏肝、行气活血止痛，这是对症治疗单元 B；草决明 30g 通便，桔梗 5g、川牛膝 15g，升清降浊以疏肝理气，这是间接治疗单元 C。

第 28 讲　心病第十三

抑郁百合地黄证，柴胡桂枝可夹痰

抑郁症是身心病，本在心来标在肝

初实久虚五脏关，肝郁脾湿成瘀痰

一、歌诀阐释

【歌诀】

抑郁百合地黄证，柴胡桂枝可夹痰。

抑郁症是身心病，本在心来标在肝。

初实久虚五脏关，肝郁脾湿成瘀痰。

【阐释】

抑郁症是身心同病的疾病，该病本虚主要在心，标实在肝。标实为肝郁气滞、肝火、痰浊瘀阻，可以选柴胡剂与温胆汤合用；本虚则为心阴血亏虚和心阳虚浮，前者为百合地黄汤证，后者为桂枝加龙骨牡蛎汤证。

疾病初发，以肝郁气滞的实证为主，日久则损及五脏，核心为肝郁脾湿导致的瘀痰互结与心的气阴两虚。心的阴虚有热为百合地黄汤证，心的阳气虚为桂枝证；肝郁气滞为柴胡证；阳虚、气滞导致水液郁滞，可以形成痰浊。所以说"柴胡桂枝可夹痰"。

二、临床应用

1. 抑郁症初期以肝郁气滞为主，以舌苔辨别虚实

第 8 讲　祛邪法四中讲到要重视"升清降浊"，此处复习相关歌诀："气实

常见气滞逆，肺胃肝逆肝郁滞；胁胀脉弦情志异，苔腻属实柴胡剂。"气病的实证，常见气滞、气逆。气滞主要是肝气郁滞，而气逆分为肺气上逆、胃气上逆、肝气上逆三种。气滞，也就是肝气郁滞，临床最多发，可见胸脘胁腹胀满作痛，情志异常，脉弦苔腻，属于实证，可以用柴胡疏肝散等柴胡剂治疗。注意肝郁气滞属于实证，舌苔应该是腻的。柴胡疏肝散为腻苔，逍遥散也为薄腻苔。这是对证治疗的关键。

抑郁症相当于中医学的郁证，表现为精神抑郁，情绪多变，胸胁不舒等主要证候。其特点是证候常因情志刺激而改变，或悲伤欲哭，或沉默不语，或焦虑不安，或急躁易怒，难以自禁。

该病病机从中医角度分析也是虚实两端。实证肝郁为气滞、痰浊、血瘀，核心病位在肝、脾；虚证为气血阴阳的虚损，核心病位在心、肾。虚实夹杂的演进过程，大致为初期以肝郁气滞为主，中期以火不生土、脾虚痰浊为主，后期则以心的气阴两虚为主。其治疗，初期以柴胡剂疏肝为主，中期以温胆汤祛痰、合桂枝加龙骨牡蛎汤温通心阳为主。

肝气郁结型抑郁一般发生在重性抑郁、双相障碍抑郁发作的较早时期，是抑郁症的主要类型，初次发病者和素来体质强壮者多见，在未成年人群中此证型也较多见。由于情志不舒，所欲不遂，隐曲难伸，肝失疏泄，气机郁滞所致。临床表现以精神抑郁，情绪不宁为主。胸胁胀痛等肝郁的症状为辨证要点。

其主证为精神抑郁、情绪低落、语言行动迟缓。可偶尔发怒、失眠多梦、胸闷、叹息、头胀、胁肋胀闷不适、时欲叹息、肩颈发紧、食欲锐减、体重下降或大量进食后体重增加，可伴大便不畅、脘痞嗳气、腹胀，妇女乳房胀痛、月经不调，舌淡红或微红，苔白薄腻，脉弦兼沉或涩。

2. 疏肝解郁，用四逆散

四逆散调和肝脾，透邪解郁，疏肝理脾，主治肝脾气郁证，见胁肋胀闷，脘腹疼痛，脉弦。临床常用于治疗慢性肝炎、胆囊炎、胆石症、胆道蛔虫症、肋间神经痛、胃溃疡、胃炎等属肝胆气郁、肝胃不和者。

该方有柴胡、芍药、枳实、甘草四味药。

《长沙方歌括》中载：

> 枳甘柴芍数相均，热厥能回察所因，
>
> 自饮和匀方寸匕，阴阳顺接用斯神。

方中取柴胡入肝胆经，升发阳气，疏肝解郁，透邪外出，为君药。白芍敛阴养血柔肝为臣，与柴胡合用，以补养肝血、条达肝气，可使柴胡升散而无耗伤阴血之弊。佐以枳实理气解郁，泄热破结，与白芍相配，又能理气和血，使气血调和。使以甘草，调和诸药，益脾和中。

3. 肝郁气滞、四逆散证的四个实性演变

肝郁气滞，可以实变，也可以虚变。实变，则气滞化火，导致痰浊、血瘀；虚变，则伤阴耗血，克伐脾土，伤及五脏。

故用四逆散疏肝解郁，有相应的补泻变化。

实证变化有四。

（1）气滞加重者，加强疏肝作用，可于柴胡基础上加香附、木香、郁金；加强宽胸理气、舒畅中焦气机，可在枳壳的基础上加陈皮。再加川芎，即柴胡疏肝散。

（2）肝郁化火者，依照祛邪法六：泻火分脏腑，参考"清肝泻肝丹栀泽"，清肝泻火，加生栀子、牡丹皮、泽泻，以及黄芩、川楝子、夏枯草等。

（3）气滞导致痰浊较重者，苔腻较重，可以合入温胆汤。

（4）气滞导致瘀血较重者，见舌质暗、有瘀斑，可合入四物汤、桃红四物汤，则为血府逐瘀汤。

4. 肝郁气滞的三个虚性变化

郁证初起，以实证为主，常见气滞证。但日久往往致虚，分为三类。

（1）伤神——"悲哀愁忧则心动"，主要伤心血。若由心失所养，神失所舍而导致心神不宁，可改用百合地黄汤、天王补心丹。久郁致虚，但仍有木郁之象，故理虚方中不可不加解郁之品，但是理气药每多香燥伤正，应加入平和之品，如佛手、木香、郁金、香附、石菖蒲、陈皮等。

（2）伤脾——"木郁克土"，损伤脾气，气血双亏。苔薄腻，质暗紫，属气

滞为实，可以选用逍遥散为主方，抑木为主，佐以扶土，虑及气滞则血瘀，宜选加活血的丹参、红花、川芎、苏木、郁金、牛膝等。

木郁能犯胃，宜选加和胃的温胆汤，尤其加石菖蒲，既解郁又和胃；苔薄质淡属气虚，可以选用香砂六君子汤为主方，扶土为主，佐以抑木。虑及益火生土，宜选加温补的菟丝子、补骨脂、仙灵脾、肉苁蓉、鹿角胶。此方法称为"塞因塞用"，不少虚胀证用此法取效。

（3）伤阴——木郁水亏，既损肾阴又动虚火。治疗可以用一贯煎合杞菊地黄汤。

肝郁气滞、化火伤阴，见舌红少苔为肝阴亏虚，则柴胡不可用，应该改用一贯煎。一贯煎具有滋阴疏肝之功效。主治肝肾阴虚，肝气郁滞证。临床可见胸脘胁痛，吞酸吐苦，咽干口燥，舌红少津，脉细弱或虚弦。亦治疝气瘕聚。临床主要用于治疗慢性肝炎、慢性胃炎、胃及十二指肠溃疡、肋间神经痛、神经官能症等属阴虚肝郁者。方歌：一贯煎中用地黄，沙参枸杞麦冬襄，当归川楝水煎服，阴虚肝郁是妙方。组成：北沙参、麦冬、当归、生地黄、枸杞子、川楝子。

三、案例分析

曾经治疗一例抑郁症、失眠患者。张某，女，29 岁。结婚 1 年、分娩 1 个月后离婚，出现失眠、情绪异常，不能正常工作，经诊断为抑郁症 1 年余。初诊时的症状为失眠、焦虑，舌红苔腻、纳差、便秘，给予温胆汤、酸枣仁汤加炒莱菔子、全瓜蒌、当归、菊花、酒大黄。治疗月余，睡眠渐佳，便秘缓解，舌红苔薄不腻，改用百合地黄汤合酸枣仁汤再治疗月余，改用杞菊地黄汤合酸枣仁汤，两日一剂，服药后纳可、寐佳、二便调，恢复正常工作。

第 **29** 讲 心病第十四
钩泽芎莱藻杜寄

一、歌诀阐释

【歌诀】

钩泽芎莱藻杜寄。

【阐释】

高血压痰瘀互结证十分多见，治疗时要注意痰瘀同治，宜用"祛痰平肝汤"，其药物组成：莱菔子10g，泽泻10g，川芎10g，钩藤15g（后下）。方中莱菔子祛痰、通大便，泽泻利湿、利小便，二药使邪从二便而解。川芎化瘀，升清透窍。钩藤平肝，治肝风之标。四药相伍升清降浊，可通用于原发性高血压痰瘀互结、毒损心络证。伴腰酸，可加入生杜仲、桑寄生温补肾阳，防范四种药物对肾阳的损伤。

二、临床应用

1. 高血压实邪为风痰、瘀火，泻实邪宜以温胆汤为基础方

高血压是指以体循环动脉血压（收缩压和／或舒张压）增高（收缩压≥140mmHg，舒张压≥90mmHg）为主要特征，可伴有心、脑、肾等器官的功能或器质性损害的临床综合征。高血压是最常见的慢性病，也是心脑血管病最主要的危险因素。

高血压的症状因人而异。早期可能无症状或症状不明显，常见的症状是头晕、头痛、颈项紧张、疲劳、心悸等。仅仅会在劳累、精神紧张、情绪波动后血压升高，在休息后可恢复正常。随着病程延长，血压持续升高明显，逐渐出

现各种症状，此时被称为缓进型高血压。缓进型高血压常见的临床症状有头痛、头晕、注意力不集中、记忆力减退、肢体麻木、夜尿增多、心悸、胸闷、乏力等。高血压的症状与血压水平有一定关联，多数症状在紧张或劳累后可加重，清晨活动后血压可迅速升高，出现清晨高血压，心脑血管事件多发生在清晨。

中医没有高血压的病名。根据临床表现，该病主要相当于中医病名中的"眩晕""头痛"。高血压的病机包括虚实两端。实邪包括风痰、瘀火，尤其是痰瘀结毒、损伤心络；虚损为肝肾亏虚，阳亢化风。其发病可以由实致虚，由高能量饮食导致痰瘀结毒、损伤心络，再进一步发展为痰瘀化风、化火，风痰、瘀火损耗气血，最终损耗肝肾阴阳；也可由虚致实，多见于年老体衰，阴虚阳亢，阳亢化风，气血逆乱，导致痰瘀闭阻、损伤心络。

实邪可分为以下四种类型。

（1）风：为内风、肝风。因思虑忧伤，精神紧张，急躁善怒，导致肝郁气滞，若化热且热极生风，风阳上扰头目，则有头痛、眩晕诸症。

（2）火：为内火，主要为心火、肝火。因烦劳，五志过极，则化热生火，火盛则水衰，不能制火而涵木，形成肝火循经上冲头目，而出现高血压诸症。

（3）痰：为无形之痰。饮食膏粱厚味，体肥而气弱则食滞不化，聚湿成痰，痰浊中阻，阻遏气机的正常升降，则眩晕内生。

（4）瘀：可入络、损伤心络。病程日久，或久治不愈即可导致瘀血的产生，而气虚、肝火、痰阻等皆可成为血瘀证的病因。

四种实邪相互搏结，风生火、火生痰、痰致瘀，痰瘀化火，气机逆乱又可以引动肝风。久病入络，痰瘀结毒，损伤心络。

高血压实邪为风痰、瘀火，治疗宜泻实邪，以温胆汤为基础方。第6讲，祛邪法二讲到："诸邪夹杂先祛痰，有形无形肺脾间；有形肺喘养亲汤，苏莱葶热白芥寒；无形流窜要透豁，菖蒲郁金桔梗蝉。"祛除邪气的原则有以下两点：①有形邪气与无形邪气相互搏结时，以治疗有形邪气为主。故治疗风、火、痰、瘀时，以治疗有形的痰瘀邪气为主。②化瘀更易伤正，故祛痰、化瘀应以祛痰为先。诸邪夹杂先祛痰，治疗高血压实邪中的风、火、痰、瘀时，应以祛痰为先，以温胆汤为基础方，佐以息风、泻火、化瘀。

泻火，依照第10讲，祛邪法六，泻火分脏腑："泻肺泻白桑地芩，泻心导赤地竹车；清胃降火芦连地，清肝泻肝丹栀泽。"同时注意疏风平肝、痰瘀同治，合用祛痰平肝汤。

其他治法，可依照温胆汤的加减法："沈氏女科温胆汤，竹枳苓陈郁金菖，莱蒌车白两分利，三仙芦根消导良；三竹茵泽三石布，分级丹参同治方；各病苔腻随加减，不腻杞菊地黄汤。"

2. 平肝降压汤为降压的虚实通用方

高血压痰瘀互结证十分多见，沈老主张痰瘀同治，自拟"祛痰平肝汤"，其组成为莱菔子10g，泽泻10g，川芎10g，钩藤15g（后下），方中莱菔子、泽泻分利两便，使邪从两便而解。川芎化瘀，升清透窍。钩藤平肝，治肝风之标。四药相伍升清降浊，可通用于原发性高血压痰瘀互结、毒损心络证。

其中的特殊用药为钩藤降压后下。"钩藤"在《全国中草药汇编》中异名"倒挂刺""鹰爪风"。其息风止痉作用明显，为治疗惊痫抽搐的要药。近来发现其有明显的降压效应，而且能改善血液动力学，抗心律失常，抑制血小板聚集和抗血栓形成，故普遍用治高血压，心血管病属肝火、肝阳上亢者。其降压成分为钩藤碱，怕热，不宜久煎，最好后下取效。《本草汇言》云："钩藤，久煎便无力，俟他药煎熟十余沸，投入即起，颇得力也。去梗纯用嫩勾，功力十倍。"

"祛痰平肝汤"祛痰活血、息风，适合治疗痰瘀互结、毒损心络的实证。由于药物作用平和，也可以用于治疗肝肾亏虚证，同时兼有局部痰瘀互结者。在高血压ABC诊疗方案中，该方为主症处方B，见苔腻、痰浊偏重时，与温胆汤合用；若苔薄不腻，虚实夹杂，可以与杞菊地黄汤合用。

3. 高血压病治疗，不可一味追求"平肝息风"

当前的临床研究对治疗高血压取得了可喜的进步，但也显露了不少的弊端。如一味追求中药的现代降压药理，而疏忽了组方的"君臣佐使"，更丢弃了"辨证论治"；只重"肝阳"和"内风"，一味追求"平肝息风"，忽视了其他证类的表现，更丢弃了"法随证变"的古训；只框于"天麻钩藤饮"几首代表方中的加减化裁，没能跳出旧框，"重起炉灶"，更无新方的创建。这些都成了进一步提高中医治疗高血压疗效水准的障碍。

如一味追求"平肝息风"，对于治疗该病实证痰瘀互结、风痰上扰是不利的。风痰上扰，无形风邪与有形痰浊搏结，治疗宜祛除有形痰邪为主。如果过度"平肝息风"，反而会引动肝风，导致血压不降反升。同样，一味追求"平肝息风"对于本病虚证也不利。肝肾亏虚、肝风内动，偏于虚损时，应该以补益为主。如果过度"平肝息风"，反而会损伤肝肾，导致虚风更动、血压不降反升。

三、案例分析

《沈绍功验案精选》第 39 页高血压病痰瘀互结、毒损心络案。

曹某，36 岁，2 个月来头晕口干，血压升高，血压波动在 150 ～ 180/100 ～ 110mmHg；心烦且悸，后背牵痛，性情急躁易怒，纳谷不佳，胃脘胀满，大便干燥，数日始行，睡眠尚可。舌质红，有瘀斑，苔黄腻，舌下静脉显露，脉沉细，寸小滑。形体肥胖，颜面潮红。

处方予温胆汤合祛痰平肝汤，在炒莱菔子的基础上加当归、白菊花润肠通便，川芎、当归的基础上加赤芍活血止痛，夏枯草、珍珠母平肝降压。

处方：钩藤 15g（后下），泽泻 10g，川芎 10g，莱菔子 10g，竹茹 10g，枳壳 10g，茯苓 10g，陈皮 10g，海藻 10g，当归 10g，白菊花 10g，赤芍 10g，夏枯草 10g，珍珠母 30g（先煎）。

第 30 讲　心病第十五
葛菊珍决枯平肝

一、歌诀阐释

【歌诀】

葛菊珍决枯平肝。

【阐释】

"葛菊珍决枯"是"珍决汤"的组成。珍决汤由珍珠母、白菊花、草决明 3 味药组成，主治肝阳亢盛之高血压。

方中珍珠母为珍珠的贝壳，含 92% 以上的碳酸钙，5% 的硬蛋白，性寒味甘，攻专平肝潜阳、清肝明目。

白菊花可扩张冠脉，扩张周围血管而降压，功专疏风清热、平肝明目。

草决明又称决明子，可降压降脂，特别能降舒张压，功专滋水涵木、清肝明目、润肠通便。

葛根升清祛风，夏枯草清肝泻火，为该方的常用药。

二、临床应用

1. 高血压病要辨别虚实、缓急

本病以头晕头痛、血压升高为中心证候。

头晕可为暂时性的头晕或持续性的头晕。头痛多发生于早晨或紧张、疲劳时，疼痛部位多为前额、枕部或颠顶部疼痛，一般疼痛较轻，但当血压突然显著升高时，可出现剧烈头痛，同时伴有呕吐、抽搐，甚至昏迷。

该病早期仅在精神紧张、情志忧郁或劳累后出现暂时性的轻度血压升高，

患者可无症状，或有头晕头痛、心悸等症状。少数患者起病急骤，病情严重，发展迅速，血压显著升高，舒张压可持续在 130～140mmHg 或更高，可在短期内出现高血压脑病、中风、心力衰竭及肾功能衰竭。

在辨证时要注意以下两点：

（1）辨虚实：血压高而见头痛头晕、烦躁易怒、口干口苦、面红目赤或兼胸闷脘痞、泛恶欲吐者，多为肝阳上亢，肝郁化火，或痰浊内蕴之证，以邪实为主，多伴有眩晕耳鸣，尤其以舌象见到腻苔为典型。

腰膝酸软、气短乏力、手足心热或伴畏寒肢冷、面色㿠白者，苔薄不腻，多为肾精不足，阴阳俱虚之证，以本虚为主。

（2）辨缓急：若头晕头痛时发时止，血压时高时低，与情绪及劳累有关，则病势较缓，病情相对平稳。

若血压持续或突然升高、剧烈头痛、视物昏花、恶心呕吐或手足麻木、四肢抽搐，则病情危急，当积极抢救。

2. 高血压宜分期调治

（1）初期先痰后瘀，治疗时祛痰不忘化瘀。祛痰以平肝汤合温胆汤为主方，选加车前草、草决明、丹参。

其方剂结构为：

A：温胆汤。"痰浊闭塞"的六个主证为胸闷满痛，口黏纳呆，头重肢困，形胖痰多，苔腻，脉滑。参考"三高"（高血脂、高血糖、高血压），其中尤以苔腻为重，但见苔腻便是，他证不必悉具。温胆汤的应用，参照第 2 讲歌诀。

B：祛痰平肝汤。祛痰平肝汤，"钩泽芎莱藻杜寄"，钩藤平肝，泽泻、炒莱菔子、海藻祛痰、降浊，川芎活血升清。可通用于治疗原发性高血压痰瘀互结、毒损心络证。伴腰酸，可加生杜仲、桑寄生温补肾阳，防范四药对肾阳的损伤。

C：选加车前草、草决明、丹参。车前草、草决明分利二便，给邪出路；丹参活血化瘀，痰瘀同治。

（2）中期痰瘀同治，平肝勿忘和胃。治疗中期，苔薄不腻，屡见眩晕，眼目昏蒙，胁满易怒，郁闷不舒，甚则肢麻耳鸣，苔黄质红，脉弦或数，为肝阳上亢。

选用祛痰平肝汤合珍决汤为主方，选加葛根、生山楂、石菖蒲、郁金、焦三仙、生鸡内金。

其处方结构为：

A：无。

B：平肝降压汤合珍决汤。平肝降压汤为B1，珍决汤为B2。

"葛菊珍决枯"是"珍决汤"的组成。珍决汤由珍珠母、白菊花、草决明3味药组成，主治肝阳亢盛之高血压。

其方药分析如下：

珍珠母——性寒味甘，功专平肝潜阳、清肝明目。

白菊花——可扩张冠状动脉，扩张周围血管而降压，功专疏风清热、平肝明目。

草决明——又称决明子，可降压降脂，特别能降舒张压，功专滋水涵木、清肝明目、润肠通便。

葛根——升清祛风。

夏枯草——清肝泻火，为该方常用药。

珍决汤临床应用加减：

便溏——草决明改量为15g，再加葛根、炒白术。

清肝——可选加夏枯草、薄荷、生栀子、生地黄、羚羊粉。

平肝——可选加钩藤、生石决明、灵磁石、生龙骨、天麻。

疏肝——可选加柴胡、香附、川楝子、炒橘核、沉香粉，沉香粉用3～5g。

滋水——可选加枸杞子、女贞子、生杜仲、桑寄生。

珍决汤平肝潜阳、疏风泻火，主治肝阳亢盛之高血压，在该病ABC诊疗方案中可以作为主症处方B（平肝降压汤为B1，珍决汤为B2），与温胆汤或杞菊地黄汤合用，但多与平肝降压汤合用来祛邪，与杞菊地黄汤合用来善后。

（3）末期虚实夹杂，以虚为主，补虚要调肾中阴阳。治疗末期，血压稳定，眩晕，腰酸，苔薄不腻，脉沉细，为肝肾亏虚。

治疗当滋水涵木，以沈老祛痰平肝汤合杞菊地黄汤为主方。

滋水可选加女贞子、生杜仲、桑寄生、川牛膝。阳中求阴选加肉桂、仙灵脾、川续断、肉苁蓉、菟丝子。

3. 善后防复

患者血压平稳后，汤剂减半，从1日1剂改为2日1剂，晚服1次，早、午服脑立清胶囊，服用2～3周。

原发性高血压受情绪、饮食、劳累、失眠等因素影响，容易复发，沈老认为防止复发十分重要。一般有三种形式：一是将获效的方剂，共研细末做成水丸或装入1号胶囊，每次3g，每天2次，连服2～3个月。二是午餐、晚餐后各服加味保和丸3g，早晚各服杞菊地黄胶囊5粒（每粒0.3g），连服2～3个月。三是重新组成胶囊方。组方原则为既要突出健脾和胃，又要注意滋肾柔肝。在此原则下再视具体病证酌加几味对病对证之药，做成胶囊连服2～3个月，常可免于复发。

三、案例分析

《沈绍功验案精选》第44页肝郁化火、上扰清空的高血压医案。

周某，女，48岁，3年来患者经常眩晕，每于忧郁恼怒而加重，失眠多梦，甚则睁眼待旦，头目胀痛，口干口苦，颜面泛红，急躁易怒，尿赤便干，在某医院检查诊断为高血压。

舌红苔黄，脉象弦数。血压 160/110mmHg，颜面泛红。沈老经验方为祛痰平肝汤合珍决降压汤加减。

处方：

B1：祛痰平肝汤：钩藤15g（后下），泽泻10g，川芎10g，莱菔子10g，海藻10g。

B2：珍决汤：珍珠母30g，白菊花10g，草决明30g。

C1：凉血泻火：丹参30g，牡丹皮10g，生栀子10g，夏枯草30g。

C2：升清降浊：天麻10g，葛根10g，川牛膝10g，车前草30g。

第 31 讲　中风第一

初期风痰重治痰，温胆远志龙牡胆
中期还五末杞菊，通络通腑和胃气

一、歌诀阐释

【歌诀】

初期风痰重治痰，温胆远志龙牡胆。

中期还五末杞菊，通络通腑和胃气。

【阐释】

1. 初期风痰重治痰，温胆远志龙牡胆

中风，西医称为"脑卒中"，属于脑血管系统疾病，以猝然昏仆、不省人事，伴有口眼㖞斜、语言不利、半身不遂为临床表现，起病急骤，变化迅速。可分为出血性和缺血性两大类。

中医学认为，中风成因乃风、火、痰、瘀，治疗应特别重视"痰瘀互结"和"肝肾阴虚"，实者重视祛痰化瘀，虚者重视滋水涵木。

祛痰化瘀，可以在温胆汤的基础上加远志、生龙骨、生牡蛎和胆南星。其中，竹茹、枳壳、茯苓、陈皮祛痰，石菖蒲开窍化湿，广郁金行气活血，胆南星、僵蚕或者以天竺黄易竹茹清热祛痰，炙远志、生龙骨、生牡蛎醒神、宁神。

2. 中期还五末杞菊，通络通腑和胃气

该病的中医治疗可以简单分为初期、中期和末期三个时期。

初期以祛痰为先，用温胆汤为主方；中期补气活血，用补阳还五汤为主方；末期补肾通络，以杞菊地黄汤为主方。

贯穿三个阶段的治法有通络、通腑、和胃气三个共性的治法。

二、临床应用

1. 脑中风的风、火、痰、瘀、虚的特点与辨别

"中风"，西医称为"脑卒中"，属于脑血管系统疾病。由外邪引发者，称为"外风""真中风""真中"；无外邪引发者，称为"内风""类中风""类中"。

"脑卒中"以猝然昏仆、不省人事，伴有口眼㖞斜、语言不利、半身不遂为主要临床表现，该疾病起病急骤，变化迅速。

此病分为出血性和缺血性两大类：出血性脑卒中，包括脑出血（占28%）和蛛网膜下腔出血（占15%）；缺血性脑卒中，包括脑血栓形成（占50%）和脑梗死（占7%）。

临床数据表明，脑卒中与心肌梗死、恶性肿瘤共为老年人三大致死原因。

中医学认为，中风成因乃风、火、痰、瘀、虚。脑卒中的主要病机如《素问·生气通天论》所曰："大怒则形气绝，而血菀于上。"菀者郁也，即血郁于脑部而发为脑卒中。

该病的发生有两类基础体质，一是饮酒饱食，聚湿生痰，久则耗伤气血；二是年老体衰，或房室烦劳，耗阴伤肾，引发肝风内动，心肝火盛，阴虚阳亢。在这个体质的基础上，加上外感风寒或情志过极等诱因，就可能引起发病。如忧思恼怒，五志过极，心火暴盛，火气上炎，引动肝风；或者是季节、气候等因素，外感风寒，加重体内气机紊乱，导致血瘀于上而发病。发病以后，风、火、痰、瘀、虚的临床表现被放大。

（1）风分内外。中风的两个基础体质，是中风内风发作的基础，没有气候、天气因素的影响，也可能发病。而季节、天气的改变也会诱发该病。这是汉唐时期中风的外风说的基础。

清代《杂病心法要诀》对中风的总括说道："风从外中伤肢体，痰火内发病心官。"将中风分为外风、痰火两类，至今也是划分该病的第一原则，即汉唐时期为感邪的外风说；金元以后演变为肾虚痰火以及内风说；20世纪60年代以后，中医人突破了中风为内风引发痰火的认识，开始着眼于血瘀。但是，发现

了血瘀，不能否定痰火；发现了痰火，也不能否定外风。中风的病因有风、火、痰、瘀、虚，其中的"风"，可以是外风，也可以是内风。

外风是外感病的总因，主要分风寒和风热。

内风就是肝风，它有六个主症三个类型。六个主症为眩晕、肢麻、震颤、抽搐、强直和昏迷。

若出现了眩晕，特别是突然发生的眩晕，可考虑是否为中风。

若出现了头痛，特别是头痛突然加重或由间断性头痛变为持续性剧烈头痛；还有肢麻的症状，肢体麻木，突然感到一侧脸部或手脚麻木，有的为舌麻、唇麻或一侧上下肢发麻，均可考虑是否为中风。

内风的三个类型为：①肝阳化风，如高血压、脑卒中，表现为眩晕、昏迷、肢麻、舌红脉弦。②热极生风，如乙脑、流脑，表现为高热、抽搐、强直、昏迷、苔黄舌红、脉象弦数。③血虚动风，如电解质紊乱，表现为震颤、肢麻、舌淡、脉细。

外风宜疏散，内风则以治痰为先、治血为先。《丹溪心法》曰："风症皆痰为患，宜化痰为先。初得之即当顺气，日久即当活血。""风症"指的是内风，风与痰结，其治疗策略为"化痰为先"。

（2）火分全身与局部。中风病的火主要是内火，来源于情志过极，五志化火，或者肝阳上亢，或者外邪郁遏导致的心火、肝火。

内火有虚实之分，可生风、动血。虚火与阴虚相关，亦称虚热证，见五心烦热，舌红少苔，脉细数；实火以热盛为主，见苔黄、舌红、脉数。心火则有口疮、心烦、口苦，肝火则胁满、目赤、易怒。（复习祛邪法六，泻火分脏腑："火邪上炎气有余，内火虚火外表热；泻肺泻白桑地芩，泻心导赤地竹车；清胃降火芦连地，清肝泻肝丹栀泽。"）

内火可生风、动血。火性炎上，气血上涌，可生风痰，也可迫血妄行而出血，出血导致瘀血，瘀血导致风痰。这是中风病局部的风、火、痰、瘀形成的机制。

局部的病机为心火暴甚，痰火上聚，或肝阳上亢，火热迫血妄行，出现脑出血或脑栓塞。全身的病机在原本虚损但虚损不甚的情况下，脑局部的风火痰瘀，诱发全身的气血郁滞而化热，可以见到全身的痰火、火热的表象。此外，中风中脏腑闭证多为痰火炽盛，常有胃热积滞，腑气不通，大便秘结，舌苔厚腻。此时病情每多危重，清火化痰是首选，然往往难取速效，需要用到攻下法。

（3）中风的痰浊也分全身、局部两种。全身流窜的无形的痰浊，生于脾，或由过食膏粱厚味，饮食郁滞而成，或由脾虚不运导致，正常饮食也会发生郁积，称为痰浊，其主症有头重、胸闷、口黏、纳呆、苔腻、脉滑。无形的痰浊随着上炎的火邪、肝阳上冲于脑，或者随外感的风邪，凝聚而成为脑部局部的风痰；或者痰火迫血妄行，出血导致瘀血和局部的风痰。

中风分为三个时期，其一是急性期。脑局部风火痰瘀诱发全身的痰火加重，严重者可以形成闭证，治疗宜在祛痰泻火的基础上息风潜阳、开窍；治疗脑卒中的急性期，24 小时至 2 周内，都以祛痰法为核心。其 ABC 诊疗方案为：苔腻或黄腻，甚则喉鸣痰多，形体肥胖，常伴头重如蒙，胸脘痞满，或者纳呆脉滑，宜用温胆汤作为基础处方 A（竹茹、枳壳、茯苓、陈皮、石菖蒲、广郁金）；祛风痰，用胆南星，可加僵蚕，为主症处方单元 B；宁神用炙远志、生龙骨、生牡蛎，通腑用天竺黄，以及"莱萎归菊桃草军"等药，为此期的间接治疗单元 C。

平稳血压，可以合用祛痰平肝汤，具体用法参见高血压 ABC 诊疗方案。

其二是恢复期。缺血性脑卒中脑水肿消除，大致在 2 周以后进入恢复期，血压平稳、苔薄不腻，可以用补阳还五汤补气化瘀来治疗。

出血性脑卒中进入恢复期，全身的痰火得以消除，肾虚开始显现，而局部痰火导致的偏瘫、失语还在，需要在补肾的基础上祛痰、通络、开窍，可以用地黄饮子治疗。

其三是后遗症期。两种脑卒中都可以用补阳还五汤为基础进行治疗，也都需要加祛痰通络的药物来辅助治疗。

（4）中风的瘀血，可以由痰阻导致，也可以由火热迫血妄行、瘀血导致。痰瘀互结，要痰瘀同治。但是也有偏重、先后。中风早期，风火痰瘀，诸邪夹杂，治痰为先，稍行气血以佐助；恢复期，瘀血伴有气虚、肾虚，可以用补阳还五汤补气化瘀，或者调肾地黄汤加活血通络药物进行治疗。

（5）中风急性期的虚有两个方向。一是虚而不甚，在急性期出现阳亢的实性变化；二是虚而甚，急性期出现更虚的虚性变化。前者，阳亢为痰火，急性期的重症为闭证，如风痰等急性证候。后者，虚性方向的变化，可以形成脱证，用参附汤之类治疗。

三、案例分析

《沈绍功验案精选》第 73 页脑梗塞痰浊蒙蔽、脑窍受阻案。

郭某，67 岁，1 月前突感头晕目眩，CT 显示右侧脑梗死。入院后经溶栓治疗一疗程。现神志清楚，左侧肢体活动不利，头晕头重，纳呆乏力，大便干燥，数日 1 行，睡眠尚可。高血压病史 20 年。

检查：舌红绛，苔黄腻，脉弦滑。血压 130/95mmHg，心率 72 次 / 分。

处方：导痰汤加减。

A：苔腻，投温胆汤。

B：风痰眩晕，投胆南星 10g，川芎 10g，天麻 10g，生山楂 15g，丹参 30g。

C1：通腑泄热，投天竺黄 10g，全瓜蒌 30g，莱菔子 15g，草决明 30g，蒲公英 10g。

C2：生黄芪 15g。

连服 30 剂后，头晕头重消失，左侧肢体活动较前灵活，巴氏征未引出，故停服汤药，以三七粉 120g、生黄芪 60g、水蛭 30g、地龙 60g、丹参 90g 研末装入 1 号胶囊口服，每次 6 粒，每日 2 次。服用上药后，患者病情稳定，嘱防风寒，坚持锻炼，半年后复查，CT 示脑梗死面积明显减少。

【按语】

（1）从痰论治，选用导痰汤清热祛痰，兼以活血，并通利两便，给邪以出路。

（2）痰浊蒙窍，用胆南星、天竺黄涤痰开窍，并以石菖蒲、郁金豁痰透窍，川芎引药入脑。

（3）水蛭、地龙入络脉，取虫类剔络之意。

（4）痰浊之邪的祛除，须靠推动力排出体外，故重用生黄芪补气托毒，增加祛痰推动力。

（5）痰易热化，结为痰毒，故加牡丹皮、赤芍、蒲公英清热凉血解毒。

第 32 讲　中风第二

中期压稳苔不腻，补阳还五重用芪

一、歌诀阐释

【歌诀】

中期压稳苔不腻，补阳还五重用芪。

【阐释】

缺血性脑中风的恢复期是 2～6 个月，此期可以定为中药治疗的中期。其标志为脑水肿已经消除，血压平稳，舌苔不腻，为气虚血瘀证，可用补阳还五汤来补气活血。

补阳还五汤为桃红四物汤去熟地黄，加地龙活血化瘀、通络；再加生黄芪补气以活血。其中黄芪需要重用至 30～75g，甚至更多。

该方还可以用于治疗出血性脑卒中的后遗症期。

二、临床应用

1. 补阳还五汤治疗中风之气虚血瘀证

补阳还五汤补气、活血、通络，主治中风之气虚血瘀证。气虚，见气短，乏力，小便频数或遗尿失禁，舌暗淡，苔白、不腻，脉缓无力；血瘀，见中风后遗症，表现为半身不遂，口眼歪斜，语言謇涩，口角流涎，下肢痿废。气为血之帅，血为气之母。血为有形，载乘无形之气；气为无形，可以推动有形之血。气虚推动无力，导致血瘀。按照王清任的说法，人身的气原应该为十分，左右各半，之所以产生一边的偏瘫，就是少了 1/2 的气。通过这个方剂，还给机体五分气，是益气活血治疗偏瘫的方剂，所以叫作"补阳还五汤"。

方中黄芪用量很大，最多可到八两（即半斤），这是它的一个特点，其用量需要是当归的 3 倍。方中的赤芍、川芎、桃仁、红花、当归都是活血药。而且多了黄芪、地龙。

王清任认为偏瘫是由于气虚而血不能到达所致，所以侧重用大量补气药加上活血药，使整个机体的血脉贯通。因为《黄帝内经》中有句话："荣气虚则不仁，卫气虚则不用，荣卫俱虚，则不仁且不用。"偏瘫就是不仁且不用，是营卫俱虚的表现。所以就根据这一理论遣药组方来进行治疗。它治疗的特点是用大量的黄芪配合地龙，更好地与活血药配合。

补阳还五汤的组成有三：一是黄芪补气，用量要大；二是活血化瘀，用桃红四物汤，去地黄；三是加地龙通络。其 ABC 结构为：A 为黄芪补气；B 为桃红四物汤加地龙，化瘀、通络；C 也是黄芪，黄芪补气以化瘀、通络。

2. 补阳还五汤的具体应用技巧

中风是近年来发病率最高的病种之一，其后遗症之半身不遂多难复原，治疗方法虽多，但效果较慢。王清任补阳还五汤治疗中风后遗症，效果较明显。具体过程为先治外感，再用补阳还五汤；黄芪的剂量逐渐加大，注意反佐。

初用此方时，先看有无外感，若有外感，先治外感为要。如外感风寒，则以小续命汤加减治之；外感暑热，则以香薷饮加减治之。

待外感痊愈后，诊其脉象浮大无力，即以补阳还五汤治之，非此脉者无效。初服先用小剂量，用量为 15g，逐日增加，务于三五日内，将黄芪加至 60g，其他药物用量以原方为准或略为增减皆可。

初服上方，微加散风之药一二味，如菊花、防风等，恐有风邪未净也，分量不必过重，6g 足矣。两三剂后，看脉象，风邪已去即可撤去。

同时再加清凉药物于方内，如知母、银花、连翘、竹茹、芍药。盖以黄芪性味甘温，甘则易壅，温则易热，虽药证相符，仍恐药力不够，辅以清凉，使药气与病气融洽。待黄芪加至 90g，看病之情况，如无热象，则将清凉药减少或减去皆可。

3. 防范药物损伤及间接治疗

（1）切忌加补药于方中，如熟地黄、人参、枸杞子、山茱萸等药，盖以此方之黄芪，系运转大气，借通络活瘀之力，以成其运转之功，补药则黏腻填塞，反阻挠黄芪一往直前之力。若病人脉虚体弱，则需要加补益之药，可多加一补剂，或早晚服之，或隔日服之，不但不阻碍药效，而且相得益彰。若于方内加补药，则经络胶滞，有弊无利，虽病幸获愈，亦难免终身留下后遗症。

（2）不可用于实证。关于本方的应用，张锡纯曰："然王氏书中，未言脉象何如。若遇脉虚而无力者，用其方原可见效。若其脉象实而有力，其人脑中多患充血，而复用黄芪之温而升补者，以助其血愈上行，必至凶危立见。"这是经验之谈。临床中若见阴虚阳亢，风火上扰之中风，使用本方需要慎重。必待阳亢风动已平，病情稳定，出现气虚血瘀证候时，方可使用，此时应与滋养肝肾、潜阳息风之剂配伍，以防其肝阳复亢。

张氏用此方治疗脑血栓形成后遗症屡效，肢体功能恢复十分明显。虽血压高，但辨证不属肝阳上亢及风火痰热者亦无大碍。

（3）注意祛痰、通腑、通络、和胃以提高疗效。

若大便干燥，可加"莱菔归菊桃草军"及火麻仁、郁李仁等药。若有湿，可加赤小豆、薏苡仁、茯苓等药。

若有痰，可加三子养亲汤（白芥子、苏子、莱菔子），还有浙贝母、瓜蒌、旋覆花、竹沥等药。

若胃家郁滞，食欲不振，可加焦三仙、芦根、莱菔子、砂仁、鸡内金等药。

若有寒作泻，可减去凉药，加巴戟天、生杜仲温润肾阳，严重时用附子壮元汤以止泻。此病大便难的原因，主要是气虚无力运送大便。若大便多，恐气虚不摄，流于清泻，宜急固之。倘元气一脱，则英雄亦无用武之地。

总之，补阳还五汤证治疗气虚血瘀证，若处于缺血性脑卒中可以用在恢复期，即2周到6个月，前接续祛痰火的温胆汤类方，后用杞菊地黄汤加通络药物。在治疗出血性脑卒中时用于6个月以后的后遗症期，需要与温胆汤、地黄饮子证相鉴别。①出血性脑卒中急性期，脱证宜固，闭证宜开。患者清醒时治疗以祛除痰浊为主，应用温胆汤为基础方。此期属痰热实证，补阳还五汤过度补气，反助痰火。②恢复期，全身痰浊祛除、肾虚显现，仅留脑部局部痰浊闭阻导致失语、瘫痪，用地黄饮子补肾为基础方以祛痰开窍。而补阳还五汤补气助火，反而耗伤肾阴。

三、案例分析

《沈绍功验案精选》第 79 页中风痰浊蒙窍、化热灼络案。

徐某，47 岁，2 周前因工作劳累及饮酒过量而致头痛头晕，言语不利，左侧肢体活动受阻。在某医院做 CT 示右侧脑出血，出血量为 15mL。立即住院，经对症治疗 1 周后，头痛头晕明显减轻，仍感言语不利，左侧肢体疼痛，不能行走，由人搀扶前来求治。

刻下症见：头痛头晕，言语不利，视物不清，偶有复视，胸闷憋气，颈项僵硬，心烦易怒，不能行走，下肢疼痛，夜卧不宁，大便干燥。舌暗红，苔黄腻，脉弦滑。血压 160/110mmHg，心率 90 次 / 分。

处方：祛痰平肝汤合珍决汤化裁。

钩藤 15g（后下），泽泻 10g，川芎 10g，莱菔子 10g，草决明 30g，珍珠母 30g，白菊花 10g，海藻 10g，川牛膝 10g，天麻 10g，丹参 30g，葛根 10g，鸡血藤 10g，地龙 10g，生牡蛎 30g，生龙骨 30g。

A：无。

B1：祛痰平肝汤合珍决汤。钩藤 15g（后下），泽泻 10g，川芎 10g，莱菔子 10g，草决明 30g，珍珠母 30g，白菊花 10g，海藻 10g。

B2：化瘀、通络、疏风。川牛膝 10g，天麻 10g，丹参 30g，葛根 10g，鸡血藤 10g，地龙 10g。

C：潜镇、安神。川牛膝 10g，生牡蛎 30g，生龙骨 30g。

二诊：化裁治疗月余，血压降为 120/80mmHg，心率降为 72 次 / 分，患者已能行走，但不灵便，双膝酸痛，言语清晰，语速较慢，偶有呃逆，复视消失，视物不清。痰浊之证已解，气虚血瘀之证渐现，治法改为益气健脾，活血通络。方选《医林改错》补阳还五汤加减。

生黄芪15g，川芎10g，莱菔子10g，天麻10g，葛根10g，白菊花10g，珍珠母30g，丹参30g，川牛膝15g，地龙10g，鸡血藤10g，川续断10g，三七粉（冲）3g，生石决明30g，草决明30g，桂枝10g。

A：补阳气，黄芪、续断、桂枝。

B：化瘀通络，川芎、丹参、地龙、鸡血藤、三七粉＋珍决汤潜阳息风。

C：给邪出路，莱菔子10g，草决明30g。

第 **33** 讲　中风第三

化瘀行活剔奇序，行活金铃菖蒲郁。

剔络三虫䗪蛭地，苏兰楂三丹药奇。

一、歌诀阐释

【歌诀】

化瘀行活剔奇序，行活金铃菖蒲郁。

剔络三虫䗪蛭地，苏兰楂三丹药奇。

【阐释】

中风治疗先祛痰，后活血化瘀，尤其是补气活血，方用补阳还五汤，注意化瘀的轻重用药。"化瘀行活剔奇序，行活金铃菖蒲郁"，歌诀提示活血化瘀要知道轻重，有"行活剔奇"四个级别。第一级，行气以化瘀，如石菖蒲和郁金，川楝子和延胡索。第二级，"活"代表活血以化瘀，如川芎、丹参、赤芍。"剔络三虫䗪蛭地，苏兰楂三丹药奇"，剔络以化瘀，如地龙、水蛭、土鳖虫，奇药以化瘀，如三七粉、鸡血藤、泽兰、苏木，分别为第三、四级用药。䗪虫即土鳖虫。

二、临床应用

1. 治风首当治血

中风的发病与瘀血有很大的关系，早在《黄帝内经》中就有"血菀于上，使人薄厥"的记载。但汉唐时期，中风以正虚感邪的外风说为主。金元以后演变为肾虚痰火以及内风说。20 世纪 60 年代以后，中医人突破了中风为内风引发痰火的认识，开始着眼于血瘀。西医学认为，该病相当于急性脑血管病，根据病变性质，可分为缺血性脑血管病和出血性脑血管病。缺血性脑血管病主要指短暂脑缺血发作、动脉硬化性脑梗死和脑栓塞；出血性脑血管病指高血压性脑出血和蛛网膜下腔出血。缺血性脑血管病为血液黏滞阻塞致病，出血性脑血管疾病为血溢脉道，出血致瘀，二者均有"瘀"的因素存在，故活血化瘀为现在临床常用之法，此即"治风先治血，血行风自灭"之意。

不同时期，化瘀的作用强度需要控制。

中风急性发作期，使用活血化瘀法，要区分缺血性与出血性脑血管疾病而分别处理。缺血性脑血管疾病（脑血栓形成、脑栓塞）宜活血化瘀通络，选用丹参、川芎、赤芍、桃仁、红花、地龙、牛膝等加入辨证方中；出血性脑血管疾病（脑出血、蛛网膜下腔出血）宜用化瘀止血的方法，可加入三七、花蕊石、蒲黄、茜草、藕节等药，有一定的辅助治疗作用。

需要注意的是，出血性脑血管疾病在急性发作期，适当用活血化瘀药并不会导致再次出血而加重病情，相反，因瘀血祛除，血流通畅而有利于出血停止。

中风恢复期后遗半身不遂，多为气滞血瘀，络脉痹阻，风痰流窜经络，气血不能营养肢体所致，治疗此证，宜活血化瘀之品与补气通络之品同用。如补阳还五汤，用黄芪配伍地龙、桃仁、红花、川芎，以及丹参、土鳖虫、葛根等药，活血化瘀配剔络的地龙。

2. 化瘀要分轻重

中风病"痰"和"瘀"是两大致病因素和病理产物。痰和瘀又互为因果，常常互结。脑卒中有痰必致瘀，主要表现在舌质的紫暗或紫斑，舌下静脉的显露，故配用化瘀药或辅以活血药，以提高效疗。但要掌握主次、轻重。治疗初期的风火痰瘀，以祛痰清火为先，顺气疏风为次，化瘀更次；中期补气化瘀，以补气为主，化瘀药物要中病即止；恢复期补肾通络，用药更宜轻用。

注意活血化瘀药作用程度不同。总论祛邪法三，"内伤实证，痰瘀同治"，给出了"行活剔奇"四个级别。"化瘀行活剔奇序，行活金铃菖蒲郁；剔络三虫蟅蛭地，苏兰楂三丹药奇"。"行"可用金铃子散行气活血；"活"可用四物汤、丹参、三七粉活血化瘀；"剔"可用地龙、水蛭、䗪虫等虫类药剔络；"奇"可用苏木、泽兰、生山楂等奇特、非常用之药。

治疗中风，常选化瘀序贯四法，以"行活剔奇"为基础，四法略有不同。

第一步：活血养血（选用当归 10g，丹参 30g，生地黄 10～30g，三七粉 3～6g），相当于"行活剔奇"中的"活"，即四物汤、丹参、三七粉活血化瘀。

第二步：活血化瘀（选用牡丹皮 10g，赤芍 10g，红花 10g，苏木 10g），相当于"奇"，苏木、泽兰、生山楂等"奇特"、非常用之药。

第三步：活血通络（选用鸡血藤 10g，桑枝 10g，路路通 10g，伸筋草 10g），增加了治疗中风的特殊药物。

第四步：活血破瘀（选用地龙 10g，䗪虫 5～10g，土鳖虫 10g），相当于"剔"，地龙、水蛭、䗪虫等虫类药剔络；沈老善用水蛭，因其有止血或破血的双向调节功能，视用量而异。止血时用量在 3g 以下，破血时用量在 5g 左右。唯水蛭奇臭，水煎难以服用，可研末装入胶囊中服。

3. 气虚瘀阻，益气通瘀

因劳倦过度，久病失养，年高体虚，则多见气虚而致血瘀，临床多表现为偏枯伴神疲乏力，少气懒言，语声低微，或自汗心悸，饮食不振，舌淡苔少，脉虚无力，属中经络证候，可见于发病初期，也多见于中风后遗症。治以益气通瘀法，益气即补中益气，为治本；通瘀为活血通络，属治标。

代表方剂为王清任的补阳还五汤。其中黄芪用量宜重，气足而血行通畅，配以当归尾、赤芍、川芎、桃仁、红花活血祛瘀，地龙通经络，共奏补气活血、祛瘀通络之功。

痰和瘀是两大致病因子和病理产物。痰和瘀又互为因果，常常互结。脑卒中有痰必致瘀，主要表现在舌质的紫暗或紫斑，舌下静脉的显露。故配用化瘀药物或辅以活血药，是提高中风病疗效的措施。化瘀法常选六味中药，与黄芪配伍应用在补阳还五汤中。

（1）川芎——活血，行气，祛风。不仅对治疗中风的内风有利，而且可以使气行血行，又可引药上达病所。一般用量在 10g 以内，超量者常致头痛。

（2）丹参——化瘀，凉血，清心。不仅对治疗中风的心肝火盛有利，而且可以醒神宁心。一般用量在30g以上，所谓"一味丹参功同四物"。

（3）牡丹皮——散血，清热，凉血。对中风的火热也有利，凉血还可清心。一般用量 10～15g。

（4）赤芍——化瘀，清肝，凉血。更有利于中风的心肝火盛，也可凉血清心。一般用量 10～15g。

（5）地龙——破瘀，清热，息风。对治疗中风的火、风都有利，且能镇静宁神。一般用量10g。

（6）水蛭——破血逐瘀，透络。对于中风闭窍的痰瘀有豁透之力。其止血或破血的双向调节功能，视用量而异。止血时用量3g以内，破血时用量5g左右。唯水蛭奇臭，水煎难以服用，可改成研末装入胶囊中服。一般止血时每天用1g以内，破血时每天用3g。

4. 化瘀药不可太过

近年来，专家认为中风系脑血栓或脑出血所致，为改善血循环，促进瘀血吸收，多重用活血药，有时却忽视了中医辨证。殊不知欲速则不达，活血化瘀药物虽然对促进患侧肢体功能的恢复疗效颇佳，但中风病人本就阴血偏衰，而活血化瘀之品性多温燥，具有耗血动血之弊。若能配伍得当，则去弊取利，益于病情。若不求配伍，一味攻伐，则可导致脑血栓者转为脑出血。

总结，缺血性脑卒中的活血化瘀要点如下：

（1）初期：初期为急性期，发病至2周左右，治疗以祛痰为主，配合化瘀，但化瘀不可太过。

（2）中期：恢复期，2周～6个月，补气活血用补阳还五汤，补气重用黄芪，化瘀通络要注意轻重，行、活、剔、奇，注意用药次序，以及中病即止。

（3）末期：6个月以后，后遗症期，投杞菊地黄汤加通络药，本虚，瘀亦减轻，通络宜柔和，如泽兰、鸡血藤等，用药不可太过。

三、案例分析

这里学习一下上海中医药大学附属曙光医院吴翰香教授的医案。

现代中医治疗脑血栓形成，已经跳出了内风引动痰火的藩篱，而着眼于血瘀。20 世纪 60 年代时，吴教授已开始用丹参注射液 4mL 加入 10% 葡萄糖 20mL 中，先静脉推注，然后静滴低分子右旋糖酐 500mL，疗效相当令人满意，比单用低分子右旋糖酐治疗者容易恢复。

王某，男，55 岁。1979 年 9 月 22 日初诊。

左侧肢体活动障碍，伴流涎、伸舌困难已 5 天。

病史：高血压病史已有 7 年，血压最高曾达 200/100mmHg。5 天前左上肢力弱，左下肢活动障碍、行走偏斜，伴右侧头痛、手抖、伸舌困难、流涎，神志清楚，但能感到胸闷。血压波动于 170 ～ 180/90 ～ 120mmHg。曾检查血脂偏高：胆固醇 4.4mmol/L、甘油三酯 1.85mmol/L、β- 脂蛋白 0.68g/L。望诊发现左口角下垂，舌苔微黄。切诊脉管发硬，右手脉弦劲。

诊断：中风（脑血栓形成）。

辨证：内风扰动，瘀阻脉络。

治则：活血化瘀，平肝息风。

方药：桃红四物汤合羚羊钩藤饮加减。

石决明 30g（先煎），丹参 30g，钩藤 15g（后下），豨莶草 15g，白蒺藜 15g，桑寄生 15g，赤芍 15g，生地黄 15g，全瓜蒌 15g，茺蔚子 12g，白芍 12g，桃仁 9g，当归 9g，三棱 9g，莪术 9g，地龙 9g，广郁金 9g，红花 6g，川芎 6g，降香 6g，羚羊角粉 0.6g（吞）。

服药 3 天，流涎减少，去羚羊角粉续服。7 天后伸舌转动灵活，讲话清楚，左上肢握力恢复，2 周后瘫痪肢体已完全恢复，能自由活动；血压 120/90mmHg。此后，长期应用丹参，收缩压稳定在年龄数加 90mmHg 左右，舒张压在 80 ～ 90mmHg。观察至今已 10 年余，未见中风再发。

目前，对脑血栓形成病情发展较缓的病例，大多采用中医传统的口服给药法。

单纯用补阳还五汤治疗脑血栓患者50例，连服2～4个月。结果：基本治愈16例，显著好转25例，好转3例，无效6例，总有效率为88%。补阳还五汤药味剂量为：黄芪60g，桃仁9g，川芎9g，红花9g，当归9g，赤芍9g，地龙9g。每日1剂，分2次服。

脑血栓形成在临床上治得越早，则疗效越好；而伴有高血压者，应禁用黄芪；有表证时，应禁用麻黄、桂枝。一般在发病期（24小时以内）经确诊后，采用中西医结合治疗的效果最为理想。先用丹参注射液加入10%葡萄糖液20mL中，静脉缓慢注入，接着静滴低分子右旋糖酐500mL。但丹参注射液的剂量不宜太大，因为在做家兔动物实验时，注射较大剂量的丹参注射液，脑血管有渗漏现象。然后用桃仁、红花、当归、川芎、赤芍、地龙、丹参、葛根、鸡血藤等作为基本方，随症加味，连用2～3天，基本上可以完全恢复。

脑血栓形成急性期（24小时后至两周内），仍可采用上述疗法，但达到完全恢复的概率随着时间的延长而逐渐减小。凡有脑水肿者，可见头痛、恶心、高血压等症状，一般在应用高渗脱水剂后5～7天时，脑水肿症状即可消失。中药如车前子、茯苓、指迷茯苓丸等，亦有消除脑水肿、减低颅内压的作用；血压高于正常者，应选用羚羊角、天麻钩藤饮等平肝潜阳方药。

当脑水肿症状解除，即进入恢复期，此期一般在两周左右。此时测量血压正常者（指不服降压药物血压在正常年龄水平），可用补阳还五汤加土鳖虫、丹参、葛根、莪术等药为基本方，随症加味，每日服1剂，连续服用。如有肢体瘫痪者，可配合针灸、推拿疗法，进行瘫痪肢体功能锻炼。恢复期长短不一，一般在6个月内能获得比较满意的效果。若在6个月内仍不能恢复者，则进入后遗症期。

后遗症期还可采用上述疗法，并需参考血脂浓度、血液黏度来选加脱脂、化瘀等药物，可在两年内改善瘫痪肢体的功能。

第 34 讲　中风第四

活血透络药六味，苏兰龙蛭七血藤

一、歌诀阐释

【歌诀】

活血透络药六味，苏兰龙蛭七血藤。

【阐释】

沈老认为，中风病痰瘀祛后，苔腻变为苔薄不腻，肝风内动之本必然显露，故中风的恢复期应治重"滋水涵木"，治本息风而善后收功。方以杞菊地黄汤加减，配用活血透络药，利于平息肝风和肢体功能的恢复。

针对此阶段，沈老常选特殊的 6 味药：泽兰取其活血舒郁、利水退肿之功；苏木味辛走散，活血通经，且入心、肝、脾三经，利于肢体功能的恢复；三七散瘀和血；鸡血藤活血又补血，且能舒筋通络，对麻木及瘫痪均有特效。此外还可用剔络的地龙和水蛭等虫类药物。

中风化瘀法分四级，后两级通络，藤类药作用弱，虫类药作用强。故补气活血时，配合用虫类药物较多；补肾通络时，配合用藤类药物较多。

二、临床应用

1. 中风为脑络病，为脑脉闭阻或溢血导致血瘀、痰浊阻闭络脉

中风病是在气血内虚的基础上因劳倦内伤，忧思恼怒，嗜食厚味及烟酒等诱因，引起脏腑阴阳失调，气血逆乱，直冲犯脑，形成脑脉痹阻或血溢脑脉之外的基本病机，临床以突然昏仆、半身不遂、口舌㖞斜、不语或言语謇涩、偏身麻木为主症，并具有起病急、变化快的特点，好发于中老年人的一种常见病。

脑脉痹阻或血溢脑脉之外所引起的脑髓神机受损是中风病的证候特征。其主症为神昏、半身不遂、言语謇涩或不语、口舌歪斜、偏身麻木，次症有头痛、头晕、眩晕、呕吐、二便失禁或不通、烦躁、抽搐、痰多、呃逆。舌象有舌强、舌歪、舌卷，舌质暗红偏紫或红绛、舌有瘀斑；苔薄白、白腻、黄或黄腻；脉象多弦，或弦滑、弦细，或代或结。

2. 中风病区分中经络与中脏腑

本病以半身不遂等症为主，无神识昏蒙者，属中经络；有神识昏蒙者，属中脏腑。中经络，无神识昏蒙者，多属风痰血瘀证，风痰血瘀又分为明显热化和无明显热化两种。明显热化者，其肝阳暴亢、风火上扰较为明显，起病急骤，伴有头痛、眩晕、面红目赤等局部火盛的特征；也可以兼见全身热盛，出现痰热腑实、风痰上扰证，以便干、便秘、舌苔黄腻、脉弦滑为特征。无明显热化者，多属风痰瘀血、痹阻脉络证，以病势缓和、热象不甚、舌质暗淡、苔白腻为特征。三者为实证，可以在温胆汤的基础上治疗。无明显热化者，选用温胆汤加胆南星、僵蚕祛风痰；痰热腑实者，选用温胆汤加胆南星、全瓜蒌，或合大承气汤；肝阳上亢化火者，加牡丹皮、栀子、泽泻、黄芩、夏枯草等泻肝火药。

中经络，无神识昏蒙者，也可见虚证，虚证有气虚血瘀与阴虚风动之不同。气虚血瘀证以气短乏力、口角流涎、自汗出、手足肿胀为特征，可以用补阳还五汤来治疗；阴虚风动证以烦躁不寐、手足心热、舌红少苔为特征。急性期脑水肿宜增液汤加胆南星，恢复期宜地黄饮子。

中脏腑，有神识昏蒙者，以实证、闭证为多，虚证、脱证较少。实证，宜用温胆汤祛痰泻火，继而在平肝息风的基础上开窍醒神；虚证、脱证，宜用参附汤固脱。

中风病急性期之后为恢复期，恢复期以半身不遂、语言不利、偏身麻木为主症，其病机为痰浊、瘀血闭阻络脉，治疗宜辨证论治，无论虚实，均需加入通络药物。

3. 通络药物作用有强弱之别

通络是治疗中风病的大法，通用于各个时期。通络的药物作用有强弱两类，作用弱的以藤类药物为主，如鸡血藤、络石藤、海风藤、忍冬藤，以及其他药物，如桑枝、路路通、伸筋草、宣木瓜、丝瓜络等；作用强的通络药物，多为虫类药物，主要是"剔络三虫蟅蛭地"，即地龙、水蛭和土鳖虫三种。虫类药物作用较强，早期应以祛痰为主、末期以补虚为主，均不宜应用虫类药物。故虫类通络药物多配伍大量黄芪用于中药治疗的中期，用于治疗偏瘫，如补阳还五汤。还可以将广地龙、炮山甲、炙乌梢蛇各等份，研磨成极细末，装胶囊，每服 5 粒，每日 3 次，能促进痿废之恢复。

藤类等作用柔和的药物，可以用于各时期，如在中药治疗的早期合入祛痰火的温胆汤中，中期合入补气化瘀的补阳还五汤中，末期合入滋水涵木的杞菊地黄汤中。

巧配"活血透络"，中风恢复期配用活血透络药物，利于肝风之息和肢体功能的恢复。可选择配伍以下药物：

泽兰——取其活血舒郁、利水退肿之功。在杞菊地黄汤中代替泽泻，可以起到淡渗泄热、补肾而不滞的佐使作用。一般用量为 10g。

苏木——味辛走散，活血通经，且入心、肝、脾三经，利于肢体功能的恢复。

三七——散瘀和血，多以细末 3 ～ 6g 冲服。

鸡血藤——活血又补血，且能舒筋通络，对麻木及瘫痪均有特效。一般用量为 10 ～ 15g。此外还可用剔络的虫类——地龙和水蛭。

4. 辅助通络以化瘀的药物

血瘀证同经络的关系也很密切。辅助通络以化瘀的药物，有四个辅助治疗法。

其一，温经以活络，"温则消而去之"，如选用桂枝、鹿角霜、细辛、炮姜、鸡血藤、川草乌、麝香、薤白。

其二，化痰以通络，痰去则肿消，如选用白芥子、胆南星、全瓜蒌、石菖蒲。

其三，搜风以剔络，风去则痛止，如选用地龙、穿山甲、蜂房、乌梢蛇、土鳖虫、鳖甲。

其四，引经，引经药上用姜黄，下用牛膝。

三、案例分析

《上海沈氏女科全科临证方略》载中风，中经络，肝肾阴虚，痰瘀互结证医案。

李某，女，71 岁。

病史：4 个月前因情绪刺激，晨起发现右侧肢体活动不利，抬举受限，神志清晰，言语含混，头晕头痛。曾在西医院诊断为脑梗死，给予静脉点滴活血通络之品，症状未见明显缓解，故前来求诊。

刻下症见：右侧肢体活动不便，舌强语涩，头晕目眩，头胀且痛，腰酸膝软，记忆力下降，偶有耳鸣，遇情绪刺激则诸症加重。既往有高血压病史10 年。

检查：舌尖红，舌下脉络紫胀，苔薄黄，脉细滑。血压 150/100mmHg，心率 72 次 / 分，律齐。伸舌右偏，右侧肢体肌力Ⅱ级，位置觉迟钝，膝反射减弱，左侧浅感觉消失，其他病理反射未引出。

CT 报告：左侧基底节部多发性脑梗死。

处方：调肾地黄汤合祛痰平肝汤加味。

处方策略 ABC 分析：

A：调肾地黄汤。

B：祛痰平肝汤 + 活血化瘀：葛根 10g，丹参 30g，红花 10g。

C：升清降浊、给邪出路：天麻 10g，草决明 30g。

第 35 讲　中风第五

通腑增效重润肠，莱蒌归菊桃草黄
黄补虚苁生白术，急期桃核承气汤

一、歌诀阐释

【歌诀】

> 通腑增效重润肠，莱蒌归菊桃草黄。
>
> 黄补虚苁生白术，急期桃核承气汤。

【阐释】

"通腑法"也是提高中风病疗效水平的重要措施。主以润肠通腑，歌诀为"莱蒌归菊桃草黄"，常用药为炒莱菔子、全瓜蒌、当归、菊花、桃仁、草决明、酒大黄，还可以用火麻仁、郁李仁。通腑是上病下治的策略，普适于本病各期。急性期宜选用大承气汤、桃核承气汤攻下通腑，缓解期宜用"莱蒌归菊桃草黄"润肠通便，脾肾阳虚则重用肉苁蓉和生白术，补肾健脾、通便。

二、临床应用

通腑的治疗方法有三个意义：①急性期，无形邪气与有形邪气相互搏结，治疗以祛除有形邪气为主。攻下的方法可以祛除肠道燥热积滞等有形的邪气，使患者迅速恢复神智。②急性期或恢复期，痰浊壅盛，通腑可以给邪出路。③恢复期、后遗症期，无论虚实证，通腑均可以上病下治、升清降浊，调整全身气机以促进疾病痊愈。

急性期宜用大承气汤、桃核承气汤攻下通腑，恢复期、后遗症期宜用"莱蒌归菊桃草黄"润肠通便，脾肾阳虚则重用肉苁蓉和生白术，补肾健脾、通便。

1. 急性期，火盛通腑为要，宜大承气汤、桃核承气汤攻下通腑

中风患者的急性期虽有本虚，然侧重标实，标实以瘀血、痰湿为主，具有可通下的指征，临床以便干便秘、舌苔黄腻、脉弦滑为其三大特征。患者发病后即出现便干便秘，常3～5天不大便，甚至长达10天不大便。初期脘堵腹满，矢气频繁，继而腹胀坚实，腹部可触及燥屎包块，或起病后虽能大便，但大便干硬如球状。此类便秘便干乃由中焦蕴热、消灼津液所致，因腑气不通，浊邪上扰心神，进而发生意识障碍，致病情加重。若舌苔初始可见薄黄，舌质多暗红，此乃有热邪；舌苔转为黄厚腻，是中焦蕴蓄痰热；又常见舌苔中部黄厚而腻，此是痰热蕴蓄中焦；又常见舌中后部黄厚而腻，此是痰热郁阻中下焦；脉弦滑是内有痰热，尤以瘫侧脉弦滑而大者，则是痰热实邪猖獗之证，脉大为病进。总之，急性期中焦被痰热实邪阻滞，失于升清降浊，影响气血运行布达，这对半身不遂和神识障碍的恢复不利。因此，当务之急应化痰通腑。

此时证情每多危重。清火化痰是所必须，然而治疗往往难取速效，唯攻下一法可迅速荡涤肠腑中积滞，大便一通，邪热下泄，痰火之势每亦随之转衰，窍闭渐开，转危为安。即使大便不甚干结，只要痰火壅盛，亦可使用通腑之法，即"釜底抽薪"法。刘完素的三化汤（厚朴、大黄、枳实、羌活），就是治疗中风二便不通的方子。从西医学研究来看，它不但能排出积于肠内的代谢废物，还能降低颅内压，对缓解症情具有较大的意义。

通腑泄热在临床中常用的方剂为大承气汤，药如大黄、玄明粉、枳实等，或煎汤灌肠，或鼻饲，亦可使用保留灌肠法，不过使用攻下药要注意适度，否则泻下过频，易使正气受损。

2. 缓解期宜用"莱蒌归菊桃草黄"润肠通便

润肠通腑可参考"莱蒌归菊桃草黄"，即炒莱菔子、全瓜蒌、当归、菊花、桃仁、草决明、酒大黄等常用药，还可以用番泻叶、火麻仁。

中风病缓解期宜润肠通腑，常选用以下5味中药。

其一，制大黄——通腑，化瘀，泻火。对中风之火和瘀也有助益。制大黄主要功效为泻火化瘀，其通腑之力因含有止泻的鞣质，常常通便后更致便秘，故不用生大黄通腑，只用制大黄泻火。

其二，全瓜蒌——润肠，清热，化痰。对中风的痰和火也有助益。全瓜蒌系润肠之品，不会峻下伤正，可以长期重用。一般用量是 30g 以上。

其三，桃仁——润肠，化瘀，去痛。对中风的瘀也有助益。一般用量为 10～15g。除以上药物外，还可以用番泻叶、火麻仁。

其四，番泻叶——通腑，导滞，和胃。对中风之瘀也有助益。番泻叶通腑之力不能久煮，宜泡饮。可用所煎之汤液趁热冲番泻叶服饮。一般用量在 3g 以内。

其五，火麻仁——润肠，生津，补虚。火麻仁润而生津扶正，为平和之品。一般用量为 15g。

3. 脾肾阳虚则重用肉苁蓉和生白术，补肾健脾、通便

脾肾气虚、阳虚也可导致便秘，注意"塞因塞用"之法，补而通之。同时注意几味中药的用法，如健脾益气润肠的生白术、补肾润肠的肉苁蓉，两药均需大量使用，超过 30g，先合入麻子仁丸，再酌量加"莱蒌归菊桃草黄"；缓解后，合入杞菊地黄汤，巩固疗效。

4. 中病即止，攻不伤正

中风者如有便秘，可兼用通腑泻下法。但年迈体弱者，应考虑到便秘多为气虚，或津亏血少，无水行舟所致，不可纯用下法。只宜在辨证基础上酌加通腑之品，如用少量大黄，取其既可攻下，又可通瘀。有时再加肉苁蓉增强润肠通腑之力。

因腑气内实，痰热蒙心易导致中脏腑之中风病，其辨证应以大便干结、神志昏迷、苔黄厚腻、舌部中心老黄而干、脉实有力为准。在用通腑药物的同时，对年事已高者，更应查询平时有无气虚痰湿病史及见证，以便采取相应措施。对于用通腑法后大便已解而神志仍然昏迷者，需进一步查看舌脉，以免误诊。

三、案例分析

短暂性脑缺血发作（TIA）是指因脑血管病变引起的短暂性、局限性脑

功能缺失或视网膜功能障碍。临床症状一般持续 10～20 分钟，多在 1 小时内缓解，不遗留神经功能缺损症状，影像学（常规 CT、MRI 检查）无责任病灶。

任何导致缺血性脑梗死的疾病都可诱发 TIA，两者的病因基本一致，但发病机制有所不同。两者均由血管、血液成分或血流动力学因素导致发病。

一般认为：TIA 后脑梗死发生率在第 1 个月为 4%～8%，第 1 年为 12%～13%，在 5 年后达 24.29%，第 1 个 5 年内每年的脑血管病的发生率为 5.9%。罹患 TIA 后，患者对于疾病的预后极为担心，从而导致焦虑、多疑、抑郁等情感障碍。负性情绪可影响神经内分泌系统，加重心理状态的改变。

另外，TIA 的预后与高龄体弱、高血压、糖尿病、心脏病等因素均有关系，如果不能及时控制 TIA 发作，最后可能导致脑血管病发作，如果及时治疗 TIA 发作则预后良好。

短暂性脑缺血发作的中医病因也是风、火、痰、瘀、虚，治疗同样在"苔腻温胆、不腻杞菊"的操作体系之内。该病多由肝肾阴虚、肝阳化风、风火上亢引动痰火而成，经典的处方为镇肝熄风汤。

镇肝熄风汤有镇肝息风、滋阴潜阳之功效，主治类中风。其主要症状有头目眩晕，目胀耳鸣，脑部热痛，面色如醉，心中烦热，或时常噫气，或肢体渐觉不利，口眼渐形歪斜；甚或眩晕颠仆，昏不知人，移时始醒，或醒后不能复原，脉弦长有力。临床常用于治疗高血压、脑血栓形成、脑溢血、血管神经性头痛等属于肝肾阴虚，肝风内动者。其方歌和组成如下。

张氏镇肝熄风汤，龙牡龟牛治亢阳，

代赭天冬元芍草，茵陈川楝麦芽襄。

组成：怀牛膝、生赭石、生龙骨、生牡蛎、生龟甲、生杭芍、玄参、天冬、川楝子、生麦芽、茵陈、甘草。

处方策略 ABC 分析：

A：生龟甲、生杭芍、玄参、天冬、甘草对应的症状为舌红少苔。这是该方认证的关键，如果苔腻，需要用温胆汤。

B：怀牛膝、生赭石、生龙骨、生牡蛎、生龟甲对应的症状为头目眩晕，目胀耳鸣，脑部热痛，面色如醉，心中烦热；甚或眩晕颠仆，昏不知人，移时始醒，或醒后不能复元，脉弦长有力。血压高者，可以合入祛痰平肝汤、珍决汤。

C：川楝子、生麦芽、茵陈对应的症状为顺应肝主疏泄的功能特性。

第 36 讲　头痛第一

苔腻温胆南星半，不腻杞菊须泻肝

一、歌诀阐释

【歌诀】

苔腻温胆南星半，不腻杞菊须泻肝。

【阐释】

头痛分风邪、肝阳、痰蒙和气虚四类。四类头痛可视为慢性疾病，适合用先泻实邪、后补正虚的操作体系。初期苔腻，以祛痰为先，宜用温胆汤加胆南星、半夏，祛风痰、止痛；末期苔薄不腻，以补肾为主，宜用杞菊地黄汤，注意加入泻肝阳之品。

二、临床应用

1. 头痛的病机与总体治疗策略

（1）定义：头痛即头部疼痛，指外感风寒湿热伏留；或痰浊，瘀血阻滞，致使经气上逆；或肝阳上扰头窍；或气虚清阳不升；或血虚脑髓失养所引起的慢性的、反复发作性的、年久不愈的头部疼痛。

西医的慢性头痛，如偏头痛型血管性头痛，其中包括典型偏头痛、基底动脉偏头痛、眼肌瘫痪型偏头痛、颜面型偏头痛、组织胺性头痛、肌紧张性头痛、心因性头痛、外伤后神经综合征等。

（2）头痛分虚实两类。虚证主要为气血虚与肾虚两种。气血虚头痛证以头隐痛、劳累后发作、神疲、脉弱为特征；肾虚头痛证以头隐痛或空痛、腰酸耳鸣、脉沉弱为特征。

实证头痛分为外感、内伤两大类。外感头痛中的风寒头痛证以头项强痛或胀痛，伴恶风寒、脉紧等风寒表证为特征；风热头痛证以头胀痛、恶风汗出、脉浮数为特征。

内伤头痛，实证有肝阳头痛证，以头胀痛、眩晕、面红、心烦易怒、脉弦有力为特征；痰湿头痛证以头痛而沉，或头痛如裹、胸闷、苔腻、脉滑为特征；瘀血头痛证以头痛较甚、跳痛或刺痛、舌质暗或紫有瘀斑为特征。

（3）头痛证候转化与演变特征。外感头痛以实证为主，多伴风寒、风热等表证，一般起病较急。外感邪气留伏经脉，气血受阻，日久亦可转化为内伤头痛。内伤头痛病之初期，多见气血不足、脏腑功能失调、痰瘀内阻等虚实夹杂之证，待邪气内阻日久，耗损气血阴阳，进一步可转为气血亏虚之证；脏腑功能受损，伤精耗液，亦见肾虚头痛。

除此之外，有些病人先天禀赋不足，或年老体衰，或久病耗损，病之初即见气血大亏或肾阴阳不足之证。此类内伤头痛每因外感邪气、情志失调、劳累等因素诱发或加重。

（4）治疗大法。外感头痛以邪实为主，治疗首当祛邪，据邪气性质之不同，分别采用疏风、散寒、化湿、清热等法。头痛多因风邪为患，故强调风药的使用。

内伤头痛早期多为虚实夹杂，治疗当祛邪扶正并举，采用平肝、化痰、活血、益气、养血、滋阴等法；至于病久及肾，肾精亏耗，则当益肾填精补髓。

2. 头痛的 ABC 诊疗方案

A：外感与内伤。外感有风寒、风热之异，风寒用荆防败毒散，风热用银翘散；内伤有虚实的不同，实证苔腻用温胆汤，虚证苔薄不腻用杞菊地黄汤。

头痛的治疗策略，首先有表证先解表；其次，内伤实性头痛，诸邪夹杂先祛痰，以温胆汤祛痰为首选，兼以平肝阳、化瘀血；再次，虚性头痛，健脾、补益后天气血，不如补肾、调整先天阴阳，用调肾地黄汤补肾为主，兼以补益气血。两个方剂的使用要点，见总论。

B：大雄丸（川芎、天麻，依照病情轻重合金铃子散、四物汤等）的基础上辨证用药（祛痰用胆南星、法半夏，潜肝阳用珍珠母、石决明）。

治疗头痛的虚实通用方 B 可以用大雄丸。

大雄丸由川芎、天麻 2 味药组成。川芎辛温散窜，是活血行气、祛风止痛的良药，且可镇静安神；天麻平肝潜阳，息风止痉，为息风要药且可祛风湿痹痛。两药相配，可祛内外之风邪，平上亢之肝阳，调畅气血而止头痛，通用于各种头痛。

C：引经（太阳经用羌活、阳明经用白芷、少阳经用柴胡、厥阴经用藁本），升降（土茯苓、生牡蛎、川牛膝）。

3. 川芎茶调散证 ABC 结构

川芎茶调散（《太平惠民和剂局方》）在《杂病心法要诀》中的方歌如下：

> 参苏饮治虚伤风，实者茶调及头疼。
>
> 芎芷薄草羌茶细，荆防痰半热膏清。

组成：川芎、荆芥去梗，各四两（120g）；白芷、羌活、甘草各二两（60g）；细辛去芦，一两（30g）；防风去芦，一两半（45g）；薄荷不见火，八两（240g）。

用法：为细末，每服二钱，食后清茶调下，常服清头目（现代用法共为细末，每服 6g，每日 2 次，清茶调下。亦可水煎服，用量按原方比例酌减）。

功用：疏风止痛。

主治：外感风邪头痛。兼治偏正头痛或颠顶作痛，恶寒发热，目眩鼻塞。舌苔薄白，脉浮者。

方解：川芎茶调散的 ABC 结构。

A：本方全身可见恶寒发热，目眩，鼻塞，舌苔薄白，脉浮。所谓偏正头痛，首先要考虑是由于风邪所伤，外感所致。可能有鼻塞的见证，若时间不长，还可以有恶寒发热。其次要和肝阳上亢的头痛相鉴别，如果是肝阳上亢的头痛，绝对不能用这个方剂来升散。

其功用为散寒疏风解表，组成为"芎芷薄草羌茶细"，以及"荆防"，方中除了甘草，都是散风的药物，并且川芎、荆芥、羌活、白芷、防风、细辛、薄荷，都是解表药。其结构与荆防败毒散接近。

B：主症为头痛。主要是用川芎治疗风寒所伤的头痛，所以用川芎为名，配伍了相当一部分散风的药。如川芎、荆芥、羌活、白芷、防风、细辛、薄荷。

其中羌活归太阳；川芎归少阳、厥阴；细辛归少阴；白芷归阳明，治疗十分全面。

C：反佐。另一个特点是这里的薄荷质轻但用量特别大。因为其他都是辛温、香燥的药，所以在用甘草的同时，要用一味辛凉的薄荷，它的特点是散风热，消肿，所以用它来制约方中诸药的温燥之性。但这个方剂，从总体来说还是温散的，因此它的主治证和《局方》原来的写法有所改变。

另外，这个方剂还要用茶下，清茶调下，清茶就是绿茶，是清火的，凉性的。再一点就是临床作汤剂用，开具处方时可根据头痛的部位适当加减。

参考"痰半热膏清"，有痰，加半夏；热重，加生石膏。

4. 部位引经

太阳经头痛：多在后脑，下连于项。选用羌活、蔓荆子、川芎。

阳明经头痛：多在前额或眉棱。选用葛根、白芷、知母。

少阳经头痛：多在头之两侧，连及耳部。选用柴胡、黄芩、川芎。

厥阴经头痛：多在颠项，或连于目。选用吴茱萸、藁本。

5. 痰蒙头痛的治疗

痰蒙头痛以头顶重痛最为明显，伴胸憋形胖，口黏纳呆，苔黄腻，脉弦滑。治重豁痰开窍。

主药：胆南星 10g，天竺黄 10g，川芎 10g，莱菔子 15g，石菖蒲 10g，郁金 10g，枳壳 10g，生薏苡仁 10g，车前草 30g。

处方策略 ABC 分析：

A：温胆汤。

B：大雄丸，川芎或天麻祛痰止痛；辨证用药，加胆南星。

C：

（1）莱菔子祛痰、通大便，生薏苡仁、车前草利小便，给邪出路。

（2）注意治疗风痰头痛时，祛痰重于祛风，重用胆南星或半夏，天麻、川芎只用一个，剂量要轻。

（3）升清降浊，本方中体现在川芎升清与莱菔子祛痰，生薏苡仁、车前草利二便降浊；也可以用川芎5g升清，配川牛膝15g引血下行。

三、案例分析

下面介绍一下《沈绍功验案精选》第90页所载肝逆上扰、痰瘀阻滞的头痛医案。

孟某，女，52岁，主症为头目胀痛；伴眩晕、心烦易怒，两胁胀满，夜寐不宁，大便秘结，腰酸膝痛。舌尖红，质紫暗，苔黄腻，脉细滑。血压130/85mmHg。

处方：舌尖红，质紫暗，苔黄腻，用了温胆汤加生栀子、草决明，祛痰清热；止痛用了金铃子散合大雄丸，即川楝子10g，延胡索10g，川芎10g，天麻10g；升清降浊用了大雄丸、葛根与草决明、全瓜蒌。

第 37 讲　头痛第二

头痛芎麻大雄丸，量小增效金铃散

一、歌诀阐释

【歌诀】

头痛芎麻大芎丸，量小增效金铃散。

【阐释】

大雄丸由川芎、天麻两味药组成。川芎辛温善窜，活血行气，为祛风止痛良药，且有镇静安神的作用。天麻善于平肝潜阳，息风止痉，为息风要药，且能祛风湿痹痛。两药相配，可祛内外之风邪，平上亢之肝阳，调畅气血而止头痛，尤其可除偏头痛（血管神经性头痛）。

临床应用要注意川芎的用量。川芎可以扩张脑血管，特别是痉挛状态时，若用量过大，超过了 10g，脑血管扩张过度反致头痛加重，不得不防。另外，天麻价贵，可用天麻粉 3g 冲服。

为提高止头痛之效还可加川楝子 10g，延胡索 10g。

二、临床应用

1. 头痛的 ABC 诊疗方案

A：全身状态有四个基础情况。①外感风寒荆防败毒散证；②外感风热银翘散证；③内伤实证苔腻用温胆汤；④内伤虚证苔薄不腻，用杞菊地黄汤。

B：大雄丸（川芎、天麻，依照轻重合金铃子散、四物汤等）的基础上辨证用药（祛痰用胆南星、法半夏，潜肝阳用珍珠母、石决明）。

治疗头痛的虚实通用方 B 可以用大雄丸。为提高止头痛之效还可加川楝子

10g，延胡索 10g。

C：引经（太阳经用羌活、阳明经用白芷、少阳经用柴胡、厥阴经用藁本），升降（土茯苓、生牡蛎、川牛膝）。

2. 半夏白术天麻汤证的 ABC 结构

半夏白术天麻汤（《医学心悟》）

组成：半夏一钱五分（4.5g），天麻、茯苓、橘红各一钱（3g），白术三钱（9g），甘草五分（2g）。

用法：生姜一片，大枣二枚，水煎服。

功用：化痰息风，和胃健脾。

主治：风痰上扰，眩晕呕恶，舌苔白腻，脉弦滑。

半夏白术天麻汤主治脾虚风痰导致的头痛、眩晕。本方即二陈汤加天麻、白术而成。其 ABC 结构为：

A：脾虚，用白术健脾。合二陈汤，为六君子汤去人参。即白术、人参用一味。

主治所说的风痰，不是外感所致。而是平素脾胃虚，水谷精微不能化生为气血，变生为痰，所以说"脾为生痰之源"。加上情志不遂，或猝然受到刺激，或因过度疲劳，气乱而痰浊中阻，清阳不得上养头目，肝气失其条达，正如《素问·至真要大论》所说："诸风掉眩，皆属于肝。"于是肝风夹痰浊之气上扰头目，或眩晕呕恶，甚则头痛胀闷，温温欲吐，这就是"痰厥"之故。因此，本方以治痰的基础方二陈汤为主体，加天麻、白术而成。

B：天麻，为大雄丸去川芎；辨证用药，痰浊头痛用半夏、二陈汤。

天麻味甘、微温，入肝经，功能息风镇痉，古有定风草之称，是治内风引起眩晕、头痛的佳品。《脾胃论》云："足太阴痰厥头痛，非半夏不能疗，眼黑头眩，非天麻不能除。"

C：间接治疗与风险防范。

间接治疗，白术健脾益气，助运化而去水湿，在此可增强化痰的作用。《本经疏证》云："白术治眩。非治眩也，治痰饮与水耳。"如此相配，与所治病证丝丝入扣。

风险防范，要控制天麻的剂量，以祛痰为主。

方中加蔓荆子，是取其味苦辛而性平，李时珍称它"体轻而浮，上升而散，故所主皆头面风虚之证"。可知与治痰厥头痛正相合。但内风既动，上犯清窍，天麻、蔓荆子皆不宜大量，以免升提太过而反助病势。

根据个人经验，天麻与蔓荆子的用量都不可过大，总以三五分（1～2g）为宜，若过量反助虚风上扰，特提出供参考。

总之，大雄丸通治虚实各种疼痛。虚证头痛，如半夏白术天麻汤，天麻、川芎只用一味天麻，而且剂量不宜过大。其他虚证头痛，如肾虚用调肾地黄汤合大雄丸，引经风药不宜过多，而且天麻、川芎用量不宜过大。还要注意升清降浊，加土茯苓、生牡蛎、川牛膝等。

三、案例分析

《沈绍功验案精选》第 92 页头痛中气不足、清阳不升医案。

王某，女，43 岁。

病史：右侧头痛 10 余年，间断服用止痛药，效果不著。近 2 个月来因感冒和劳累而致头痛加重，痛时难忍，痛处有条索状物，伴恶心欲呕，头目不清，食欲不振，食后胀甚，四肢乏力，大便溏薄。

检查：舌质淡，苔薄白，脉细弦。血压 90/60mmHg，心率 66 次 / 分。

处方：投以《脾胃论》补中益气汤加减。

A：补中益气汤，即生黄芪 15g、党参 10g、炒白术 10g、陈皮 10g、升麻 5g。

B：止痛，投大雄丸去川芎，加金铃子散，以及丹参 30g，石菖蒲 10g，郁金 10g。

C：引入阳明经，投葛根 10g，白芷 10g，蔓荆子 10g。

第 38 讲　头痛第三

其痛难忍羚角粉，平肝珍决泻肝丹

一、歌诀阐释

【歌诀】

其痛难忍羚角粉，平肝珍决泻肝丹。

【阐释】

大雄丸由川芎、天麻两味药组成，可祛内外之风邪，平上亢之肝阳，调畅气血而止头痛，尤其可除偏头痛（血管神经性头痛）。

肝阳化风、血热上冲所致的头痛，需增强平肝潜阳之力，可以用珍决汤，即珍珠母、草决明、菊花，可选加夏枯草 15g，丹参 30g，白菊花 10g，僵蚕 10g，钩藤 15g（后下）。肝阳上亢重症，其痛难忍，可用羚羊角粉 0.3g 冲服。

二、临床应用

1. 头痛的鉴别

（1）诱发因素的辨别：若遇情志激动而发，则多为肝阳头痛；若素体虚弱，遇劳即发，或月经来潮则发，多为气血亏虚和肝肾不足之证；若头痛日久，反复发作，顽固不愈，多与久病入络、瘀血阻滞有关。

（2）头痛性质的辨别：头痛跳胀如裂，或左或右，或连及眼、齿、颈项，痛止如常人者，常为肝火、风阳上扰所致；头痛昏重者，多为痰浊上蒙清窍所致；头痛如锥如刺、固定不移者，多为血瘀络痹所致；头痛眩晕、病势绵绵、时发时止者，多为气血亏虚所致；头痛且空者，多为肾虚所致。

（3）主症的辨别：若兼见眩晕、心烦易怒、面红目赤、口苦胁痛、舌红、苔黄、脉弦者，属肝阳头痛；若兼见胸脘痞闷、纳呆呕恶、苔腻、脉滑者，属痰浊头痛；若兼见面色晦暗、舌紫暗有瘀斑、脉细涩者，属瘀血头痛；若兼见神疲乏力、心悸怔忡、胃纳不佳，面色㿠白、舌淡苔薄白、脉细弱无力者，属气血亏虚头痛；若兼见眩晕、耳鸣、腰膝酸软、畏寒肢冷、神疲乏力、遗精带下、苔薄、脉沉细无力者，属肾虚头痛。

2. 肝阳头痛

头为"诸阳之会"、"清阳之府"、髓海之所在，其正常功能的运行，主要依赖肝肾精血的充盈及脾胃运化水谷精微、输布气血的濡养，故肝、脾、肾任何一脏发生病变，均可引起头痛。

肝阳头痛：多因情志不和，肝失疏泄，气郁化火，肝火上炎，风阳妄动而成风火上扰颠顶之证；火盛伤阴，肝失濡养或肾阴亏虚，水不涵木，致肝阴亦亏，形成肝阳上亢之证。

临床之头痛暴发、痛势剧烈、痛止如常人等症状，正是肝火、风阳上扰清窍的具体表现；肝火偏亢，扰乱心神，则心烦易怒，睡眠不宁；肝开窍于目，肝阳偏亢，故见面红目赤，头晕目眩；肝失疏泄，气机不畅，清气不升，浊气不降而致恶心呕吐；肝经行于头面之两侧，肝火、风阳循经上行，故见头痛或左或右；口苦、舌红、苔黄、脉弦均为肝火偏亢之征；如属肝肾阴虚、肝阳偏亢者，则脉多弦细带数。

（1）全身：眩晕、畏光、心烦易怒、面红目赤、口苦、胁痛，甚则恶心呕吐、舌质红、苔黄、脉弦数。

若苔腻，可合入温胆汤；舌红少苔，用增液汤；苔薄不腻，肝肾阴虚较重，见目眩耳鸣、腰膝酸软者，可酌加生地黄、制何首乌、女贞子、旱莲草、枸杞子，也可以合入杞菊地黄汤。

（2）主症：头痛暴发，跳胀如裂，或左或右，连及眼、齿、颈部，痛止则如常人。

此属肝阳化风，血热上冲之头痛，用大雄丸止痛，加川楝子 10g，延胡索 10g，肝阳甚者常常化火，可参考"清肝泻肝丹栀泽"，选加清肝的牡丹皮、生栀子、泽泻，以及薄荷 10g，桑叶 10g，蝉衣 5g，赤芍 10g，有利于镇痛。

头痛甚剧、便秘溲赤、脉弦数，属肝火伤元者，加龙胆草、夏枯草、牡丹皮等，其痛难忍，可用羚羊角粉 0.3g 冲服，凉血清肝。此方法属于清肝止痛的三级用药法：即川楝子——牡丹皮、栀子、泽泻——羚羊角。

血压高属肝阳上亢者，为增强平肝潜阳之力，可合珍决汤，用珍珠母、草决明、菊花，还可选加夏枯草 15g，生石决明 30g，僵蚕 10g，钩藤 15g（后下）。

安神以止痛，加炒酸枣仁、茯神、夜交藤宁心安神。

可加导血下行的川牛膝 15g，与川芎组成升清降浊的关系。头痛剧烈，可以重用川芎至 20g，配川牛膝、白芍，以防其升散太过。

3. 预后

血管性头痛属内伤头痛的范畴，除了由其他脑血管病所致的症状性头痛外，只要及时对症治疗，患者预后一般良好，症状多可逐渐减轻或痊愈。如肝阳头痛或肾虚头痛者，予平肝潜阳或填补精髓之剂后，可逐渐治愈；痰浊、瘀血、气血虚衰所致的头痛，经用化痰降浊、活血化瘀、补养气血之剂后，亦多奏效。凡头痛迁延不愈者，既可由实转虚，又可痛久入络，夹瘀夹滞，酿成痼疾，若要根除其病，除长期坚持治疗外，尚需加入破血通瘀之品，以奏奇效。且有些偏头痛者屡治不愈，往往可引起同侧目疾，或双目俱损，不可不慎。

第 **39** 讲　耳鸣第一

开窍散可治耳鸣，五味胶知菖柴蝉

一、歌诀阐释

【歌诀】

开窍散可治耳鸣，五味胶知菖柴蝉。

【阐释】

耳鸣，尤其是神经性耳鸣，常系阴液亏于下、虚火上炎的本虚标实证。"开窍散"功专滋阴潜降，开窍宁神，可治此类神经性耳鸣。"开窍散"由阿胶珠15g、石菖蒲10g、知母10g、柴胡10g、蝉衣5g五味药物组成。

方中阿胶珠除有阿胶的滋阴补血、润肺止血之功外，还增强化痰止血之力，在开窍散中用其滋补肺肾之阴为君药，成珠者便于煎服，不必烊化。石菖蒲入心经，为开窍宁神之良药，又可芳香化湿，和胃消食。知母入肾经，是滋阴降火的良药，又可润肺清胃，二者共为臣药。柴胡疏解肝郁，升举阳气，既清肝又上达病所；蝉衣疏散风热，增柴胡清肝之力，为佐使药。

二、临床应用

耳鸣是累及听觉系统的许多疾病所导致不同病理变化的结果，病因复杂，机制不清，主要表现为无相应的外界声源或电刺激，而主观上在耳内或颅内有声音感觉。在临床上它既是许多疾病的伴发症状，也是一些严重疾病的首发症状（如听神经瘤）。

耳鸣可见于以下疾病中：

（1）听觉系统疾病：①外耳道耵聍栓塞、肿物或异物。②中耳各种中耳炎、耳硬化症。③内耳梅尼埃病、突发性聋、外伤、噪声性聋、老年性聋等。

（2）全身性疾病：①心脑血管疾病，如高血压、高血脂、动脉硬化、低血压等。②自主神经功能紊乱、精神紧张、抑郁等。③内分泌疾病，如甲状腺功能异常、糖尿病等。④神经退行性变（如脱髓鞘性疾病）、炎症（病毒感染）、外伤、药物中毒、颈椎病、颞颌关节性疾病或咬合不良等。

1. 耳鸣实证主要是风火痰瘀，虚证在于脾肾亏虚

耳鸣、耳聋都是听觉功能异常的症状。耳鸣是指病人自觉耳内鸣响，如闻蝉声，或如潮声，或细或暴，妨碍听觉。因"肾开窍于耳"，所以其发病与肾有密切关系。

该病的全身状态：虚损主要是气血阴阳亏虚，主要病位在肾和脾；实邪为风火痰瘀，主要病位在肝、脾。腰酸膝软、苔薄质淡、脉沉细者，病在肾；纳减便溏、面色萎黄者，病在脾；心烦易怒、头痛面赤、胁肋胀满者，病在肝。虚实夹杂，可因实致虚，亦可因肾虚感风、因虚感邪。

总之，本病病性为本虚标实。本虚为脏腑亏损，气血阴阳失调；标实为风火痰瘀壅塞于耳，清窍失灵。

伴头痛发热、耳内作痒者为风；烦躁易怒、口苦咽干、大便秘结者属火；形体肥胖、耳鸣重浊如塞、苔腻者属痰；面色黧黑、耳聋闭塞、舌质紫暗者属瘀；神倦乏力、面色㿠白、劳则为甚者属气虚；头晕目眩、唇甲苍白、脉细无力者属血虚；腰冷肢软、阳痿早泄者属阳虚；腰酸遗精、舌质偏红、脉细数者属阴虚。

根据耳鸣、耳聋的基本病理变化，肾虚为本，风火痰瘀为标。因此，耳鸣、耳聋的治疗大法为：邪实治标，正虚治本，若正虚而兼风火痰瘀，则标本同治。祛实邪，注意诸邪夹杂先祛痰，见苔腻以温胆汤为基础方，兼泻火、化瘀。当然，有外感先解表。气血阴阳亏虚，主要病位在脾肾。总的策略为"健脾不如补肾"，以杞菊地黄汤补肾为主，兼以健脾升清。

2. 耳鸣局部"风火痰瘀虚"，治以开窍散

耳鸣患者的主症是自觉耳内鸣响，或如蝉声，或如潮声，或如雷鸣，难以忍受。局部可出现耳道疼痛、奇痒、出血、流脓等；也可出现腮颌肿大，局部压痛、连及耳根等。但亦有耳部无任何改变，一如常人者。

其局部的病因也是风、火、痰、瘀、虚，由风、火、痰、瘀导致邪气闭阻、蒙蔽清窍，或气血阴阳不能濡养、温煦清窍导致。

治疗主要以祛邪扶正为基本原则。祛邪以疏风、泻火、祛痰为主，补虚以补阴血为主。沈绍功教授选择针对病机、主症，且作用柔和的药物，组成了开窍散。该方主要针对阴液亏于下，虚火上炎的神经性耳鸣，也可以作为主症通用方B，应用于虚实各证。若见苔腻，合入温胆汤；苔薄不腻，合入杞菊地黄汤。

"开窍散"由阿胶珠 15g、石菖蒲 10g、知母 10g、柴胡 10g、蝉衣 5g 组成。

补虚治本，用阿胶珠。阿胶珠的制作方法是用阿胶丁，以宋代政和年间政府编撰的《圣济总录》和清代汪昂撰的《本草备要》为依据，前者用蛤壳粉，后者用蒲黄同炒鼓泡而成。除了有阿胶的滋阴补血、润肺止血之功能外，还增强化痰止血之力，在开窍散中用其滋补肺肾之阴为君药，成珠者便于煎服，不必烊化。

石菖蒲入心经，为开窍宁神之良药，又可芳香化湿，和胃消食。知母入肾经，是滋阴降火的良药，又可润肺清胃，共为臣药。柴胡疏解肝郁，升举阳气，既清肝又可上达病所。蝉衣疏散风热，增柴胡清肝之力，共为佐使药。全方滋阴潜降，开窍宁神，可治虚火上炎的神经性耳鸣。

3. 痰火耳聋，用温胆汤合开窍散

证候：两耳蝉鸣，有时闭塞如聋，胸闷，痰多，舌苔薄黄而腻，脉象滑数。

治法：化痰清火，和胃降浊。因痰火内郁，壅阻清窍，故宜化痰清火；胃失和降，痰随气升，故宜和胃降浊。

温胆汤祛痰浊，具体用法与总论中的温胆汤用法相同。复习歌诀："沈氏女科温胆汤，竹枳苓陈郁金菖；莱菔车白两分利，三仙芦根消导良；三竹茵泽三石布，分级丹参同治方；各病苔腻随加减，不腻杞菊地黄汤。"

痰火为患常有两种情况：一是素有痰浊又为恼怒所伤，夹痰上逆；二是痰

火兼有胃热，痰火因过食膏粱厚味，导致胃热上升。泻肝、胃实火，可以参考祛邪法六，泻火分脏腑，"清胃降火芦连地，清肝泻肝丹栀泽"。清肝火用牡丹皮、生栀子、泽泻；清胃火用芦根、黄连、生地黄。

应用温胆汤合开窍散需注意以下几点。其一，知母清胃热、泻相火，脾虚者可以不用。其二，石菖蒲豁痰开窍，两方皆有，根据痰浊的虚实程度加减药物。实证，痰火较重，加胆南星、海浮石，甚者合礞石滚痰丸；兼脾虚，脾虚痰湿中阻，以致清阳不升、浊阴不降而见耳鸣、耳聋者，可合用半夏白术天麻汤。其三，柴胡和蝉蜕疏肝、引经、升清。胃火者，柴胡、蝉蜕引经、升清；肝火者，二药疏肝解郁，还可以配合青皮、香附。其四，阿胶珠养阴血、反佐诸药，防其伤阴血。祛痰浊药物伤阴，理气药也多为香燥伤阴之品。该病本虚标实，祛标实，亦当滋阴以反佐。若肾亏肝旺、实少虚多者，当按肝肾虚损论治。此外，安抚病人情绪，避免急躁郁怒，对治疗具有重要的帮助。

三、案例分析

下面介绍《沈绍功验案精选》第95页所载痰火上扰、耳窍闭塞耳鸣医案。

郑某，45岁，2年前因情绪不舒而出现耳鸣，声如雷鸣，体位性头晕，偶尔发作未曾就诊；近半年头晕加重，伴有干呕。专科检查示神经性耳聋，西医诊断为梅尼埃病。服用西药效果不著，前来求治。刻下症见：耳鸣不息，声如雷鸣，烦躁不安，听力下降，头晕欲仆，干呕欲吐，纳谷不香，咽干口苦，小便色黄，大便干结，睡眠欠佳。舌质红，苔黄腻，脉弦滑数。血压140/90mmHg，心率85次/分，血脂四项均高。

处方思路：苔黄腻则用温胆汤加连翘、菊花、草决明清热泻火。

柴胡、蝉衣、葛根、菊花升清，川牛膝、生龙骨、生牡蛎、车前草、草决明、莱菔子降浊，两组药物升清降浊。方中有石菖蒲、柴胡、蝉衣，清热用连翘替代知母，故此方中用了开窍散，去了阿胶珠。

服28剂后再诊，自述听力渐复，耳鸣与劳作有关，偶有头晕乏力，腰膝酸软，五心烦热。此为痰火证已除，肝肾阴虚、水不涵木证显露，改投杞菊地黄汤化裁，配合针刺治疗。其中，有开窍散的石菖蒲、蝉衣、阿胶珠，野菊花代替知母清热泻火。柴胡劫肝阴，肝阴血虚明显时，可以去掉。

第 40 讲　耳鸣第二

倍胶二至地滋阴，倍知珍决菊阳潜
倍柴枳桔可开窍，芎膝升降枣神安

一、歌诀阐释

【歌诀】

> 倍胶二至地滋阴，倍知珍决菊阳潜。
>
> 倍柴枳桔可开窍，芎膝升降枣神安。

【阐释】

耳鸣，尤其是神经性耳鸣，常系阴液亏于下、虚火上炎的本虚标实证。其治疗应守攻补兼施治则，既要滋阴，又应降火；既要清肝，又应潜阳；既要通窍，又应宁神。"开窍散"由阿胶珠 15g、石菖蒲 10g、知母 10g、柴胡 10g、蝉衣 5g 组成。方中阿胶珠滋阴，选加女贞子 10g、旱莲草 10g、生地黄 10g 助之；知母滋阴降火，选加珍珠母 30g、草决明 30g、白菊花 10g 助之。石菖蒲开窍，选加桔梗 5g、枳壳 10g 助之；石菖蒲宁神，选加炒酸枣仁 10g、夜交藤 30g 助之。柴胡、蝉衣疏解升清，再佐以升清降浊的川芎 5g、川牛膝 15g，其效更佳。

二、临床应用

1. 耳鸣要辨别虚实

耳内鸣响，或听力减退，甚至一无所闻为本病主要证候特征。临床有暴起和渐起之分。一般暴起者多实，渐起者多虚。实证耳鸣声大，或卒然耳聋，病程短，常兼外感症状；虚证则耳鸣声细，劳则为甚，或听力逐渐减退，病程长，常兼体虚不足之证。也有耳鸣兼有耳聋，或由耳鸣发展为耳聋者。至于上实下虚，虚实夹杂者，有时也可见到。

全身状态的虚实，以是否苔腻为辨别的关键。苔腻为实，其典型症状为痰火郁结，以耳窍如蒙、鸣蝉不休、胸闷痰多、舌苔黄腻、脉象滑数为特征，可夹风、瘀、肝火。

风邪外袭证以卒然耳鸣、耳聋、恶寒发热、头痛身疼，或耳内作痒、出血、流脓、苔薄、脉浮等为特征；肝胆火盛证以耳鸣、耳聋，伴头痛面赤、心烦易怒、舌质红、脉弦等为特征；瘀阻宗脉证以耳鸣耳聋，日轻夜重、面色黧黑，或耳流暗血、头痛不休、舌有瘀斑、脉涩等为特征。

苔薄不腻为虚，典型的肝肾亏虚证以耳鸣耳聋时断时续、腰膝酸软，或畏寒怯冷、舌淡脉细等为特征；阴血亏损证以耳鸣或听力迟钝、头晕心悸、苔薄质淡、脉细无力为特征，中气不足证以耳鸣耳聋、劳则为甚、面色萎黄、舌淡胖、脉象细弱为特征。

2. 耳鸣肾虚是本，风火痰瘀是标

耳鸣的治疗大法为邪实治标，正虚治本，若正虚而兼风火痰瘀，则标本同治。祛实邪注意诸邪夹杂先祛痰，见苔腻以温胆汤为基础方，兼泻火、化瘀。当然，有外感先解表。气血阴阳亏虚，主要在脾肾。总的策略为"健脾不如补肾"，以杞菊地黄汤补肾为主，兼以健脾升清。故而，肾虚耳鸣的处方思路是：杞菊地黄汤补肾为基础方 A，开窍散为对症治疗单元 B，加磁石平肝潜阳，与柴胡升清降浊，合为间接治疗单元 C，则有耳聋左慈丸的结构。

3. 杞菊地黄汤补肾为基础处方 A

杞菊地黄汤即沈氏女科调肾阴阳汤。复习总论收工法第一，"沈氏调肾地黄汤，杞菊杜寄阴求阳；菊分白野地用生，归精替萸郁金菖"，该方由枸杞子、菊花、生地黄、山茱萸，或酒黄精，或当归、生杜仲、桑寄生、石菖蒲、郁金构成，功专滋补肝肾，调补肾中阴阳。其加减法参考"增效芪术气生精，蛇菟兰断可温阳；精血同源归芍胶，二至滋阴火可降"，偏气虚，补气以生精，可以加黄芪、炒白术、西洋参、白扁豆；偏肾阳虚，加强温阳作用，可以用蛇床子、

菟丝子、川续断以及肉桂、仙灵脾；偏血虚，补血以生精，可以用当归、白芍、阿胶等补气养血；偏阴虚，降火以滋阴，可以用女贞子、墨旱莲、川牛膝，或者知母、黄柏等降火滋阴之品。

虚证耳鸣，尤其要补阴血、降虚火，肝肾亏损有偏阳虚和偏阴虚之不同。临床用药应视具体情况予以加减变化。偏阳虚者，以补肾助阳为原则，如附子、肉桂、鹿角胶、巴戟天、仙灵脾等，但附子、肉桂辛温刚燥，不宜久服。总论第15讲收工法五，"宜用温润，慎用温燥：温肾宜润慎用燥，附茸温燥阴易伤"，讲的是这个内容。偏阴虚者，用药则以养肝滋肾为主导，适当参考第14讲收工法四，"滋阴多腻，少佐清降：滋阴多腻佐清降，二至知柏二仙汤"。

治疗时注意阴中求阳，阳中求阴，酌加引经通窍药，效果则更为显著。引经通窍，可用调肾地黄汤合开窍散。

4. 开窍散为 B，可以合入调肾地黄汤中

调肾地黄汤阴中求阳，阳中求阴，酌加引经通窍药，效果则更为显著。引经通窍，可用调肾地黄汤合开窍散。开窍散治耳鸣，尤其是神经性耳鸣，常系阴液亏于下，虚火上炎的本虚标实证。其治应守攻补兼施治则，既要滋阴又应降火，既要清肝又应潜阳，既要通窍又应宁神。该方由阿胶珠、石菖蒲、知母、柴胡、蝉衣五味组成。

合入调肾地黄汤，阿胶珠助生地黄、山茱萸滋阴；知母助菊花降火，选加女贞子 10g、旱莲草 10g，或珍珠母 30g、草决明 30g 助之；石菖蒲豁痰开窍、宁神引入心经，宁神选加炒酸枣仁 10g、夜交藤 30g 助之；柴胡、蝉衣疏解升清，与珍珠母、草决明配伍，升清降浊。

5. 升清降浊也可加磁石平肝潜阳，与柴胡升清降浊，合为 C，则有耳聋左慈丸的结构

耳聋左慈丸由六味地黄丸加磁石、竹叶、柴胡构成。六味地黄丸滋补肝肾，加磁石平肝潜阳，竹叶、柴胡平肝疏肝。《本草纲目》载磁石"明目聪耳"。耳聋左慈丸具有滋肾平肝之功效，用于肝肾阴虚，耳鸣耳聋，头晕目眩。近年来通过临床验证，耳聋左慈丸还可用于治疗头痛、目暗昏花、视物不清、哮喘，

及白内障证属肝肾阴亏、虚火上炎者；并且对于治疗药物中毒性耳聋、神经性耳聋及突发性耳聋均有报道。

本讲的调肾地黄汤合开窍散，方中已经有柴胡疏肝，也有知母、竹叶清热，再加磁石平肝潜阳，整个方剂与耳聋左慈丸结构相同，保障其治疗耳鸣的疗效。

6. 肝肾亏虚用开窍散，注意控制开窍散的剂量

除阿胶珠外，开窍散中的石菖蒲、知母、柴胡、蝉衣祛痰、清热、疏风，少用则疏通全身与耳部局部的气水血的运行，多用则耗损全身与耳部局部的气血、阴阳。

三、案例分析

下面介绍《沈绍功验案精选》第 97 页所载气血不足、肾精亏损的耳鸣医案。

周某，女，56 岁，耳鸣 2 年，未曾治疗，近 2 周加重，前来就诊。

刻下症见：两耳蝉鸣，频繁发作，安静时及午后加重，头晕，胸中烦闷，气短乏力，腰酸膝软，纳谷不香，大便不畅。

检查：舌淡白，苔薄黄，脉沉细。

处方策略 ABC 分析：

舌淡白，苔薄黄，纳谷不香，大便不畅，用补中益气汤作为基础方 A，主药为生黄芪、党参、当归、陈皮、升麻、柴胡。

B：合开窍散，有阿胶珠、石菖蒲、柴胡、蝉蜕，气虚而去知母，为对症治疗单元 B。

C：白菊花、升麻、柴胡升清，茯苓、车前草、川牛膝、生牡蛎降浊，两组药物升清降浊，为间接治疗单元 C。

服药 21 剂后，脾胃虚损得到缓解，改用调肾地黄汤合开窍散。

第 41 讲　呼吸第一

咳喘炎热先祛痰，寒热顾脾利二便
祛痰三子养亲汤，苏莱葶热白芥寒

一、歌诀阐释

【歌诀】

咳喘炎热先祛痰，寒热顾脾利二便。

祛痰三子养亲汤，苏莱葶热白芥寒。

【阐释】

肺系疾病常伴咳、喘、痰、炎、热五个主症，其中必须抓住祛痰这个环节。痰祛则咳、喘、炎、热会随之缓解，所以说"咳喘炎热先祛痰"。

寒热顾脾利二便：即祛痰要分析痰的寒化、热化的病机演变，这是主症 B 的病机；而顾脾胃、利二便是间接治疗与给邪出路 C。

治疗的三个环节，即分寒热、顾脾运、利两便。

祛痰三子养亲汤：治有形之痰不离三子养亲汤。

苏莱葶热白芥寒：视痰的寒热之别而加减变化，寒痰、热痰均可以用苏子、莱菔子。需要注意的是，热痰用葶苈子，寒痰用白芥子。

二、临床应用

1. 肺病全身状态的基本治疗策略（A）

肺病病因，实证以痰浊为主。脾为生痰之源，肺为贮痰之器。故肺病开手法必须祛痰浊、开胃、运脾，温胆汤、香砂六君子汤和益胃汤都可选用。

肺病久病及肾，导致肺肾两虚，需要金水相生或补肾纳气，都需要补肾。

故收工法调肾地黄汤可以作为基础方。

肺居胸中高位，有华盖之称，上开窍于鼻，下覆诸脏，外合皮毛，总司人体一身之气。其基本功能为：肺主气，司呼吸，主宣发肃降，调水道，为水之上源。

肺上开窍于鼻，外合皮毛，故易感外邪；且肺为娇脏，不耐寒热，又为清肃之脏，一物不容，故内伤七情与外邪均可导致肺气失于宣降，肺气上逆，所以痰浊、咳嗽、气喘、发热等为肺系疾病中常见之症状。

肺系疾病常见的病机有肺失肃降，痰浊阻肺；风寒束表，肺气失宣；肺气虚损，肺受寒、热、燥之邪所伤，以及脾虚痰湿，肾不纳气，气虚血瘀等。

肺病证的治疗原则总不外标本关系，"急则治其标，缓则治其本"，扶正祛邪也是应当掌握的治则。针对全身状态的基本治疗策略为：苔腻、痰浊阻肺，用温胆汤或二陈汤，加回半夏和橘红；苔薄不腻，补肾用调肾地黄汤，金水相生，健脾用香砂六君子汤、补土生金。

2. 肺病主症及其处理策略（B）

肺病主症包括咳、喘、痰、炎、热五个主症，处理步骤为先祛痰、再宣肺。

祛邪法，必须抓住祛痰这个环节。痰祛则咳、喘、炎、热会随之缓解。

首先，治有形之痰不离三子养亲汤，用苏子、炒莱菔子、炒白芥子。其次，视寒热之别而变化加减。寒痰用苏子、莱菔子和白芥子，热痰用苏子、莱菔子和葶苈子。苏子、莱菔子寒热均用，区别在于白芥子和葶苈子。第三是宣肺，风寒束肺用麻黄、杏仁，可以用桔梗、蝉蜕代替；风热束肺，用桑叶、菊花，也可以用桔梗、蝉蜕。

3. 肺病风险防范与间接治疗（C）

"顾脾利二便"，主要是顾护脾胃、以补土生金，通利二便以给邪出路。还包括痰瘀同治、扶正祛邪等。

顾护脾胃，祛痰热宜"醒脾苡苓莱连翘"，祛痰散寒宜"健脾二陈扁木煎"；给邪出路，通大便宜"润肠归菊桃草黄"，利小便宜"利尿冬瓜蛇车前"；痰瘀同治，宜"久病痰瘀常互结，桃仁苏木丹芎泽"；扶正祛邪，可加一味生黄芪15g。

三、案例分析

急性气管 - 支气管炎的处方策略 ABC。

急性气管 - 支气管炎是由病毒或细菌的感染、物理性刺激、化学性刺激或过敏反应等对气管 - 支气管黏膜所造成的急性炎症。它是常见的呼吸系统疾病，炎症消退后其黏膜结构可完全恢复正常。

急性气管 - 支气管炎的主要诊断依据是咳嗽、咳痰、喉痒、胸闷痛等临床表现，胸部听诊可闻及粗糙的呼吸音，或有干湿啰音，白细胞计数多正常，胸部 X 线检查多无异常。

中医理论分析该病，在咳嗽、咳痰、喉痒等肺病主症基础上，全身伴有表证，如风寒表实、风寒表虚、风热犯肺、外寒里热、风燥犯肺等。其治疗策略分为两部分，一是解表，二是治肺病。解表，依据风寒、风热、风燥的不同，选择荆防败毒散发散风寒，银翘散、桑菊饮发散风热，杏苏散散风燥；治肺，依照今天的学习内容，"咳喘炎热先祛痰，寒热顾脾利二便；祛痰三子养亲汤，苏莱葶热白芥寒"。

关于病案分析，例如王永炎院士主编的《临床中医内科学》第 1621 页急性气管 - 支气管炎风寒表实案。

证候：发热，恶寒，无汗，咳嗽，咯清稀白痰，鼻塞流涕，头痛、身痛，口中和，欲热饮，苔薄白，脉浮紧。

治法：宣肺散寒，降气化痰。

处方：三拗汤合金沸草散加减。

炙麻黄，杏仁，炙甘草，金沸草，前胡，荆芥，北细辛，制半夏，茯苓。

处方策略 ABC 分析：

A：全身，风寒在表，发热，恶寒，无汗，鼻塞流涕，头痛、身痛，口中和，欲热饮，苔薄白，脉浮紧。如果发热明显，发汗解表，可以用荆防败毒散；如果发热不明显，保留荆芥、生姜，与三拗汤的麻黄、杏仁辛温发汗，宣肺解表。身疼、关节痛明显者，加秦艽、威灵仙，祛风通络止痛。

B：主症为咳嗽，咳清稀白痰，方中金沸草、前胡、半夏、茯苓相伍降气化痰治咳，痰白清稀、量多、易咯出者，可重用制半夏，并选加陈皮、苏子、白芥子、莱菔子等降气化痰。临床应用中，不用金沸草、前胡、半夏，直接用三子养亲汤也是可以的。

C：和胃，发汗本身就是给邪以出路。茯苓、生姜、甘草和胃气，甘草可调和麻黄、细辛之烈性，使汗出不致过度而伤正。

第 42 讲　呼吸第二

热痰连贝桑茹葶，寒桂姜芥杏白前

一、歌诀阐释

【歌诀】

热痰连贝桑茹葶，寒桂姜芥杏白前。

【阐释】

肺病以祛痰为先。还要辨别痰浊的寒热性质，并兼以宣降肺气。

祛痰首选三子养亲汤。寒痰质地清稀，用三子养亲汤；热痰质地黏稠，用葶苈子替换白芥子。为增药力，温化寒痰，可配法半夏和炒杏仁，以及白前、桂枝、干姜等药；清化热痰，可加全瓜蒌和海蛤壳，以及连翘、贝母、桑白皮、竹茹等。

肺病祛痰的 ABC 结构为：

A：病机或全身状态，苔腻用温胆汤。有形之痰在肺，需要增强祛痰作用，故加半夏，陈皮改为橘红，即二陈汤。

B：主症及其病机，祛痰为先，用三子养亲汤。辨别寒热加减药物，歌诀为"热痰连贝桑茹葶，寒桂姜芥杏白前"。其次宣肺，寒痰用麻黄、杏仁，或桔梗、蝉蜕，热痰用桑叶、菊花。

C：风险防范与间接治疗，和胃、给邪出路、痰瘀同治、扶正祛邪。温胆汤可以和胃，其加减法包括这些要点：第 2 讲开手法一，苔腻温胆，"沈氏女科温胆汤，竹枳苓陈郁金菖；莱菔车白两分利，三仙芦根消导良；三竹茵泽三石布，分级丹参同治方；各病苔腻随加减，不腻杞菊地黄汤"。

经方祛痰的用药策略：其一，祛痰，用半夏，茯苓可以佐助。其二，寒痰，用桂枝、干姜；而热痰分虚实，实证用石膏配半夏，虚证用麦冬配半夏。其三，和胃用草姜枣。

二、临床应用

慢性支气管炎的处方策略 ABC。

慢性支气管炎是由物理、化学、微生物、过敏等因素引起的气管、支气管黏膜炎性变化及黏液分泌增多，临床可见咳嗽、咳痰、气喘、哮鸣等症状。早期症状轻微，多在秋冬发作，春夏缓解。晚期炎症加重，症状长年存在，不分季节。病久不愈多并发肺气肿、肺心病。

诊断本病主要依据病史和症状。在排除心肺疾患和其他疾患后，临床凡有慢性的或反复的咳嗽、咳痰、喘息，每年发作至少持续 3 个月，并连续两年以上者，即可确诊。

从其发病及临床特征分析，本病属于中医的咳嗽、痰饮、喘证、哮证、肺痿等范畴；部分重症喘息患者可出现喘脱证。

根据 20 世纪 70 年代历次全国慢性支气管炎中西医结合诊断分证会议最终制定的标准，本病可分为急性发作、慢性迁延、临床缓解三期，以及风寒束肺、风热袭肺、风燥伤肺、肺虚咳痰、脾虚痰湿、肾虚喘促、阴阳两虚等七证。

急性发作诊治类似急性气管 - 支气管炎的处方策略 ABC，全身状态主要是发汗解表，祛痰先用三子养亲汤，慢性疾病要注意扶正祛邪。

本讲主要学习该病慢性迁延期的处理策略。慢性迁延期本虚标实，标实为痰浊阻肺，可寒化、热化；本虚有肺虚、脾虚、肾虚之别。

治疗标实、肺部主症，以三子养亲汤为主；本虚，则肺气虚者常用玉屏风散，脾气虚者以六君子汤，肾虚者以调肾地黄汤化裁。

三、案例分析

下面介绍《沈绍功验案精选》第 108 页支气管炎痰浊闭肺、肺失和降案。

金某，女，54 岁，2001 年 12 月 4 日初诊（小雪）。

病史：患者素体肥胖，活动量稍大则感气短。又因上呼吸道感染后咳嗽月余，伴咳痰，色白量多易咯，胸闷气短，无发热，饮食正常，小便调畅，大便稀薄，日行 2～3 次，先后服用通宣理肺丸、枇杷止咳露等药物症状无改善，故来求治。

检查：苔白腻，脉弦滑。两肺呼吸音粗，胸片示两下肺纹理增粗，支气管炎改变。

辨证：患者素体肥胖，动则气短，属脾虚痰盛之体质，复因外邪犯肺，致肺气不降，痰随气逆，故咳嗽咳痰，胸闷气短；便溏为脾气虚弱，失于健运之象；苔腻、脉弦滑为痰浊内蕴之征。其病位在肺，证属痰浊阻肺，肺气失降。

诊断：咳嗽。痰浊闭肺，肺失和降证。支气管炎。

治法：健脾祛痰，宣肺止咳。

处方：《韩氏医通》三子养亲汤加减。

炒葶苈子 10g，莱菔子 10g，紫菀 10g，款冬花 10g，炙枇杷叶 15g，橘红 10g，桑白皮 10g，杏仁 10g，茯苓 10g，炒白术 10g，焦三仙 30g，大枣 3 枚。

结果：上方每日 1 剂，水煎，分 2 次服。连用 7 剂后，咳嗽咳痰明显减轻，仍感胸闷气短，动则尤甚，大便次数多，苔微腻。痰浊渐祛，肺脾气虚之征呈现，上方去葶苈子、莱菔子加生黄芪、山药、五味子以补气健脾。再服 7 剂咳嗽止，胸闷气短大减，改服参苓白术丸 6g，每日 3 次，口服巩固，未再复诊。

处方策略 ABC 分析：

（1）全身状态 A：苔白腻，脉弦滑，小便调畅，大便稀薄，日行 2～3 次，辨证为脾虚痰浊，用六君子汤。不用陈皮，用橘红；党参、白术只用一个白术。

（2）局部主症 B：祛痰用三子养亲汤，去苏子，加橘红、杏仁；降肺气用紫菀、款冬花、炙枇杷叶、杏仁。

（3）风险与间接处理 C：桑白皮泻肺利水，与茯苓利小便，给邪出路；茯苓健脾，炒白术健脾止泻，防止炒莱菔子、葶苈子加重腹泻；大枣补气阴，防止葶苈子损伤气阴；焦三仙、大枣调和脾胃，与茯苓、白术培土生金。

第 43 讲　呼吸第三

咳喘炎热先祛痰，寒热顾脾利二便

祛痰三子养亲汤，苏莱葶热白芥寒

热痰连贝桑茹葶，寒桂姜芥杏白前

一、歌诀阐释

【歌诀】

> 咳喘炎热先祛痰，寒热顾脾利二便。
>
> 祛痰三子养亲汤，苏莱葶热白芥寒。
>
> 热痰连贝桑茹葶，寒桂姜芥杏白前。

【阐释】

肺系疾病首当祛痰。祛痰首辨寒热，用三子养亲汤。歌诀为"咳喘炎热先祛痰，寒热顾脾利二便。祛痰三子养亲汤，苏莱葶热白芥寒。热痰连贝桑茹葶，寒桂姜芥杏白前"。

本讲主要内容为"顾脾利二便"。

祛痰还应重视理脾。因"脾为生痰之源"，主运化水湿，脾失健运，水湿聚而为痰，故治痰之本常配以醒脾和健脾之法，方能彻底祛痰。一般热痰配醒脾药物，常用生薏苡仁、连翘、茯苓、莱菔子等。寒痰配健脾药物，常用清半夏、白术、扁豆、木香、陈皮等。痰为实邪，祛痰当给邪以出路，方能收效。所以要分利二便，利尿通腑，才有利于痰浊排出。利尿常用车前草、冬瓜皮、白花蛇舌草等；通便常用白菊花和当归、草决明、莱菔子、全瓜蒌、桃仁等。

二、临床应用

支气管哮喘的 ABC 诊治方案。

支气管哮喘是在支气管高反应状态下由于变应原或其他因素引起的广泛气道痉挛狭窄的疾病。可发生于任何年龄，常伴有过敏性疾病史。

支气管哮喘的主要诊断依据是反复发作的病史，哮鸣、喘息、呼气性呼吸困难、咳嗽、胸闷，甚或有紫绀、心慌等临床表现，两肺可闻及广泛的、高调的哮鸣音，用支气管解痉剂可缓解等。

从其发病及临床特征分析，本病属中医的哮证、喘证、咳嗽、肺胀等范畴。

1. 全身状态 A

支气管哮喘发病，起病急骤、时发时止、反复发作是其特点。病因为风、痰、火、瘀、虚；主病之脏在肺，与脾、肝、肾、心密切相关。

其核心证为风犯肺卫、痰浊壅阻与气阴两虚三证。风犯肺卫证以喷嚏流涕、鼻咽作痒、恶寒发热、斑疹红赤瘙痒等为特征；痰浊壅阻证以痰多胸满、哮鸣喘促、咳痰不止、苔腻脉滑等为特征；气阴两虚证以气短乏力、呛咳咽干、自汗盗汗、动则喘甚、舌淡少苔、脉细弱为特征。

本病性质是本虚标实，发作期以标实为主，缓解期以正虚为主。风为阳邪，其性升散，故病初风挟他邪袭表，病在肺卫皮毛；继而痰浊内生，主病在肺，久则痰瘀互阻，累及肝脾，穷必及肾，或伤心阳，故本病的总趋势是由表入里，由浅入深，由轻及重。

本病以痰阻气道、肺气上逆为基本病机，故以祛痰降气为其治疗大法。若病情恶化，出现痰瘀闭窍或心肾阳脱者，又当以涤痰开窍或回阳救逆为要。

全身基础病机的处理：其一，疏风宣肺，风犯肺卫用麻黄剂治疗；其二，痰浊壅阻在肺，为有形痰浊，见苔腻用二陈汤，即温胆汤加回半夏，陈皮换为橘皮；其三，气阴两虚，金水相生，以调肾地黄汤为基础。

2. 主症特点及其治疗

本病以反复发作的喉间哮鸣、喘息气促、两肺可闻及哮鸣音为中心证候。

哮喘发作之前，多先见喷嚏、咽痒、鼻痒、咳嗽等先兆症状，继见喉间哮鸣或如水鸡声，或声如拽锯，或哮鸣如鼾、如吼、如哨笛，伴胸憋喘促、咳嗽、咳痰等症。

哮喘发作之时，胸闷喘促，呼吸困难，呼气延长，尤以夜间为甚。

哮鸣的辨别：可从哮鸣声响的特点入手，哮鸣如哨笛者，为风邪肆虐，气管痉挛所致；哮鸣如水鸡声者，为风寒犯肺，引动内饮，内外皆寒之征；声如拽锯或气粗如吼者，为痰热壅盛之象；哮鸣如鼾者，为寒痰内阻；干哮少痰者，为郁火或虚火犯肺所致。

本病以痰阻气道、肺气上逆为基本病机，故以祛痰降气为其治疗大法。其用药要点在歌诀中：

咳喘炎热先祛痰，寒热顾脾利二便。

祛痰三子养亲汤，苏莱葶热白芥寒。

热痰连贝桑茹葶，寒桂姜芥杏白前。

醒脾苡苓莱连翘，健脾二陈扁木煎。

润肠归菊桃草黄，利尿冬瓜蛇车前。

具体方药为：

风犯肺卫，宜疏风宣肺，降气定喘，选择华盖散加减。

痰浊塞阻，宜化痰利窍，降气平喘，选择麻杏二三汤加减。

气阴两虚，宜益气养阴，补益肺肾，选择生脉散合调肾地黄汤加减。

3. 风犯肺卫，疏风宣肺，降气定喘，宜华盖散加减

华盖散（《太平惠民和剂局方》）

华盖散的方歌：外寒喘吼华盖汤，麻杏苏草橘苓桑。

组成：麻黄、杏仁、苏子、甘草、橘红、赤茯苓、桑白皮。

功用：宣肺解表，祛痰止咳。

主治：肺感寒邪。

处方策略 ABC 分析：

（1）全身状态 A：肺感寒邪，胸膈烦满，项背拘急，声重鼻塞，头昏目眩，

脉浮数，选用麻黄、杏仁、甘草，用三拗汤散寒、宣肺。

（2）主症特点B：咳嗽上气，痰气不利，呀呷有声。治疗有两个要点，首先祛痰，用苏子。苏子是三子养亲汤的一味药，祛痰下气、通腑，其作用柔和，还能解表。苏子合陈皮祛痰。陈皮是二陈汤的一个药。祛痰用的是减制二陈汤、三子汤。其二宣肺，麻黄、杏仁宣降肺气。

（3）风险防范与间接治疗C：桑白皮泄肺热，反佐辛温发散的药物；桑白皮与茯苓利水，苏子通大便，给邪出路；甘草调和诸药。

4. 痰浊塞阻，宜化痰利窍，降气平喘。选择麻杏二三汤加减

证候：喘息气促，端坐不能卧，痰涎壅盛，喉如拽锯，胸满如窒，咳痰量多，黏腻难咯，苔厚腻，脉滑实。

治法：化痰利窍，降气平喘。

方药：麻杏二三汤加减。

处方策略ABC分析：

（1）全身状态A：苔厚腻，脉滑实，用二陈汤。

（2）局部主症B：三子养亲汤加葶苈子；宣肺用麻黄、杏仁。

加减：痰从寒化者，可加干姜、细辛等药温肺化痰，或用射干麻黄汤以温肺化痰平喘；痰从热化者，可加黄芩、桑白皮以清肺热，或用定喘汤加全瓜蒌、生石膏、广地龙以清热化痰，降逆平喘；顽痰痼冷不化，遇外感引发者，可服紫金丹以劫痰定喘，每日服米粒大5～10丸（不超过150mg），临卧冷服下，忌饮酒，连服5～7日，如无反应，须停数日后再用。

（3）风险与间接治疗C：二陈汤祛痰湿，行气和胃。

5. 气阴两虚，益气养阴，补益肺肾，生脉散合调肾地黄汤加减

证候：咳嗽声低，痰少质黏，口咽干燥，气短乏力，自汗盗汗，动则喘甚，五心烦热，腰膝酸软，舌淡红少苔，脉细弱。

治法：益气养阴，补益肺肾。

方药：生脉散合调肾地黄汤加减。

处方策略ABC分析：

（1）全身状态 A：口咽干燥，气短乏力，自汗盗汗，为肺气阴两虚，用生脉散（党参、麦冬、五味子）加黄芪；五心烦热，腰膝酸软，舌淡红少苔，脉细弱，为肾阴虚火旺，用调肾地黄汤。

（2）局部主症 B：陈皮祛痰理气。兼痰阻气逆者，加苏子梗、清半夏、杏仁、橘红。

（3）风险与间接处理 C：调肾地黄汤补肾水以生肺金。

三、案例分析

《沈绍功验案精选》第 110 页哮喘热痰阻肺、肺气上逆案。

韩某，29 岁，2003 年 4 月 11 日初诊（清明）。

病史：反复喘憋 5 年，加重 3 天。患者 5 年前出现喘息，多于春季或感冒后诱发，于多家医院检查诊断为支气管哮喘，3 天前自觉症状复发，喘憋动则尤甚，伴喉间痰鸣，咳嗽，咯白黏痰，胸闷，纳可。

检查：舌质红，苔黄腻，脉弦滑。两肺散在哮鸣音，心率 90 次 / 分，律齐，胸片显示两肺透亮度增加，心脏外形正常。

辨证：《证治汇补》言哮病之因为"内有壅塞之气，外有非时之感，膈有胶固之痰"，痰浊内伏，胶结不去为本病宿根，每因外感而诱发，痰随气动，聚于肺系，肺气既不得宣发于外，又不得肃降于下，上逆而为喘息咳嗽；痰气搏结而哮鸣有声，气机失于宣通则胸闷；痰黏脉滑，舌红苔黄为痰浊热化之征。其病位在肺，证属痰浊化热，阻遏肺气。

诊断：哮证。痰热阻肺，肺气上逆证；支气管哮喘。

治法：清热祛痰，降气平喘。投《三因极一病证方论》温胆汤合《韩氏医通》三子养亲汤、《备急千金要方》千金苇茎汤化裁。

处方：竹茹 10g，枳壳 10g，茯苓 10g，陈皮 10g，苏子 10g，莱菔子 10g，炒葶苈子 10g，白菊花 10g，桑白皮 10g，射干 10g（平喘），车前草 30g，鱼腥草 15g，生薏苡仁 10g，杏仁 10g，桃仁 10g，芦根 15g，全瓜蒌 30g。

处方分析：

平喘：桑白皮、菊花、杏仁、射干。

化痰：生薏苡仁、桃仁、芦根、瓜蒌。

消炎：鱼腥草。

结果：上方每日1剂，水煎分2次服。连用7天后，咳嗽咳痰、喘息明显减轻，但患者自感活动后气短心悸，食纳不佳，夜寐不安。辨证属脾肾两虚，改以健脾调肾，方用香砂六君子汤合杞菊地黄汤加减。服药1个月后，减量为每日服1煎，2日服1剂，两肺哮鸣音消失，心率稳定在70次/分左右，后以香砂六君子丸，每次3g，杞菊地黄胶囊，每次5粒，每日各2次巩固，未再复诊。

处方策略 ABC 分析：

（1）全身状态 A：舌质红，苔黄腻，脉弦滑。祛痰主方为温胆汤。

（2）局部主症 B：治喘之急性期重在祛痰，祛有形之痰主方为三子养亲汤。以葶苈子代白芥子，合千金苇茎汤（生薏苡仁10g，杏仁10g，桃仁10g，芦根15g）之义，再伍全瓜蒌、射干便成清热祛痰之剂；而射干是治哮喘的专药，鱼腥草为祛除肺部痰热之要药。宣肺，选择白菊花。

（3）风险与间接处理 C：给邪出路，选择三子养亲汤、杏仁、桃仁、全瓜蒌通大便，炒葶苈子、桑白皮、车前草、生薏苡仁、芦根利小便。缓解期健脾调肾以固本，投丸药缓图，防其复发。

第 44 讲　呼吸第四

久病痰瘀常互结，桃仁苏木丹芎泽

一、歌诀阐释

【歌诀】

久病痰瘀常互结，桃仁苏木丹芎泽。

【阐释】

"桃仁苏木丹芎泽"，即桃仁、苏木、丹参、川芎、丹参、泽兰等药。

肺系病首当祛痰。祛痰以三子养亲汤为主方。辨证论治时一辨寒热，二顾脾运，三分利二便，还要痰瘀同治。痰瘀互根，二者常常互结而为病，故对肺系病日久者，祛痰时常伍化瘀药以提高疗效，可选用"桃仁苏木丹芎泽"，即桃仁、川芎、丹参、泽兰、苏木等。

二、临床应用

这里介绍一下支气管扩张症处方策略 ABC 方案。

支气管扩张症是由于支气管及其周围肺组织慢性化脓性炎症和纤维化，使支气管壁的肌肉和弹性组织破坏，导致支气管变形及持久扩张。典型的症状有慢性咳嗽、咳大量脓痰和反复咯血。主要致病因素为支气管感染、阻塞和牵拉，部分有先天遗传因素。患者多有麻疹、百日咳或支气管肺炎等病史。

（1）全身状态 A：本病可分为痰热恋肺、肝火犯肺、阴虚火旺、气虚失摄四类证候。

痰热恋肺证的特征是咳吐黄痰，痰中带血，或痰血相间，发热口渴；肝火犯肺证的特征是咳痰带血或咳吐鲜血，胸胁引痛，烦躁易怒；阴虚火旺证的特征是干咳无痰或痰少而稠，咳血或痰中带血，潮热盗汗；气虚失摄证的特征是咳喘无力，面色少华，痰中夹血或咳吐纯血。

痰热恋肺，多因风热疫毒之邪犯肺或风寒袭肺从热化。导致热郁于肺，肺气失宣，上逆为咳；外邪反复侵肺，热毒与津液相搏，蕴结成痰成脓；痰热壅肺，则胸满气急；热毒损伤肺络，血溢气道而咳血；身热、口渴、舌红苔黄、脉滑数为热毒炽盛之象，宜祛痰清肺。苔黄腻，用温胆汤加回半夏，陈皮换为橘红；合三子养亲汤，加炒葶苈子、黄芩、瓜蒌、贝母，清肺热可以用泻白散（桑白皮、地骨皮）。

肺为娇脏，久咳伤阴，如兼见五心烦热，咽燥盗汗，舌质红，脉细数。应佐润肺敛阴的百合、麦冬、贝母、白芍、五味子、生牡蛎、白薇。

木火刑金，如兼见胁痛易怒，苔黄质红，脉象弦数。依照歌诀"清肝泻肝丹栀泽"，应佐清肝泻肝之品，用牡丹皮、栀子、泽泻，以及黛蛤散、桑白皮、黄芩炭、地骨皮、白茅根、藕节炭。

气虚失摄，痰中带血或咳吐纯血，面色少华，神疲乏力，头晕、目眩、耳鸣、心悸，舌淡，脉虚细，或细数无力。宜益气摄血，健脾养血，选用拯阳理劳汤加减。主药有人参，炙黄芪，生白术，大枣，全当归，生甘草，白及，阿胶珠，三七粉。方中人参、黄芪益气摄血；白术、大枣、甘草健脾益气；当归、阿胶珠养血止血；白及、三七粉收敛，祛瘀止血。

（2）局部主症 B：咳血同咳痰关系密切，止血先止咳，止咳先祛痰，如用止血粉（川贝、三七、花蕊石、蛤壳粉研末装胶囊，每次服 3g，每天 3 次）。

本病的辨证主要在于辨别咳嗽、咳痰与咯血的情况。

咳嗽与咳痰的辨别：应从咳嗽的时间、程度及咳痰的色、量等方面进行辨别。本病的特点为反复发作，咳嗽、咳痰均长期存在。如咳嗽不甚、发作不频，只偶见脓痰为感邪较轻，肺热不重；咳嗽随体位改变，如晨起或卧床后加剧，咳痰增多，甚至每日数百毫升，质稠色黄或黄绿，为痰热壅盛，阻遏肺气；如咳嗽痰少，黏稠难于咳出，或干咳无痰，则可考虑为阴虚肺燥。

咯血的辨别：应辨别血的色泽、质地及量的多少。血色鲜红、质地黏稠者，为热证、实证；血色淡红、质地清稀者，为虚证、寒证；血色暗红、夹有血块者，为瘀血。根据咯血量的多少，可将其分为轻、中、重三度。轻度：一天出血量少于 100mL 或一次咯血 50mL 以内；中度：一天出血量在 100 ～ 500mL 或一次咯血 50 ～ 100mL；重度：一天出血量超过 500mL 或一次咯血在 100mL 以上，脉率 100 次 / 分左右，或较咯血前增加 10 ～ 20 次 / 分，血红蛋白 100g/L 以内，或较咯血前下降 20g/L 以上，血压可下降，或因咯血引起喘促、紫绀肢厥、脉微。

治疗大法：热毒损伤肺络，肺气上逆，迫血妄行为本病的主要病机，故以清肺解毒、降火凉血为其基本治疗大法。同时也要注意肺络损伤、气逆血瘀、血溢气道存在于本病始终，故应配合消瘀之法。

（3）风险与间接处理 C：肺与大肠相表里，肺热可以移肠，如兼见大便干，可选加润肠的全瓜蒌、草决明、大黄炭、莱菔子、桃仁、白菊花和当归，利于增加止血之力。

三、案例分析

下面介绍一下《沈绍功验案精选》第 116 页咯血痰热内蕴，灼伤肺络案。

王某，女，52 岁，2004 年 4 月 10 日初诊（清明）。

病史：反复咳嗽、咳痰 5 年，每遇感冒后加重，痰量较多。1 个月前出现痰中带血，血色鲜红，但量不多，于附近医院查肺，CT 诊断为右下肺支气管扩张症，予"安络血"等药物口服后，咯血止。2 天前因进食辛辣刺激食物后，症状复发，痰中带血，色鲜红，量较多，无胸闷气短，大便干燥。

检查：舌质红，苔黄腻，脉弦滑。右下肺可闻及少量湿啰音，心率 78 次 / 分，律齐，胸片示右下肺纹理粗乱。

辨证：肺为清肃之脏，若痰热内蕴于肺，每遇外感或过食辛辣，则助热生痰，引发宿邪，致肺气上逆，可见咳嗽咳痰；热邪内伏日久，灼伤肺络，血溢脉外而见痰中带血；热邪下移大肠而致便秘。舌质红，苔黄腻，脉弦滑为痰热内蕴之征。其病位在肺，证属痰浊化热，肺络受损。

诊断：咯血。痰热内蕴，灼伤肺络证；支气管扩张。

治法：清热祛痰，凉血止血。投《备急千金要方》苇茎汤加味。

处方：芦根15g，桃仁10g，生薏苡仁10g，冬瓜仁10g，牡丹皮10g，野菊花10g，仙鹤草10g，全瓜蒌30g，黄芩炭10g，桑白皮10g，白茅根10g。

结果：上方每日1剂，水煎服，分2次加云南白药1g冲服。连用7天后，咯血止，唯痰多易咯。去云南白药，原方加鱼腥草水煎服，每日1剂。再服7剂后，痰除血止。此后每遇痰中带血时，即服上方，10剂左右即止。

处方策略ABC分析：

（1）全身状态A：舌质红，苔黄腻，脉弦滑，本案未用温胆汤，若应用亦可。

（2）局部主症B：祛痰为先，千金苇茎汤本身就是祛痰为主、化瘀与清热为辅助的方剂。加瓜蒌，祛痰，更能通腑；黄芩炭、桑白皮、白茅根清肺热；牡丹皮、野菊花凉血；黄芩炭既清肺火又可止血，合用云南白药止血而不留瘀。

（3）风险与间接处理C：给邪出路，桃仁、冬瓜仁、全瓜蒌通腑，桑白皮、芦根、生薏苡仁利小便；仙鹤草止血，且扶正祛邪。

第 45 讲　呼吸第五

　　风燥咽痒咳阵发，荆防桔杏菀冬花
　　归梅地龙用三克，气虚加芪收工法

一、歌诀阐释

【歌诀】

　　　　　风燥咽痒咳阵发，荆防桔杏菀冬花。

　　　　　归梅地龙用三克，气虚加芪收工法。

【阐释】

　　风燥咳嗽以咽痒、阵发干咳、无痰为特征，治宜疏风润燥，解痉止咳。用风咳汤治疗，方药组成为荆芥穗、防风各 5g，桔梗、杏仁、紫菀、款冬花、当归各 10g，乌梅 15g，地龙 3g。方中荆芥穗、防风疏风，桔梗、杏仁、紫菀、款冬花宣肺祛痰止咳，当归、乌梅养血润燥，地龙解痉止咳。久咳伤肺，扶正祛邪可以加生黄芪 15g 益肺固表。

二、临床应用

　　风咳汤适用于风燥咳嗽。风燥咳嗽的特点是咽痒而咳，干咳无痰，阵发性剧烈咳嗽，昼轻夜重，多见于感冒之后，也可见于急性气管 - 支气管炎，慢性气管炎以及咳嗽变异性哮喘，或支原体性肺炎等。

1. 病机 A

外感诱发，缠绵难愈；化寒化热，损及心肾。

原理:《素问·咳论》有训:"五脏六腑皆令人咳，非独肺也。"

(1) 外感诱发，伴咽喉肿痛，用牛蒡子、板蓝根，或马勃、玄参、山豆根。

伴咽哑用泻白散加诃子；伴发热用外感三方（荆防败毒散、银翘散、三仁汤）。

（2）无外感，痰浊化热痰黏稠，用三子养亲汤加鱼腥草、黄芩、生黄芪。

（3）苔腻温胆，不腻杞菊。收工法，久病及肾，用金水相生的1/2风咳汤加杞菊地黄汤。1/2风咳汤的组成为，荆芥、防风用一个，桔梗、杏仁用一个，紫菀、款冬花用一个。

（4）纳差六君，肺脾两虚，要补土生金，用风咳汤加六君子汤，肺气损伤用玉屏风散。

（5）津少增液，阴虚火旺，用金水相生的风咳汤加麦门冬汤加玄参。

（6）心阳受损，见心悸短气、肢冷，合黄芪桂枝五物汤。

2. 主症 B

风燥咳嗽。咽痒而咳，为风邪，疏风宜荆芥、防风各5g；要宣降肺气，用桔梗、杏仁；干咳无痰，少痰，而风邪阻闭也会化痰，故用紫菀、款冬花祛痰而不伤阴的同时，用当归、乌梅养阴血、润燥；阵发性剧烈咳嗽，用地龙3g搜风解痉。

治疗过程中仍要注意以下几点。

其一，正气不足的话，身体就会过敏，会出现各种过敏症状，比如打喷嚏、流鼻涕、咳嗽、哮喘，还有各种皮肤病。皮肤病也是风邪的表现，多为内风与外风一起侵袭。所以这个方子第一重要的药就是防风。防风辛温，辛能散，温能驱寒。防风最重要的一个特性就是驱风，能够抵御外界的风，这种本草"八风吹不动"，别的草都是墙头草随风倒，唯独防风如泰山、如磐石，任你狂风大作，就是屹立不倒。因为这种特性，中医用防风来驱风。

其二，桔梗的意义。治疗感冒之后仍要治疗咳嗽，主治前提是风邪犯肺。风是风寒，但是寒邪不盛。由于风邪犯肺，肺受邪以后肺气不宣，津液不得输布，聚而成痰，随气上下，痰随气上逆就产生了咳嗽，所以治疗的时候既要治痰，又要宣肺。祛痰止咳药中有许多药有下气的作用，如果不用宣肺的药，有降无升，这样容易导致感冒的外邪不得出，所以用桔梗看起来很平常。实际上治疗这一类病的前提，应立足于宣肺，在宣肺的同时再加下气除痰止咳的药，如紫菀、款冬花，这都是温性的下气、祛痰止咳的药。另外加荆芥散风，帮助桔梗宣畅肺气。临床时要注意，表证不明显就是我们习惯所讲的伤风咳嗽，以咳嗽为主。

其三，小剂量的地龙清肺平喘，用于治疗肺热哮喘，且能搜风止痉，对于痉挛性、阵发性剧烈咳嗽有效。配合当归养血和血，为祛风先行血之意。注意，咳嗽减轻以后，要及时去掉这个药物。

3. 风险及间接处理 C

主要是乌梅收敛，反佐各辛散药物，防止其辛散太过。

乌梅，特别酸，酸就能够收敛，能够生津。乌梅治疗过敏性咳嗽、哮喘、腹泻都有很好的疗效。这个方子有收有散有补，有寒有温。防风散，乌梅收，当归能补。如果脾胃气虚，可以在这个方子的基础上加入白术 10g，或生黄芪 15g、灵芝 10g，补土生金、扶正祛邪，效果更佳。西医学认为过敏是因为免疫力低下，中医学认为身体的免疫力大本营在脾胃，所以强壮脾胃是防止过敏最好的方法之一，尤其是防止呼吸系统的过敏。

三、案例分析

患者，男，80 岁，干咳无痰 5 年余，加重两周。刻下症见：干咳无痰，阵发性剧烈咳嗽，夜晚加重。发作时，无法控制，甚则以头抢地。心悸汗出，寐差，舌红苔黄厚腻，脉沉无力。

处方：温胆汤合风咳汤、黄芪桂枝五物汤。

第 46 讲　消化第一

苔腻痰湿温胆汤，苔薄纳差六君良

一、歌诀阐释

【歌诀】

苔腻痰湿温胆汤，苔薄纳差六君良。

【阐释】

消化系统的主要功能归于中医学的脾胃两脏。脾与胃互为表里，脾升胃降，燥湿相济。其核心病机为痰浊中阻与气阴两虚。痰浊中阻是消化系统疾病常见的病机，调治脾胃首先要祛痰利湿。痰湿中阻，见舌红苔腻、纳差以及其他脾胃主症，可以用温胆汤来祛痰湿、理气血、和中焦；若气虚，舌淡苔薄或腻，见纳差以及其他脾胃主症，可以用香砂六君子汤健脾和胃、行气祛痰。

复习一下温胆汤和香砂六君子汤的歌诀。

（1）温胆汤歌诀

苔腻温胆

沈氏女科温胆汤，竹枳苓陈郁金菖。

莱蒌车白两分利，三仙芦根消导良。

三竹茵泽三石布，分级丹参同治方。

各病苔腻随加减，不腻杞菊地黄汤。

（2）香砂六君子汤歌诀

纳差六君

纳差香砂六君子，苔薄苓陈人参术。

倍参芪扁倍香附，三仙消食砂良附。

二、临床应用

1. 脾胃病的基本病机与处理方法

消化系统的主要功能在于摄取食物、补充能量、排泄废物，在维持人体生长发育和新陈代谢方面具有重要的作用。中医学将其喻为"后天之本"，归之于脾胃中焦。胃主受纳，脾主运化，为水谷之海，仓廪之本，营之居也。

脾与胃互为表里，脾升胃降，燥湿相济。若脾胃功能失常，则水谷消化转输发生障碍，常见脘痛腹胀、恶心呕吐、泛酸嗳气、纳食不香、大便秘结或溏泄等证，便是西医学的胃炎、食道炎、溃疡病、肠炎、痢疾等。

脾胃病证核心病机为脾失健运、痰湿中阻、升降失常，久则脾胃气阴两虚、瘀血阻滞。治疗策略：实证苔腻，祛痰湿，以温胆汤为基础方，若是虚证苔薄不腻，以香砂六君子汤为基础方补气健脾，以益胃汤养胃阴。

2. 脾胃病的主症与处理

胃肠病证的最显著证候学特点是脘痛腹胀、恶心呕吐、泛酸嗳气、纳食不香、大便秘结或溏泄等证。一般病变发展较缓慢，病程长，病情易反复发作，时好时坏。但也有急症如急性胃脘痛、急性腹痛、急性泄泻等，起病急骤，传变迅速，病程较短。

对脾胃病证的辨证，首先要抓住主症。胃肠病证有其特殊的临床表现，如恶心、呕吐、排便异常等。同时近年来应用胃镜、肠镜、组织细胞病理检查等，为辨证提供了更为准确的直观依据。其次，要了解次症和病史，详问诱发原因，特别是询问发病与饮食的关系，以及发病与冷热的关系；第三，要辨是虚是实，是寒是热，在气在血，在脏在腑。

脾胃为后天之本。消化系统主症与处置要点，决定治疗的全局。故而"十问歌"以"上下两口"为要。

"十问歌"始见于《景岳全书·传忠录·十问篇》：一问寒热二问汗，三问头身四问便，五问饮食六胸腹，七聋八渴俱当辨，九因脉色察阴阳，十从气味章神见，见定虽然事不难，也须明哲毋招怨。

"十问"中的关键为问"上下两口"。"上口"问食欲，苔腻纳呆用温胆汤；苔薄纳呆投香砂六君子汤、舌红少苔投益胃汤。"下口"问两便，便秘用白菊花、当归，便溏投葛根、白扁豆。溲少用车前草、白花蛇舌草，溲频投滋肾通关丸。

3. 后天之本及开手法

脾胃为"后天之本"，在防病、养生以及治疗策略选择等方面也有着重要意义。如李东垣在《脾胃论·脾胃盛衰论》中说："百病皆由脾胃衰而生也。"故在日常生活中不仅要注意饮食营养，而且要善于保护脾胃；如在患病时，针对病情进行忌口，用药时也要顾及脾胃等，都是脾胃为"后天之本"在防病和养生中的具体体现。

《素问·平人气象论》曰："胃气为本。"《灵枢·五味》曰："五脏六腑皆禀气于胃。"胃气在生理角度上讲，代表人体的消化吸收功能，是人体抗病能力的标志。在病理上讲，"有胃气则生，无胃气则死"。所以保护胃气是防病、治病的首要关键点。

治病首先要注意"胃气"，也就是把开胃纳谷放在首位。纳呆一证造成两个后患：一是影响消化吸收，降低抗病能力；二是对证的汤药，由于纳呆影响脾胃的吸收功能，会进一步降低药效。因此在投药前必须问一问患者的食纳。如见纳呆，则要分清两类证情：一是苔腻纳呆，属于湿阻中焦，宜芳香开胃，投温胆汤、保和丸化裁，以竹茹、枳壳、茯苓、陈皮、石菖蒲、郁金、莱菔子、焦三仙、木香、蒲公英、连翘、生牡蛎为主；另一类是苔薄纳呆，属于脾不健运，宜健脾开胃，投香砂六君子汤、养胃汤化裁，以党参、炒白术、茯苓、陈皮、木香、砂仁、乌梅、芦根、生杜仲、生白芍、车前草、生山楂为主。

"胃气为本"乃治病宗旨。开手法的要点是处理纳呆。核心用药为生薏苡仁、砂仁、白扁豆、石菖蒲。

经芳香开胃或健脾开胃施治后，患者食纳振奋，消化吸收的功能恢复。再据病证投以辨证论治方药，其效必定大增。故治病要注意"胃气为本"，不可一味辨证论治而疏忽胃气的重要性。

三、案例分析

沈老曾遇一位气虚血瘀的脑血栓患者，姓李，68 岁，发病 1 个半月，右侧脑室血栓，左侧半身不遂，神疲，气短，患肢麻木无力，纳呆便干，苔薄白腻，脉象细滑。治以益气活血，投补阳还五汤，服大活络丹共 14 剂，肢体不遂未见起色，改投温胆汤、保和丸合剂，专治苔腻纳呆。7 剂后苔退纳振，再投原方补阳还五汤，1 个月后下肢可以步履，麻木大减，上肢活动仍差，但肌力增加 1 级。续服 2 个月并配合针灸，左侧半身不遂明显改善，生活可以自理。可见保护、振奋"胃气"之重要性。

第 47 讲　消化第二

湿热分利和气血，虚寒温肾润柔肝

一、歌诀阐释

【歌诀】

湿热分利和气血，虚寒温肾润柔肝。

【阐释】

"湿热分利和气血，虚寒温肾润柔肝"，这一句话是消化系统疾病间接治疗的基本要点。以虚实为纲分类消化系统疾病，核心病机为痰浊中阻与气阴两虚。

其一，痰浊中阻多化热，实证以湿热中阻为典型证，治疗时在温胆汤的基础上给邪出路、调畅气血。用药要点在温胆汤歌诀之中。

温胆汤歌诀：

苔腻温胆

沈氏女科温胆汤，竹枳苓陈郁金菖。

莱菔车白两分利，三仙芦根消导良。

三竹茵泽三石布，分级丹参同治方。

各病苔腻随加减，不腻杞菊地黄汤。

"竹枳苓陈郁金菖"，是温胆汤的基本组成；"莱菔车白两分利，三仙芦根消导良"，是给邪出路，分利二便，消食导积；"三竹茵泽三石布"是祛湿热的分级用药；"分级丹参同治方"，丹参与炒枳壳、陈皮、郁金合用行气活血。

其二，虚证以脾胃气虚、寒化为典型证。治疗以香砂六君子汤健脾益气、行气祛痰为基础，可以加温脾阳的桂枝、干姜。而间接治疗，可以补火生土，用生杜仲、巴戟天等温肾阳、补命火之品来促进脾土的化生；也可以通过养血柔肝，使得肝气条达而不再克伐脾土。

香砂六君子汤歌诀：

纳差六君

纳差香砂六君子，苔薄苓陈人参术。

倍参芪扁倍香附，三仙消食砂良附。

二、临床应用

本讲学习慢性浅表性胃炎的证治。慢性胃炎系指不同病因引起的各种慢性胃黏膜炎性病变，是一种常见病，其发病率在各种胃病中居首位。

自纤维内镜广泛应用以来，医学界对慢性胃炎的认识有明显提高。常见的有慢性浅表性胃炎、慢性糜烂性胃炎和慢性萎缩性胃炎。本讲以慢性浅表性胃炎为例，分析"湿热分利和气血，虚寒温肾润柔肝"的应用。

1. 慢性浅表性胃炎的病因病机及其处理策略

其一，病因。

（1）幽门螺杆菌感染、病毒感染或其毒素损伤。多见于急性胃炎之后，胃黏膜病变经久不愈而发展为慢性浅表性胃炎。主要指幽门螺杆菌感染。

（2）刺激性物质。长期饮烈性酒、浓茶、浓咖啡等刺激性物质，可破坏胃黏膜保护屏障而发生胃炎。有些药物如保泰松、消炎痛、辛可芬及水杨酸盐、洋地黄等可引起慢性胃黏膜损害。

（3）口腔、咽部的慢性感染；胆汁反流；深度 X 线照射胃部。可引起胃黏膜损害，产生胃炎。

（4）环境变化、长期精神紧张、生活不规律。如环境改变、气候变化，人若不能在短时间内适应，可引起支配胃的神经功能紊乱，胃液分泌和胃的运动不协调，产生胃炎。

其他病变的影响，如尿毒症、溃疡性结肠炎等均可引起慢性胃炎。

其二，病机与处理策略。

慢性胃炎的病因与诸多因素有关，初期在气，实证居多，由外邪、饮食、情志不遂等原因所致，且病因较为单一，常见的有胃气壅滞、胃中蕴热、肝胃郁热等实证；如胃病失治，由胃及脾，脾病多虚，虚实夹杂，间而有之，可见胃热兼有阴虚，脾胃阳虚兼见内寒，以及兼夹瘀、食、气滞、痰饮等。就胃痛的病位而言，初在胃，久病及脾，也与肝有密切的关系；若化源不足，可累及肝胆、肾。而其基本病机多为胃气阻滞，胃络瘀阻，胃失所养，不通则痛。实证为气滞、痰湿、血瘀，见苔腻以温胆汤为主；虚证主要有脾胃虚弱、胃阴不足，可以用香砂六君子汤、益胃汤或百合乌药散为基础方。即"苔腻痰湿温胆汤，苔薄纳差六君良"。

2. 慢性浅表性胃炎的主症及其治疗方药

慢性浅表性胃炎缺乏特异性症状，症状的轻重与胃黏膜的病变程度并非一致。大多数病人常无症状或有程度不同的消化不良症状，如上腹隐痛（胃脘痛）、食欲减退（纳呆）、餐后饱胀（胀满）、反酸等。

本讲主要学习胃脘痛的治疗。总论开手法中介绍了胃炎的基本治疗要点，即"胃炎柴附扁木英，疏肝调气寒热已；寒桂四君重芪姜，热合温胆芩连薏"。胃热可导致气滞、湿阻，其基础用药为蒲公英、木香和白扁豆。其一，湿热中阻，清热用蒲公英，可以加用连翘、白菊花，以及黄芩、黄连加强清热作用；行气，在温胆汤中陈皮、枳壳的基础上再加木香；祛湿注意用白扁豆，需要依照温胆汤加减法，用"利湿茵泽苡车前"，辅助特殊用药"奇药桑皮留泽兰"。其二，胃寒导致的气滞、湿阻，也可以用蒲公英、木香和白扁豆为基础用药，不过，蒲公英是反佐。胃寒以气虚、气滞、湿阻为基础，可以用香砂六君子汤为基础方，加温阳散寒的桂枝、干姜。治疗胃炎典型的温阳散寒的方剂为黄芪桂枝五物汤，可以与香砂六君子汤合用。

胃脘痛，实痛属热，虚痛属寒。胀痛为气滞，刺痛属血瘀，饱痛为食阻，麻痛发沉属痰浊，阵痛顶撞为虫积。总之实痛以暴痛拒按、苔白脉迟为主，常选金铃子散（川楝子、延胡索）、丹参、苏木、三七、大黄、牡丹皮、赤芍、青皮、全瓜蒌、黄芩、柴胡、薏苡仁、蒲公英；虚痛以隐痛喜按、舌淡脉细为主，常选投当归、川芎、赤芍、白芍、党参、白术、生黄芪、党参、白术、炙甘草、蛇床子、饴糖。

3. 慢性浅表性胃炎的风险与间接治疗

"湿热分利和气血，虚寒温肾润柔肝"。其中，"湿热分利和气血"在温胆汤加减法中已经具备。如和气血，温胆汤理气和血、逐瘀化痰，方中理气活血最主要的药是郁金，化瘀还可以加丹参。

这里主要讲疏肝与消食。其一，"胃炎柴附扁木英，疏肝调气寒热已"，疏肝的主要药物为柴胡、香附。肝胆主疏泄，脾胃主升降。肝木疏土，助其运化之功；脾土荣木，成其疏泄之用。肝气横逆，常侮犯脾胃，治当疏肝和胃，选用柴胡疏肝散为代表方；反之脾胃气壅而阻抑肝气疏泄，或脾胃虚弱招致木来乘土，治宜扶土抑木，选用香砂六君子汤为代表方。

其二，消食。要注意胃炎和食积的关系，加 6 味药（莱菔子、焦三仙、生鸡内金、炒苍术、茯苓、陈皮），主要的药为莱菔子和生鸡内金，鸡内金就是酵母素，要生用，因其畏热，可以把鸡内金磨成粉冲服，效果更好。治疗胃炎，用蒲公英、莱菔子、生鸡内金，按 1∶2∶2 的比例，即莱菔子、生鸡内金各 2 份，蒲公英用 1 份，磨成粉，装在胶囊里，每日 3 次口服，每次 3g。

三、案例分析

《沈绍功验案精选》第 121 页载的胃炎湿浊气滞、阻于中焦医案。

刘某，33 岁，2001 年 9 月 21 日初诊（白露）。

病史：胃脘部不适 5 年，多年来经中西医多方诊治，病情未能控制。

刻下症见：胃脘胀痛，以胀为重，受寒易痛，呕吐泛酸，纳食不馨，大便溏薄，胸闷气短。

检查：舌质红，苔白腻，脉沉细。电子胃镜检查示胃黏膜慢性浅表糜烂性增生。

辨证：中焦属土，土性为湿，湿易留阻于中，影响脾胃运化，脾升胃降为顺，升降不得，气机阻滞，而见胃脘不适，纳食不馨，湿与气结，逢热气易生胀，着凉湿易作痛；寒则脾气不升而反降，而见大便溏泄；热则胃气当降而逆上，故夹热而泛酸；中焦气机不畅，也可使上焦气机难以宣达，故有胸闷气短之症；舌质红可见于气滞有热，苔白腻必见于湿阻于中，脉沉细者也与本证合拍。其病位在中焦，证属中焦湿阻，气机失畅。

诊断：胃脘痛。湿浊气滞，阻于中焦证。浅表性胃炎，黏膜糜烂增生型。

治法：理气化浊，清胃醒脾。以《三因极一病证方论》温胆汤、《千金方》菖蒲郁金汤合《素问病机气宜保命集》金铃子散加减。

处方：竹茹 10g，枳壳 10g，茯苓 10g，陈皮 10g，木香 10g，砂仁 10g，香附 10g，石菖蒲 10g，郁金 10g，蒲公英 10g，连翘 10g，生牡蛎 30g，川楝子 10g，延胡索 10g，车前草 30g，丹参 30g。

结果：上方每日 1 剂，水煎分 2 次服。连服 7 剂后，胃脘胀痛明显缓解，泛酸亦少，苔转薄白，乃气滞渐行，中湿欲去之征。药已中病，因泛酸有减，上方去生牡蛎，加煨葛根，取其暖脾生津，和顺胃气。仍感气短、胸闷，加服正心泰胶囊，以开胸益心。

再服 14 剂后，胃脘胀痛大减，气短胸闷亦减，精神振作，苔薄白，脉沉细。湿去气行，但中气不足，去竹茹，加党参、炒白术，合四君子汤之意，补益脾胃之气；复因消化不强，又加焦三仙、鸡内金，以助纳运消导。投 14 剂后，胀痛不作，食量大增，心悸、胸闷减轻。昨日因受凉而致腹泻肠鸣，便次多而稀薄，加生杜仲、桑寄生，温火补土止泻。再服 14 剂后，腹泻已止，无明显不适，脉略弦细，杞菊地黄胶囊轻补善后。

处方策略 ABC 分析：

（1）全身状态 A：胃脘胀痛，呕吐泛酸，纳食不馨。舌质红，苔白腻，脉沉细。用温胆汤。先以去实为法，邪不去则正不复。实去之后就当补虚，补法亦应顺脏腑气性。脾运在于气健，故补予党参、白术；胃纳在于消导，故助以鸡内金、神曲。"补脾不如补肾"，火温则土厚，用生杜仲、桑寄生之意可见一斑。

（2）局部主症 B：胃胀，用木香、香附、蒲公英、连翘；胃痛用川楝子、延胡索、丹参。

（3）风险与间接处理 C：腹泻，用茯苓、木香、砂仁、生牡蛎、车前草。

第 48 讲　消化第三

利湿茵泽苡车前，奇药桑皮留泽兰

一、歌诀阐释

【歌诀】

利湿茵泽苡车前，奇药桑皮留泽兰。

【阐释】

"利湿茵泽苡车前，奇药桑皮留泽兰"提示脾胃疾病祛除湿热、利湿的用药要点。以虚实为纲分类消化系统疾病，核心病机为痰浊中阻与气阴两虚。

痰浊中阻多化热，实证以湿热中阻为典型证，治疗时要在温胆汤的基础上给邪出路、调畅气血。用药要点在温胆汤歌诀中。

胃炎的核心用药为蒲公英、木香、白扁豆。白扁豆祛湿，实证用于温胆汤、虚证用于香砂六君子汤中均可。

湿热中阻，以温胆汤为基础方祛痰湿，可以遵照温胆汤加减法，以加强祛湿作用。

温胆汤歌诀：

苔腻温胆

沈氏女科温胆汤，竹枳苓陈郁金菖。

莱蒌车白两分利，三仙芦根消导良。

三竹茵泽三石布，分级丹参同治方。

各病苔腻随加减，不腻杞菊地黄汤。

应用"莱蒌车白两分利"，"三竹茵泽三石布"祛湿的关键用药是"利湿茵泽苡车前"。加强祛湿作用，可选用"奇药桑皮留泽兰"。即泽兰叶、王不留行、桑白皮之属。

二、临床应用

本讲以慢性萎缩性胃炎为例，学习脾胃疾病的祛湿法，即湿热证中重用，阴虚证中轻用或反佐使用。慢性萎缩性胃炎是慢性胃炎的一种，指胃腺体萎缩、胃黏膜变薄、黏膜肌层增厚，出现上腹部疼痛、胀满的慢性胃病。本病的确诊需依靠病理学检查资料，当病理活检发现胃黏膜固有腺体萎缩时，即可诊断为本病。根据病变好发部位和血清中壁细胞抗体存在与否，可将本病分为 A 型（胃体部）、B 型（胃窦部）和 AB 型（胃体及胃窦黏膜的病变均较重，而壁细胞抗体有的阳性，有的阴性）的三种。

1. 慢性萎缩性胃炎的全身状态及其处理

慢性萎缩性胃炎初期以胃部局部主症为主，如上腹部疼痛、胀满、纳呆、嗳气、口苦，日久则腹泻、面色少华、神倦乏力，后期可见营养不良、消瘦、贫血、齿龈萎缩，属中医胃脘痛、痞证、呕吐、反胃等范畴。

该病可由感受外邪、脾胃素虚、饮食不节、七情所伤引起。

（1）感受外邪：外感风寒湿热之邪，因失治误治，邪热内陷，病邪结于中焦，脾胃升降失职而成本病。

（2）脾胃素虚：禀赋不足，平素脾胃不健，或久病不愈延及脾胃，或用药不当致中阳不运，精微不化，升降失职，气机阻滞而成本病。

（3）饮食不节：暴饮暴食，嗜食肥甘辛辣，或长期烟酒，或饥饱无常、寒温失调，均可损伤脾胃，使通降失司，气机壅塞。

（4）七情所伤：忧思恼怒及情绪紧张，致使肝气郁结，木郁不达，横逆犯胃，气机壅塞；气滞日久，血行失畅，瘀血阻络，亦可引发本病。

该病以缓慢发病为多见，病情多迁延，缠绵难愈。病位在胃，但与肝脾密切相关。其性质为本虚标实，常虚实夹杂，寒热错杂，或瘀滞兼见。表现为脾胃升降失常，脾运不健，胃气上逆；或气滞中焦，窒塞不通；由腑到脏，由滞而瘀。

病机转化。本病初起以寒凝、食积、气滞为主，属实证。病情进一步发展，则郁而化热，表现为寒热互见。邪气久羁，消耗正气，则由实转虚或虚实夹杂。虚证可表现为阴虚、阳虚、气血不足等。久病入络则变生瘀阻，形成营血不足、胃络受阻之虚实夹杂证。总之，基本病机是脾失健运、胃失和降。

脾胃虚弱、气机逆乱是本病的中心环节，故健脾和胃、调畅气机为本病的基本治疗大法。本病的临床证候常以寒热错杂、虚实夹杂、本虚标实兼见，治疗时宜邪正兼顾，扶正祛邪，寒热平调。扶正总以健脾养胃为先，祛邪则应分别病邪之属性，寒凝者温中散寒，食积者消食导滞，气滞者理气解郁，热郁者清热化浊，血瘀者化瘀通络。

实证以脾胃湿热为主，其他可以见到肝胃不和、瘀血阻络；虚证可见脾胃阴虚，也可以见到脾胃虚寒。该病治疗的基本策略与一般胃炎相同，参考歌诀"胃炎柴附扁木英，疏肝调气寒热已；寒桂四君重芪姜，热合温胆芩连薏"。

基础方剂与开手法相同，苔腻用温胆汤，苔薄不腻用香砂六君子汤，舌红少苔用益胃汤或百合乌药散。这些都与浅表性胃炎的治则相同。

不同之处，该病日久则腹泻、面色少华、神倦乏力，后期可见营养不良、消瘦、贫血、齿龈萎缩，故而疗程更长，治疗以慢病轻治为基本原则，在恢复脾胃功能的基础上，轻补、平补，以治疗全身的虚损状态。

2. 慢性萎缩性胃炎局部主症 B 及其处理

慢性萎缩性胃炎局部主症，腹部疼痛、胀满、纳呆、嗳气、口苦，日久则腹泻。该病治疗以慢性浅表性胃炎治疗策略为基础，可以通用蒲公英、木香和白扁豆。即"胃炎柴附扁木英，疏肝调气寒热已；寒桂四君重芪姜，热合温胆芩连薏"。

湿热中阻，可以将三药加入温胆汤中；苔薄不腻，可以将三药加入香砂六君子汤中。胃寒以气虚、气滞、湿阻为基础，故可以用香砂六君子汤为基础方，加温阳散寒的桂枝、干姜。治疗胃炎的典型温阳散寒的方剂为黄芪桂枝五物汤，可以与香砂六君子汤合用。

其特殊之处，萎缩性胃炎常常寒热错杂，气血不畅，夹湿阻络，久治难愈。

沈老自拟方"蛇蜂汤"调治有效，具体方药组成如下。

蛇蜕又名蛇退、蛇衣。入肝祛风，解毒定惊，可用 5g。蜂房又名露蜂房，系蜂窝，入肝祛风，解毒止痛，可用 10g，2 味共为主药。辅以活血调气而止痛的丹参 30g、延胡索 10g，清热渗湿而排毒的生薏苡仁 10g、茯苓 10g、花粉 10g、蒲公英 10g，温中行气而止痛的荜澄茄 5g；佐使以酸涩生津、和胃止血的乌梅 10g，祛瘀生新、补阴利尿的血余炭 5g，辛温祛风、解毒止痛的白芷 10g。全方由 12 味药合成，是温中祛风，和胃解毒，调畅气血，寒热兼施之剂。应用时对过敏体质者慎之，因蛇蜕、蜂房的异性蛋白可引发或加重过敏反应。

3. 脾胃阴虚痞满的 ABC 结构

脾胃阴虚证系胃痛日久，因寒邪化热，或气郁化火，或胃热素盛，或过用温燥之药，而致胃液受耗，郁火内盛，故见胃脘灼痛、口燥咽干、烦渴思饮；阴伤肠燥，则大便干结；舌红少津、脉弦细数，为阴虚内热之征。

（1）全身状态 A：阴伤肠燥，则大便干结；舌红少津、脉弦细数，为阴虚内热之征。舌红少苔，用益胃汤，或百合乌药散，选加润肠通便的"莱菔归菊桃草军"。肝胃火燔、劫烁肾阴，治疗宜滋肾养肝为主，佐以清胃清肝，常用一贯煎，或可加黄连、竹叶以增清火泄热之功。

（2）局部主症 B：胃脘痛、痞满。共性用药，治疗宜选用蒲公英、木香、白扁豆。特殊用药为百合乌药散。痞满多由脾胃气滞导致，常见的原因可以是湿热、血瘀或寒湿，而阴虚火旺，也会导致胃脘气滞。这是痞满诊治的难点。因滋阴的药物会腻滞，加重气滞痞满；行气药物多温燥，会伤阴助热。为此，滋阴不腻滞，行气不温燥，就是治疗阴虚气滞痞满的关键。清代医家陈修园在《医学实在易》中用的百合乌药散，为这个难题提供了答案。方中的百合滋阴不腻滞，乌药行气不温燥。

纳差者，可加少量陈皮、神曲、麦芽之类以助胃气通降。

吞酸者，加煅瓦楞子。

疼痛较甚者，可合芍药甘草汤，柔肝缓急止痛。

兼有瘀滞者，加金铃子散、丹参活血化瘀。

（3）风险与间接处理 C：补气以生阴。

其一，反佐，白扁豆祛湿。湿热证，见苔腻，治宜在温胆汤的基础上加大祛湿作用即可。阴虚有热的胃炎，热阻津停，也会有湿邪。这是阴虚有湿的复杂情况，需要在滋阴生津的同时，反佐祛湿药物，可以选择白扁豆。白扁豆祛湿健脾，作用柔和而不伤阴液。

其二，间接治疗。补气以生阴，加党参补气以生津。

三、案例分析

张某，76岁，慢性萎缩性胃炎50余年，胃胀，隐痛，反酸，贫血，消瘦，大便不成形，舌红少苔，脉细数。

难点：行气伤阴，滋阴腻滞；止泻伤阴，滋阴致泻；全身虚损，补益害胃。

策略：慢病轻治，不图速效。

（1）全身状态 A：益胃汤。

（2）局部主症 B：蒲公英、木香、白扁豆。

（3）风险与间接处理 C：补气以生阴。

第 49 讲　消化第四

清热英翘白菊花，清不害胃可择一

一、歌诀阐释

【歌诀】

清热英翘白菊花，清不害胃可择一。

【阐释】

脾胃疾病，有热当清热。"清热英翘白菊花，清不害胃可择一"，提示湿热中阻，清热可以选用蒲公英、连翘、菊花、生栀子。当然，黄芩、黄连、大黄、石膏等清热药，也可以根据病情选择一到二味药物使用。但要注意把握热邪的轻重，中病即止。

二、临床应用

消化性溃疡病是一种常见的消化系统疾病。有急性和慢性之分，以胃和十二指肠的溃疡最为常见，所以一般称为消化性溃疡，系指胃及十二指肠的溃疡病。

消化性溃疡患者的主要临床表现是长期周期性发作的节律性的上腹部疼痛，可伴有泛酸、流涎、恶心、呕吐、嗳气等，还可并发出血、穿孔及幽门梗阻等疾病，常与胃炎并存。诊断除依据以上临床表现外，钡剂 X 线检查必须显有龛影；内窥镜检查可直视溃疡的存在和形态，分为活动期、愈合期、瘢痕期三个病期。要高度注意其与癌性溃疡的鉴别，故必须进行活检。

根据消化性溃疡患者的临床表现，本病大致可归属于中医的胃脘痛、心痛、吐酸等范畴，与便血、呕吐也有一定关系。

1. 消化性溃疡病因病机及其处理

消化性溃疡病起于脾胃虚弱，可以由情志内伤、饮食所伤诱发或加重。因虚为病，起病缓慢，反复发作。如因寒邪、饮食、情志、劳倦等因素所诱发，则为急骤发病。

本病病位主要在胃，而与脾肝关系密切；病性为本虚标实。本病初起在气，久病入血，如郁热伤络而动血，虚劳日久而凝瘀。初起多实，久病反复，正气损伤，由实转虚。虚寒久病，郁而化热，或阴虚燥热，恣用寒凉，则寒热错杂。

本病初起，常呈气滞，多因脾虚或肝郁所致。气滞可化热，导致湿阻或留瘀。化热易灼阴，湿阻可化寒伤阳，血瘀则络塞或络破。所以新病、初病常实多热，旧病、久病常虚多寒。

该病有气滞、郁热、瘀血、阴虚、虚寒等证，其全身状态的诊治原则同慢性胃炎、萎缩性胃炎。脾胃虚弱、气机逆乱是本病的中心环节，故健脾和胃、调畅气机为本病的基本治疗大法。本病的临床证候常以寒热错杂、虚实夹杂、本虚标实兼见，治疗时宜邪正兼顾，扶正祛邪，寒热平调。扶正总以健脾养胃为先，祛邪则应分别病邪之属性，寒凝者温中散寒，食积者消食导滞，气滞者理气解郁，热郁者清热化浊，血瘀者化瘀通络。只有结合具体病机，采取相应治法，才能丝丝入扣，提高疗效。

实证以脾胃湿热为主，其他可以见到肝胃不和、瘀血阻络；虚证可见到脾胃阴虚，也可以见到脾胃虚寒。该病治疗的基本策略与一般胃炎相同，参考歌诀"胃炎柴附扁木英，疏肝调气寒热已；寒桂四君重芪姜，热合温胆芩连薏"。

基础方剂与开手法相同，苔腻用温胆汤，苔薄不腻用香砂六君子汤，舌红少苔用益胃汤。

2. 消化性溃疡病局部主症 B 及其处理

消化性溃疡病的主症为腹痛。典型消化性溃疡患者的疼痛，多为长期周期性发作，并有明显的节律性。胃溃疡疼痛常在剑突下或偏右，多在餐后 30 分钟至 2 小时发作，再经 1～2 小时胃排空后缓解，呈进食→疼痛→缓解的规律；十二指肠溃疡疼痛常在餐后 2～4 小时发作，常在剑突下右侧，持续至下次进食后才缓解，其规律为进食→缓解→疼痛，且患者常在夜间痛醒。消化性溃疡所致的疼痛一般可以忍受，多呈胀痛、灼痛、饥饿痛、刺痛等，局部喜按。常因疲劳、饮食不慎、天气变化等而诱发或加重。

本病胃脘疼痛的性质特点如下：胃痛挛急、呕吐清水、喜得温按、食生冷而剧、苔白、脉弦为虚寒证；灼痛急迫、拒按、口苦烦渴思饮、恶热喜凉、便结、舌红苔黄为实热证。胃脘久痛、口苦口干、胃脘灼热、泛酸、舌红、大便稀溏、完谷不化、小便清长为寒热错杂证。既胀且痛，以胀为主，痛无定处、攻窜不定、得嗳气或矢气而缓解者，此为无形之气滞；持续刺痛或如刀割、痛有定处，或吐血便血，或饮水呃逆，舌质紫暗，此乃有形之血瘀。

胃脘腹痛，"通则不痛"。常用八法，亦可用于治疗其他原因导致的胃脘痛。

调气：行气活血以止痛，用金铃子散，川楝子、延胡索；四逆散，柴胡梢、枳壳、赤芍，以及其他疏肝药物，例如炒橘核、青皮、陈皮、木香、香附、郁金、厚朴。

和血：当归、川芎、赤芍、丹参、三七、苏木、乳没、蒲黄、桃仁。

散寒：高良姜、乌药、干姜、蔻仁、沉香。

温经：桂枝、川椒、小茴香、云南白药。

补中：生黄芪、党参、白芍、附片、茯苓、炙甘草、黄精、大枣。

消导：莱菔子、焦三仙、生鸡内金、枳壳、大腹皮。

泄热：连翘、蒲公英、制大黄、全瓜蒌。

驱虫：乌梅、槟榔、使君子、南瓜子、醋。

3. 乌贝散消溃疡病，有黏膜保护的作用

该病主症的治疗与慢性胃炎基本一致，只是需要关注胃脘痛的治疗和黏膜保护。

溃疡病包括胃或十二指肠，常以胃痛泛酸为主症。由于胃内湿润，较难愈合，故溃疡病以制酸和保护黏膜为要。制酸用乌贼骨 15g、凤凰衣 3g，保护黏膜用白及 10g，清热解毒，消痈散结用浙贝母 10g、蒲公英 10g，热性反佐，健胃止痛用甘松 3g，共六味药研为细末，装入 1 号胶囊（0.3g），每服 5 粒，每

天 2 次，方名为"乌贝散"。

三、案例分析

下面介绍一下《沈绍功验案精选》第 130 页胃溃疡、肝郁气滞、瘀阻胃络医案。

冯某，35 岁，2001 年 9 月 14 日初诊（白露）。

病史：反复胃脘胀痛 10 余年。消化道钡餐检查确诊为胃溃疡，长期服抗溃疡药物，但病情不能控制，且呈逐渐加重的趋势。刻下症：胃脘胀痛，以胀为甚，食后易痛，嗳气频频。

检查：舌暗红，苔薄黄，脉弦细。

辨证：气滞则胀，不通则痛，进食以后，中土不能畅顺受纳，气滞更甚故发疼痛；胃气以降为顺，滞而不降则上逆，故见嗳气频频；舌暗红，脉弦细，为瘀滞之象；苔薄黄者，病在气分为主，且稍有郁热。其病位在肝胃。证属气滞血瘀，肝胃同病。

诊断：胃脘痛。肝郁气滞，瘀阻胃络证。胃溃疡。

治法：疏肝行气，和血止痛。治以《景岳全书》柴胡疏肝散加减。

处方：柴胡 10g，枳壳 10g，茯苓 10g，陈皮 10g，石菖蒲 10g，郁金 10g，蒲公英 10g，连翘 10g，川楝子 10g，延胡索 10g，丹参 30g，香附 10g，木香 10g。

结果：上方每日 1 剂，水煎分 2 次服。连服 14 剂后，胃痛大减，胃胀亦轻，舌红苔薄黄，脉弦细。舌质由暗红已转为红，瘀痛有减，胃气渐复，故去川楝子、延胡索、丹参、香附等化瘀行气止痛之品，加茵陈和调肝胃，泽泻、车前草利湿邪，焦三仙强胃纳。再服 14 剂后，家属代诉：偶有胃痛不适，遇冷加重，大便正常，复加良附丸、金铃子散，以温中行气止痛。后以上方加减，食后胀甚加砂仁、莱菔子；夜寐梦多加生龙骨、夜交藤等。服药月余，除偶有胃胀外，已无不适。改香砂养胃丸善后，未再复诊。

处方策略 ABC 分析：

（1）全身状态 A：柴胡疏肝散，实际为温胆汤加柴胡、香附。

（2）局部主症 B：胃炎用木香 10g，蒲公英 10g，连翘 10g，柴胡 10g，香附 10g。这是胃炎歌诀的五个基本用药。

止痛，用川楝子 10g，延胡索 10g，丹参 30g。

（3）风险与间接处理 C：后诊随证加减，寒重加良附丸以强温中之力，胀甚加砂仁、莱菔子、焦三仙以增消导行气之功，夜寐梦多加生龙骨、夜交藤以宁神安寐。

第 50 讲　消化第五

给邪出路可分利，木楂柴丹和血气

一、歌诀阐释

【歌诀】

　　　　给邪出路可分利，木楂柴丹和血气。

【阐释】

消化系统疾病虚实夹杂，实性邪气有气滞、痰浊、瘀血、寒、热，以及食积、石积；无论虚实证，治疗时均宜调畅气血、给邪出路。给邪出路可分利二便，润肠通便宜"莱菔归菊桃草军"，利小便宜"桑苓苡萆车白兰"，理气宜柴胡、木香，活血宜生山楂、丹参。

二、临床应用

本讲学习胆囊炎、胆石病的证治。急性胆囊炎、慢性胆囊炎与胆石病均系胆道系统疾患。前者指胆囊壁发生炎症而言，后者是由胆道内存在结石而引起的疾病。据国内统计，在胆囊炎急性发作的病人中，70% 的患者有胆结石存在，说明二者常同时并发，急性发作时多有相同的临床表现，在病程中有相互影响、互为因果的密切关系。

典型的胆囊炎、胆石病急性发作时，患者均有右胁疼痛，伴发热、呕吐、胆囊区压痛或反射至肩、背、腰，或兼黄疸等疾病。实验室检查白细胞计数增高、血清胆红素增高，即可确诊为急性胆囊炎或慢性胆囊炎急性发作；必要时可做 B 超检查，如出现结石图像，即可确诊为结石性胆囊炎发作期。慢性胆囊炎及胆石病缓解期，患者可无自觉症状或出现右胁部不适，或隐痛、纳呆、嗳气、脘痞，或腹泻或便秘，或出现低热，或有胆囊区压痛等，诊断需在排除胃、肝脏和胰腺的疾病的基础上选择性地做 B 超检查，或胆囊造影和胆道造影，十二指肠引流等检查而确诊。

从其发病及临床特征分析，本病属于中医胁痛、结胸、黄疸等范畴。

1. 胆囊炎、胆石病的全身状态、病机与处理，与慢性胃炎大致相同

实证，见苔腻，以温胆汤为基础方；虚证，见苔薄不腻，用香砂六君子汤；而舌红少苔者，用益胃汤或百合乌药散。

2. 局部主症及其处理

胁痛、发热、黄疸及胃肠道症状为本病的中心证候，胁痛贯穿始终。缓解期一般具有胃脘部、右胁不适，或隐痛、纳差、嗳气、腹泻或便秘，甚至低热；胆囊区轻度压痛或叩击痛。急性发作期则右胁剧痛、发热恶寒、呕吐、脘腹胀满、腹泻或便秘、口渴、心烦、尿黄、目黄、身黄、苔黄腻、脉弦数。

其基本病因为饮食不节、情志失调、外邪入侵、肥胖痰湿。多在劳累过度、创伤、手术、月经、分娩等因素诱导下引发。如素好饮酒或嗜食肥甘厚味，湿热内生，蕴结脾胃，郁结肝胆，致土壅木郁，或郁热煎熬成石；或嗜食泡菜生葱等，致寄生虫卵入于胃肠，日久虫积阻滞肝胆气机，均可影响胆腑通降功能，导致胆汁疏泄不利而发为本病；忧思郁怒伤肝，胆附于肝，二者互为表里，肝伤则胆必受其累，肝胆失疏，胆腑通降不利，胆汁排泄不畅，或郁而化热，结成砂石，则发为本病。本病好发于形体肥胖的中年女性。女子先天以肝为本，气机易受刺激而抑郁；肥胖之体多痰停气阻，均可致肝胆疏泄不利，日积月累，胆汁瘀积或结成砂石，至中年时则易发病。

本病起病可急可缓。急性发病者来势凶猛而急骤，见高热、剧痛、黄疸、恶心呕吐等症；起病缓慢者，仅有轻度胃肠不适的症状，甚至可无自觉症状和体征，常在体格检查时才被发现。在急性发病后可迁延成慢性，在慢性的基础上可急性发作。

本病的病变部位主要在胆腑及其少阳经脉，累及足厥阴肝部经脉，也与脾胃有关。肝胆气郁、肝胆火热、肝胆湿热、热毒炽盛、瘀血阻络等均属于实证；

但也有虚实夹杂之证，如病情急重的正虚邪陷、迁延难愈的阴虚夹湿等证候。

核心治法为清利湿热、疏利肝胆气血。疏利肝胆气血，可以用四逆散、柴胡疏肝散。柴胡、香附疏肝，枳壳、陈皮行气，赤芍、当归活血；止痛用金铃子散加丹参、牡丹皮；若想清利湿热、消石，可以用茵陈、金钱草、海金沙以及鸡内金。

茵陈是治疗黄疸之专药，无论阴黄、阳黄均可使用。肝功能异常，配五味子；胆汁瘀滞、胆石症，配金钱草、海金沙、鸡内金。茵陈宜先煎1小时，再下他药，可治疗无黄疸的高胆红素血症，效果较佳。

金钱草味苦，酸，微寒。归肝、胆、肾、膀胱经。功能为清热解毒，利尿排石，活血散瘀。用于治疗肝、胆结石，胆囊炎，黄疸性肝炎，泌尿系结石，水肿，跌打损伤，毒蛇咬伤，毒蕈及药物中毒；外用可治化脓性炎症，烧烫伤。

三、案例分析

下面介绍一下《沈绍功验案精选》第137～139页的两则胆囊炎医案。

案1　肝胆湿热，气机郁滞

李某，男，32岁，2003年7月4日（夏至）初诊。

病史：右上腹疼痛反复发作1年余，因饮酒及进食油腻之品复发1天就诊。

刻下症见：右上腹持续性钝痛，腹胀呃逆，恶心呕吐，小便黄赤，大便秘结。

检查：舌质红，苔黄腻，脉滑数。体温38.5°C，右上腹肌紧张，莫菲征（+），血白细胞$13.7×10^9$/L，B超示胆囊壁水肿，毛糙增厚。

辨证：患者右上腹疼痛、腹胀，为肝胆气机郁滞之象；呃逆、恶心、呕吐，为肝失疏泄，脾胃升降失常之征；小便黄赤，大便秘结，以及舌质红，苔黄腻，脉滑数为湿热壅盛的临床表现。其病位在肝胆。证属湿热郁滞，升降失司。

诊断：胁痛。肝胆湿热，气机郁滞证。慢性胆囊炎急性发作。

治法：疏理肝胆，清利湿热。以《伤寒论》大柴胡汤加减。

处方：柴胡10g，黄芩10g，生白芍10g，枳壳10g，茯苓10g，陈皮

10g，石菖蒲 10g，郁金 10g，川楝子 10g，延胡索 10g，莱菔子 10g，草决明 30g，藿香 10g，蒲公英 10g，连翘 10g，金钱草 15g，丹参 30g，茵陈（后下）15g。

处方策略 ABC 分析：

（1）全身状态 A：舌质红，苔黄腻，脉滑数，温胆汤去竹茹。

（2）局部主症 B：大柴胡汤有柴胡、黄芩、生白芍、枳壳，无大黄，但有通便的莱菔子、草决明，清热的蒲公英、连翘，这些药物有类似大黄的攻下、清热的作用。这是大柴胡汤的结构。清利肝胆湿热，用金钱草、茵陈。止胁痛，用金铃子散加丹参。

（3）风险与间接处理 C：正值暑季，加藿香温散暑湿，用蒲公英、连翘清热反佐。

结果：上方每日 1 剂，水煎分 2 次服。治疗 3 天后腹痛腹胀、恶心呕吐、大便秘结等症状明显缓解，体温恢复正常；7 天后急性发作体征消失，复查血常规正常，B 超示胆囊壁水肿消除，毛糙增厚减轻。再服 7 剂，嘱其复发时仍服上方，未再来复诊。

【按语】

《伤寒论》大柴胡汤证为少阳与阳明合病，症见往来寒热，胸胁苦满，大～便秘结等，为少阳与阳明热郁所致。此案病位在肝胆，除少阳与阳明热郁之象外，又兼湿邪壅盛，故治宜疏理肝胆气机，清利肝胆湿热，在大柴胡汤的基础上加用祛湿之品。

其中沈老用药特点：一是燥湿不用半夏，防其伤阴，用茯苓、陈皮渗湿，兼能疏理气机；二是祛肝胆湿热用金钱草、茵陈、藿香，又能和中；三是升清降浊，柴胡、石菖蒲升清，草决明、莱菔子及金钱草等降浊通便，通中有润。

案 2　脾胃虚损湿浊困脾

王某，女，48 岁，2001 年 7 月 27 日（大暑）初诊。

病史：胃脘胀而不适、右胁部隐痛，伴阵发性剧痛 2 年。胃脘满闷不适，时有隐痛，服胃舒平可暂缓，疼痛明显时须服阿托品方可止痛。一直按“胃病”

治疗，无明显疗效，反复发作并呈进行性加重，甚时右上腹剧痛，辗转难忍，恶心呕吐，经某医院 B 超检查诊为慢性胆囊炎。

刻下症见：胃脘不适，右胁胀痛不舒，厌食油腻，食欲不振，嗳气泛酸，纳差便溏，3～4 次 / 日，四肢倦怠，神疲乏力，面色萎黄。

检查：苔薄白腻，舌体胖大，脉象濡缓；面色萎黄，上腹压之有胀感；超声检查示胆囊缩小，胆囊壁增厚。

辨证：患者胃脘及腹部胀痛、嗳气、泛酸、苔白腻、脉濡缓是湿浊中阻的表现；食欲不振，嗳气泛酸，纳差便溏，四肢倦怠，神疲乏力，面色萎黄，为脾胃虚损的征象。其病位在脾胃。证属虚实夹杂，气虚湿阻。

诊断：胁痛。脾胃虚损，湿浊困脾证。慢性胆囊炎。

治法：健脾和胃，理气化湿。用《时方歌括》香砂六君子汤加减。

处方：党参 10g，炒白术 10g，茯苓 10g，陈皮 10g，木香 10g，砂仁 10g，藿香 10g，生薏苡仁 10g，川楝子 10g，延胡索 10g，生龙骨 30g，生牡蛎 30g，海蛤壳 30g，金钱草 15g，茵陈（后下）15g，泽泻 10g，焦三仙 30g。

处方策略 ABC 分析：

（1）全身状态 A：苔薄白腻，舌体胖大，脉象濡缓。脾虚有湿，用香砂六君子汤为基础方。

（2）局部主症 B：右胁部隐痛，用金铃子散加丹参，以及金钱草、茵陈、泽泻清热利湿。

（3）风险与间接处理 C：纳差便溏，3～4 次 / 日，用藿香、生薏苡仁、生龙骨、生牡蛎、茵陈、泽泻祛痰湿、止泻。

后诊，益火生土加生杜仲、桑寄生。

结果：上方每日 1 剂，水煎分 2 次服。治疗 7 天后，右胁部隐痛、胃脘不适减轻，饮食增加，大便不成形，1 日 2 次，苔不腻。此为湿去脾健之象，守前法，祛湿止泻加车前草、炒苍术；健脾加生黄芪；益火生土加生杜仲、桑寄生。连续服用 40 剂，胃脘及胁痛已除，纳谷香，精神佳，大便成形，每日 1 次。B 超示毛糙增厚明显减轻。

【按语】

本案虚实夹杂，既有脾胃虚损，又有湿浊中阻，为临床常见证类。沈老处理此类病证的原则为先祛邪、后扶正。本案病机以脾胃虚损为主，湿浊中阻为次，故治疗以香砂六君子汤健脾益气为主，加用祛湿化浊的生龙骨、海蛤壳、生牡蛎、茵陈、泽泻、生薏苡仁、金钱草、藿香等。湿浊去后，便溏为主症，因脾运仍差，故减轻化湿之品，加用益火生土的生杜仲、桑寄生，服药后大便成形，症状消除，慢性胆囊炎得以控制。

第 51 讲　消化第六

香砂六君良附丸，苔薄脉沉是虚寒

一、歌诀阐释

【歌诀】

香砂六君良附丸，苔薄脉沉是虚寒。

【阐释】

脾胃疾病以虚实为纲。虚证以脾胃虚寒为主，由脾胃功能失常、脾失健运、胃失和降导致。脾胃虚寒内生，水湿停聚而为饮为肿，为泄为痢；气不摄血而为衄为血。辨其虚寒首抓苔薄白，舌淡白，脉沉细；治其虚寒，重用香砂六君子汤合良附丸。

1. 纳差香砂六君子，苔薄苓陈人参术

组成：人参 5g，茯苓 10g，炒白术 10g，陈皮 10g，木香 10g，砂仁 10g。

方解：方中人参、白术益气健脾；茯苓淡渗利湿、引湿浊下行；陈皮芳香行气，可以升清气、理气和胃。木香通调三焦之气，可升可降，可以醒脾；砂仁可以健胃，温胃，行气。同样是因为半夏温燥、甘草壅滞而去掉。

本方可治脾胃虚寒、痰湿中阻之痞痛吐泻证，特别是溃疡病、慢性腹泻和妊娠恶阻等。

2. 倍参芪扁倍香附，三仙消食砂良附

（1）为加强补气作用，可在党参 10g（西洋参 10g，太子参 10g）的基础上，选加生黄芪 15g、白扁豆 10g、炒山药 20g 等药以补气健脾。

（2）为加强行气作用，可在木香的基础上，选加香附 10g、乌药 10g 等行气药。

（3）为加强温阳作用，可在砂仁的基础上，加入高良姜 5g 温阳散寒，或合用良附丸。

（4）消食和胃，可加焦麦芽、焦神曲、焦山楂各 10g，芦根 15g。

二、临床应用

1. 本讲学习胃黏膜脱垂的证治

胃黏膜脱垂是指肌层功能不良的胃窦黏膜形成皱襞，被收缩的胃窦推送入幽门，出现以不规则胃脘部疼痛、呕吐、上消化道出血为主症的胃黏膜质变。

胃黏膜脱垂，一般会见到胃脘疼痛不规则，每因进食或右侧卧位加重，呕吐后或左侧卧位可减轻，伴上腹部饱胀、腹胀、嗳气、恶心呕吐、上消化道出血，钡餐检查在十二指肠球底部发现呈伞状的、菜花样的凹陷缺损即可确诊。

本病可单独存在，亦可继发于其他疾病。多见于 30 ～ 60 岁年龄患者，男、女性发病率约为 2：1。

本病患者的主要临床表现是胃脘部疼痛、腹胀、恶心呕吐、吐血便血等，故在中医胃痛、呕吐及血证等病证范围内有相应的描述。

本病起于脾胃虚弱。素体脾胃虚弱或先天禀赋不足，或后天饮食不当，以致脾胃虚弱，胃之肌膜失养而致本病。也可由情志不遂，肝气横逆而诱发，如忧思恼怒、肝郁不舒，横逆犯胃乘脾，亦可导致脾胃纳化失常而为病。久则入络，瘀血阻络为本病的继发病因，或气虚推动无力，或气滞血行不畅，均可造成瘀阻胃络而导致胃脘疼痛剧烈，甚至呕血、便血等症。

本病的性质是本虚标实，脾胃气虚为本，肝气横逆、血脉瘀滞为标，但常以本虚为主。脾胃亏虚，胃之肌膜失养，脾胃纳化失常，是本病发病的根本原因，故健脾益胃、和中降逆为治疗本病的基本大法。脾胃充实则肌膜得到营养，脱垂的胃黏膜可以恢复。本法常与疏肝理气、活血化瘀等法配合应用。有出血者，当兼以止血。

健脾益胃、和中降逆宜选择香砂六君子汤。香砂六君子汤证的典型表现为脾胃气虚。辨其气虚首抓苔薄白，舌淡白，脉沉细，然后再究其症，如舌脉与症不符，或无症可辨时，强调"舍症从脉"，更要"舍症从舌"，特别以舌苔薄而淡白为特点。如果气虚，而且寒象明显，舌淡胖，有齿痕，可以用香砂六君子汤合良附丸。

良附丸行气疏肝，祛寒止痛。主治肝气犯胃或寒邪犯胃，见脘痛呕吐，或连胸胁胀痛等症。良附丸中有高良姜、香附两味药，一个温胃，一个行气，而胃病以寒性居多。如果在临床上统计，包括了统计寒邪这一项，其中就会纳入一些胃炎患者，有的患者虚象更厉害一些，治疗时还可与六君子汤合用。

胃炎还有胃黏膜脱垂的病因，从西医分析原因很多，但从中医辨证来看，属寒者多，属虚寒的更多，所以要舒肝和胃。肝胃气滞致痛也好，胃脘痛也好，治疗都是偏重于温散。

良附丸出自《良方集腋》，方后有"气痛为主，香附用三钱，良姜用一钱半；寒痛为主，良姜用三钱。香附用一钱半"。该方治疗胃寒痛、胃气滞痛，作为基础方很好用。也可以合入香砂六君子汤为基础方，治疗胃的虚寒性疼痛。

2. 胃黏膜脱垂的主症及其治疗

胃脘疼痛、呕吐、上消化道出血是本病的中心证候。胃脘疼痛多不规则，可为隐痛、胀痛、灼痛、刺痛、剧痛，轻则隐痛不已，重则持续剧痛。疼痛一般多在进食、右侧卧位时诱发或加剧，左侧卧位则减轻，呕吐可使之缓解。抗酸治疗一般无效，呕吐可轻可重，轻者仅有恶心，重者呕吐剧烈，呕吐物多为胃内容物，一般在呕吐后可使疼痛减轻。上消化道出血可表现为大便隐血、黑便、吐血等不同程度的出血征象。

脾胃亏虚，胃之肌膜失养，脾胃纳化失常，是本病发病的根本原因，故健脾益胃、和中降逆为治疗本病的基本大法。脾胃充实则肌膜得到营养，脱垂的胃黏膜可以回复。本法常与疏肝理气、活血化瘀等法配合应用。有出血者，当兼以止血。

接下来主要学习吐血的诊治。

（1）病因病机 A：实证有痰湿、食积，见苔腻，用温胆汤合保和丸，加蛤壳粉、生龙骨、生牡蛎；虚证可见舌淡苔白，为脾胃气虚，可以用香砂六君子汤。虚证还可见肾阴虚火旺，舌红苔薄或少苔，兼见五心烦热，腰酸口渴，舌红脉细，用二至丸加生地炭、天冬、怀牛膝、枸杞子。

（2）局部主症 B：吐血，首先止吐，其次止血。止吐，用橘皮竹茹汤，加伏龙肝、生赭石；清胃降逆以止血，用黄连、大黄炭。若为虚寒，可合良附丸，或柏叶汤。

（3）风险与间接处理 C：肝火犯胃属实，兼见胁痛口苦，舌绛脉弦，应佐清肝的牡丹皮、栀子、黄芩炭。严重时，加龙胆草、夏枯草。

肝胆主疏泄，脾胃主升降。肝木疏土，助其运化之功；脾土荣木，成其疏泄之用。木郁土壅或肝气横逆，常侮犯脾胃，治当疏肝和胃，以柴胡疏肝散为代表方，如胃溃疡案；反之，脾胃气壅而阻抑肝气疏泄或脾胃虚弱招致木来乘土，治宜扶土抑木，以香砂六君子汤为代表方。

3. 补益脾气是治疗的关键

消化疾病临证之要，重在辨别虚实，虚则脾胃阳虚，实者痰湿郁瘀。

但本病的根本在于脾胃气虚，无论何证，在不影响总的治则的前提下，均需要适当加入一味补气之品，如党参、生黄芪，或太子参均可。

脾胃为中枢，应注意与肝肾的关联，实证配以疏肝，虚证辅以调肾。

虚证用香砂六君子汤，有三个核心的佐助方法。第一个就是补火生土，在香砂六君子汤中伍入调肾的杜仲、桑寄生等益火生土之药，利于脾胃虚寒的振复；二为调和肝脾、肝胃的相生、相克，伍入柔肝的当归、白芍，疏肝的川楝子、香附，抑木扶土，平肝和胃，减轻脾肾压力，利于健运之复；三为热性佐助和补而不滞。虚寒之治"寒者热之"，中焦怕寒又畏热，故常以肉桂、桂枝、乌药热性佐助；中焦补虚常要顾及运化，切忌补极停滞，古训"补而不滞"是之谓矣，常伍陈皮、木香、鸡内金，运脾和胃。

第 52 讲　消化第七

补火生土加杜寄，归芍柔肝附疏肝

一、歌诀阐释

【歌诀】

补火生土加杜寄，归芍柔肝附疏肝。

【阐释】

"补火生土加杜寄，归芍柔肝附疏肝"，这是脾虚证香砂六君子汤的化裁要点。

临证时脾胃虚寒者并不少见。其特点为苔薄白，舌淡白，脉沉细，再究其症治宜香砂六君子汤合良附丸。经济条件许可者可用人参，也可用西洋参代替，其效力更佳；血糖高者不用党参，可以用太子参替代。

用上方的基础还有三伍：一为脾肾同源，土火互联，伍入调肾的杜仲、桑寄生等益火生土，利于脾胃虚寒的振复；二为肝脾、肝胃的相生、相克，伍入柔肝的当归、白芍，疏肝的川楝子、香附，抑木扶土，平肝和胃，减轻脾肾压力，利于健运之复；三为热性佐助和补而不滞。虚寒之治"寒者热之"，中焦怕寒又畏热，故常以肉桂、桂枝、乌药的热性佐助；中焦补虚常要顾及运化，切忌补极停滞，古训"补而不滞"是之谓矣，常伍陈皮、木香、鸡内金，运脾和胃是也，此乃治中焦虚寒的大法。

二、临床应用

本讲学习胃肠功能紊乱的证治。胃肠功能紊乱，又称胃肠神经官能症或胃肠神经症，是一组胃肠综合征的总称。本病是由高级神经功能紊乱所引起的胃肠功能（主要包括运动功能和分泌功能）障碍，患者多同时伴有全身性精神症状，而在病理解剖方面不能发现明显的器质性病变。

1. 胃肠功能紊乱的全身特点

诊断本病主要靠胃肠本身的临床特点和伴有的全身性症状，如失眠、焦虑、精神涣散、神经过敏、头痛等。尤应注意的是，本病患者的症状可因精神治疗（如暗示疗法）而暂时消退或缓解，病情常随情绪变化而波动，所有的这些信息对诊断是很有帮助的。但是，诊断本病应采取慎重的态度，要详细地询问病史，进行仔细全面的体格检查与实验室检查，以排除胃肠道以及肝、胆、胰等脏器的器质性疾病，而且还要注意与那些和本病相似的疾病相鉴别。

本病起病大多缓慢，病程多经年累月，呈持续性或为反复发作性，以胃肠道症状为首发症状，常可见到郁证的其他症状。患者平素精神抑郁，所欲不遂，或性情暴躁易怒，都会引起气失疏泄及肝失条达；肝气横逆侵犯脾胃或木郁不能疏土而致病。饮食不节、思虑劳倦也可以诱发。

本病本虚标实，病位主要在胃、脾、肠、心、肝。本虚在于心脏、心神的虚弱，标实在脾胃、肠及肝；肝气不舒是肠胃疾病的诱发因素。本病初起以实证为多，但病久虚证会越来越明显，见虚实夹杂证。疾病初起常以肝为先导，肝气郁结或疏泄太过，横逆脾胃，或下迫大肠，心经证候也每每伴见。

本病初起以肝郁气滞证多见，肝郁日久即可化火；进而火盛伤阴，津伤液灼，凝聚成痰；或肝气横逆乘脾后，脾虚生痰，痰与气相结为患，而成痰气交阻证；肝气犯胃或饮食不节，过食肥甘，食滞中脘，影响肠胃之气机通降，则成肝气犯胃或气机壅滞证。久病伤气，久泻伤阴，后期可转变成气阴两伤证；又阴损及阳，致使脾阳不振，甚则影响及肾，而成脾肾阳虚之候。正虚则外邪常易侵袭而作祟，所以后期常为虚实夹杂之证。

本病治本在于治心脏与心神，但需要缓缓图之。疾病的发作，以治疗脾胃等消化系统异常为主，宜以虚实为诊治纲领，见苔腻用温胆汤；见苔薄不腻用香砂六君子汤，以及随症加减，均同前。

2. 胃肠功能紊乱的主症特点

胃肠功能紊乱的主症包括呕吐、嗳气、纳呆、梅核气，以及腹痛、腹胀、腹泻与便秘等。

呕吐多为食入即吐，或食后少顷呕吐，呕吐量不多，吐后可再进食，无明显体重下降。嗳气多反复发作并呈连续性，有人在场时发作尤为明显，患者常自觉胃中有气，欲吐之为快。纳呆多为食欲极差，甚或粒米不进，伴有明显的体重减轻，此型多见于青春期少女。梅核气为自觉咽中有物梗阻，吞之不下，吐之不出。腹痛与腹胀多在情绪波动后发作或加重，而在劝慰诱导下可以减轻或缓解。腹泻多为腹痛即泻，泻后痛减；泻为水样，有时带有少许黏液；亦可不规则地间歇交替性便秘与腹泻。

本讲主要学习腹痛与腹胀。基本治则抓"两口"，再根据气分的轻重，苔薄不腻，冬季老年人"脏寒生内满"为依据进行分析。其一，"两口"为要，治腹痛腹满要以治疗腹泻与便秘为基础。前面学习过"十问"以"上下两口"为要。"十问歌"始见于《景岳全书·传忠录·十问篇》：一问寒热二问汗，三问头身四问便，五问饮食六胸腹，七聋八渴俱当辨，九因脉色察阴阳，十从气味章神见，见定虽然事不难，也须明哲毋招怨。

"十问"中的关键为问"上下两口"。"上口"问食欲，苔腻纳呆用温胆汤；苔薄纳呆投香砂六君子汤、舌红少苔投益胃汤。"下口"问两便，便秘用白菊花、当归，便溏投葛根、扁豆。溲少用车前草、白花蛇舌草，溲频投滋肾通关丸。

腹痛腹胀的治疗以先祛除症状为主，即治腹痛腹胀以"两口"为要，尤其以治疗腹泻与便秘为基础。腹泻、便溏投葛根、扁豆，或用参苓白术散；便秘用白菊花、当归，即"莱菔归菊桃草黄"，润肠通便。

其二，行气要分部位。气是体内生命活动的一种动力。当情志失调、寒温不适、饮食不节，以及瘀血内停时均可使气行障碍，导致气滞，轻者为腹满，重则为腹胀，甚则导致腹痛。理气药通过疏肝气、调胃气等作用，祛气滞，消胀痛。

部位划分：①肝气郁结表现为胸胁乳房胀满作痛。②脾胃气滞表现为胃脘、腹部胀满作痛，纳呆嗳气，呕恶呃逆。

主要药物：陈皮、香附、木香、枳壳、延胡索、郁金、柴胡。陈皮理气和中，枳壳理气宽胸，木香行气疏肝，可以治疗脘腹胀满；厚朴宽中下气，大腹皮行气除胀，可以治疗大腹部胀满；香附、木香、郁金、柴胡，疏肝理气，可以治疗胸胁胀满。

应用时应注意：本类药物大多燥散，容易耗气伤阴，气虚阴亏者慎用。性多辛窜，孕妇慎用。

其三，要分虚实，虚证可见"脏寒生内满"，用干姜或炮姜温中散寒除满。实证腹痛腹胀，气血水运行不畅，会有不同程度的腻苔。虚证舌苔不腻，甚至出现舌淡胖、有齿痕、苔水滑等脾胃虚寒的"脏寒生内满"之象。"脏寒生内满"的腹胀腹痛，多见于老年人，发生在秋冬季节，可以用甘草干姜汤或良附丸来散寒除满。

3. 理气药发挥效果要有四佐

一是气血互关，佐活血药物，如丹参、川芎、赤芍、当归；二是容易化火，佐清肝药，如栀子、黄芩、菊花、川楝子、草决明；三是横逆脾土，佐健脾药，如白术、山药、茯苓；四是上扰神明，佐宁神药，如酸枣仁、夜交藤、生龙骨、生牡蛎。

调胃气时也要重视四佐：一是常夹湿浊，佐化湿药，如茯苓、薏苡仁、藿香、砂仁；二是化热居多，佐清胃药，如竹茹、连翘、蒲公英；三是兼有食滞，佐消导药，如焦三仙、鸡内金、莱菔子；四是多有胃气上逆，佐降逆药，如生赭石、生姜、半夏。

三、案例分析

《沈绍功验案精选》第 127 页所载脾胃虚弱，气虚血瘀案。

吕某，51 岁，2003 年 1 月 10 日初诊（小寒）。

病史：慢性胃炎 4 年，反复发作。1 周以来胃脘胀闷，食后尤甚，大便不畅，神疲气短，双足发凉，睡眠欠佳。

检查：舌质暗，苔薄黄，边有瘀斑，脉沉细。

辨证：胃脘胀闷，而食后尤甚，多属脾胃虚弱，运化无力；大便不畅，属中气虚弱，推动运化不利；脾气虚弱，神疲气短；中阳不足，四末易见不温，本案则双足发凉；胃不和则卧不安而睡眠欠佳；气为血帅，气弱则血行无力，而见舌暗瘀斑，脉沉而细。其病位在中焦。证属中气不足，兼有瘀阻。

诊断：痞满。脾胃虚弱，气虚血瘀证；慢性胃炎。

治法：健脾和胃，益气化瘀。投《时方歌括》香砂六君子汤合《良方集腋》良附丸加减。

处方：党参10g，炒白术10g，茯苓10g，陈皮10g，香附10g，高良姜15g，蒲公英10g，连翘10g，木香10g，砂仁10g，川楝子10g，延胡索10g，焦三仙30g，生杜仲10g，全瓜蒌30g，生栀子10g，桃仁10g。

本案寒热错杂，处方策略ABC分析如下：

（1）全身状态A：舌质暗，苔薄黄，脾胃虚弱，用香砂六君子汤健脾行气。

（2）局部主症B：胃脘胀闷，食后尤甚，大便不畅，舌质暗，苔薄黄，边有瘀斑。属于局部气滞、湿热、血瘀。

气滞胃脘胀闷，使用治胃炎的"柴附扁木英"，香附、木香和蒲公英，苔薄黄，有热，加连翘、栀子。

川楝子10g，延胡索10g止痛。

大便不畅，用全瓜蒌、生栀子、桃仁清热润肠。

（3）风险与间接处理C：焦三仙消食，生杜仲补火生土。

第 53 讲　消化第八

止痛金铃归芎丹，泛恶旋赭苏黄连

一、歌诀阐释

【歌诀】

　　　　止痛金铃归芎丹，泛恶旋赭苏黄连。

【阐释】

胃脘痛分虚实。实证多属气滞血瘀，止痛宜行气活血，用金铃子散，川楝子、延胡索各 10g，再加丹参 30g、苏木 10g 等亦可；虚证，在补益方剂的基础上，也可以用金铃子散，加辛温补血、行血的当归、赤芍、川芎更为适合。

泛酸、呕吐、恶心，为胃气上逆导致，宜和降胃气。

泛酸，制酸宜选加生龙骨、生牡蛎、煅瓦楞、海螵蛸，以及川贝母、鸡蛋皮，或者左金丸（吴茱萸、黄连），或者苏叶黄连汤，疏肝泻肝以和胃气。

呕恶，可以用旋覆花、生赭石、伏龙肝、苏梗、竹茹、车前草、生姜等。

二、临床应用

本讲学习神经性呕吐。

神经性呕吐，又名精神性呕吐，系由不良精神刺激而引起的胃肠功能障碍，属癔病范畴。本病以胃运动功能紊乱为主，而在病理解剖方面无器质性病变的证据。主要症状是反复呕吐，伴有神经衰弱，甚则顽固不解而引起营养障碍、身体虚弱；严重者可造成电解质紊乱。

神经性呕吐的诊断依据主要是反复呕吐等胃功能失常的临床特点和神经衰弱的症状，并排除胃肠道、肝、胆、胰的器质性疾病。需要经过一段时期的观察才能明确诊断。从其发病及临床特征分析，本病属中医的呕吐、嗳气吞酸等范畴。

1. 本病全身状态

心为本，胃为标，肝为间治。

呕吐、恶心和神经衰弱为本病的中心证候，故其全身状态为神经衰弱。神经衰弱患者可有精神疲劳、记忆力减退、注意力涣散、入睡困难、忧郁焦虑等表现。

治疗宜补益心神与心脏，依照心病、失眠ABC诊疗方案处理。

实证的神经衰弱，类似失眠，以痰热扰心为主，治疗要点为：A，苔腻温胆，配合泻脏腑火；B，合酸枣仁汤；C，给邪出路，反佐。

虚证的神经衰弱，也以肾虚为基础证，可以用调肾地黄汤合酸枣仁汤作为基础方，但是需要在缓解消化系统症状以后使用。虚证而脾胃不和的证治，以香砂六君子汤为基础方。

该病以心虚为本，脾胃病症为标，肝郁气滞为诱发因素。故治疗以虚实辨证为基础，主要应用温胆汤、香砂六君子汤为基础方，缓解期可以酌加安神、补心之品。

2. 神经性呕吐主症特点

神经性呕吐的主症为呕吐、恶心和神经衰弱。呕吐可发生在进餐前、进餐后或进餐期间，极少数病人可在任何时间发生呕吐。呕吐时动作夸张、做作，易受暗示影响而突然发作，呕吐后常可继续进食。多为突然起病而出现呕吐症状。

七情过极、情志内伤是本病的主要病因。肝气郁结、饮食失调、常服泻药等因素可促进本病的发生和发展。多为突然起病而出现呕吐症状。本病病位在心脏、心神与胃腑，与肝、脾密切相关，病久可及肾。

初病以实证为主，久病则常见虚证，病程中可出现虚实兼夹证。总的趋势是由气滞而致气虚，由脏腑功能失调而致阴阳失调。初起以气机郁滞、肝郁犯胃为主，肝失疏泄可导致脾胃不和，而在病程中出现脏腑功能失调。此阶段外邪容易入侵，干忤胃气，但仍以实证为主。若病久伤正，则阴阳失调，出现以虚证为主，或转化为正虚邪恋的虚实夹杂证。

肝气郁结、胃气上逆是本病的主要病机，故理气降逆是本病的基本治疗大法。根据痰饮、食滞、外感、正虚的轻重，在理气降逆的同时宜采用祛痰、化积、解表、扶正之法。

基本处方与慢性胃炎相同，歌诀为："胃炎柴附扁木英，疏肝调气寒热已；寒桂四君重芪姜，热合温胆芩连薏。"胃热导致气滞、湿阻，其基础用药为蒲公英、木香和白扁豆；疏肝理气，可以用柴胡、香附；止呕，选加旋覆花、生赭石、伏龙肝、苏梗、车前草、生姜。

3. 典型方药运用

（1）小半夏汤：小半夏汤是和胃降逆止呕之效方。常用清半夏、生姜各10g。呕吐甚，加苏连饮，即紫苏叶、黄连各5g；胃胀加枳术汤，即炒枳壳、炒白术各10g；胃有振水声加茯苓10g；反酸加煅瓦楞子15g；胃口差、大便干，酌加"莱菔归菊桃草军"；虚寒合入香砂六君子汤。

半夏消痰化浊之要点：苔越厚腐腻，用量越大。若不以呕吐为主症，温胆汤、香砂六君子汤中的半夏可以去掉。

（2）苏连饮：苏连饮是治疗湿热呕吐之效方。辨证要点为：呕吐酸水、苔黄厚腻，用黄连5g，苏梗10g，或苏叶5g，合入温胆汤；呕吐严重，加清半夏、生姜各10g；嗳气打嗝，加旋覆花15g，代赭石30g；脾虚者，加党参10g，或合入香砂六君子汤。

（3）旋覆代赭汤（《伤寒论》）

组成：旋覆花三两（9g），人参二两（6g），生姜五两（10g），代赭石一两（9g），甘草（炙）三两（6g），半夏（洗）半升（9g），大枣十二枚（擘）。

功用：降逆化痰，益气和胃。

主治：胃气虚弱，痰浊内阻。心下痞硬，噫气不除。

方解：旋覆代赭汤是《伤寒论》中很有名的一个方剂，主要治疗嗳气不除、心下痞，也可以治疗反胃。反胃就是呕吐，把吃下去的东西吐出来，气逆而不降，还时常吐涎沫。总之归结起来就是一点，胃虚气逆。这个痰就是因为胃气虚、胃气逆而产生的。因为气虚便是寒，气有余便是火，气不足便是寒。胃气虚，可以由误治而成，也可以因个人胃气虚而受寒所致。

本方的特点是用了旋覆花和代赭石。这两个药作为主药、君药，生姜和半夏作臣药。在这个地方要注意，生姜的用量要加大，在《伤寒论》中生姜的用量一般是三两，这里是五两，有的还需加量到半斤，以温胃降逆。再加上补气的药（因为原就有气虚），所以用了甘草、人参、大枣作为佐使药。

旋覆花是归肺经的药，性温，可下气、除嗳气。对于一些有痰的咳嗽、有痰的喘，它都可以用，而且药性比较平和。在讲中药时有一句话：诸花皆升，旋覆独降。所有的花都是质轻的，都是浮而升的药，唯有旋覆花是下降的。旋覆花的质地很轻，但它的用量宜大；反过来说，代赭石很重，但是它的用量宜小，是旋覆花的三分之一。但是没有人对旋覆花、代赭石的用量提出过疑问，这个问题就需要注意。代赭石是重镇降逆的药，可以入胃经，可以入肝经。凡是肝气上冲、胃气上冲都可以用到它，但它是寒性的药物，在这个地方用它共同来降逆，为何强调这一点呢？因为代赭石重镇的力量比较强，但这里胃气虚寒而上逆，用代赭石不仅因其重镇的力量比较强，而且性寒，胃气虚寒经不住大剂量的重镇药物，所以在这里旋覆花的用量要大于代赭石。

4. 肝气郁滞是本病的诱因

治疗该病，需在辨别虚实的基础上疏肝解郁，可采用辅助治疗。见苔腻，是肝郁气滞实证，选加柴胡、香附疏肝解郁，柴胡疏肝散、逍遥散都需要见到腻苔、薄腻苔；见苔薄不腻，为脾虚，以香砂六君子汤为基础方，选加佛手、香橼等柔和的疏肝药。

三、案例分析

下面介绍《沈绍功验案精选》第123页肝脾不和，气滞血瘀案。

吴某，35岁，2003年7月4日初诊（小暑）。

病史：慢性胃炎病史4年，常因情志因素而反复发作。轻则食后腹满，重则嗳气反酸，腹部坠胀，腹泻频作。近日因工作紧张胃痛胃胀加重，腹泻头晕，小便不畅，夜尿 2 次。

检查：舌质红，边有瘀斑，苔薄黄，脉弦。

辨证：木曰曲直，其性升发，贵在畅达疏泄；土曰稼穑，其性中和，贵在升降运化。情志不爽，则肝木不舒，气机郁滞，故疾病因情志因素而反复发作；《金匮要略》有"见肝之病，知肝传脾"，以致脾胃失和；《素问·阴阳应象大论》云："清气在下，则生飧泄，浊气在上，则生䐜胀。"久病入络，而见上症。其病位在肝脾。证属木旺克土，瘀滞为患。

诊断：胃脘痛，泄泻。肝胃不和，气滞血瘀证；慢性胃肠炎，慢性前列腺炎。

治法：疏肝调脾，活血止痛。治以《三因极一病证方论》温胆汤合《素问病机气宜保命集》金铃子散加减。

处方：竹茹 10g，枳壳 10g，茯苓 10g，陈皮 10g，石菖蒲 10g，郁金 10g，生牡蛎 30g，生龙骨 30g，木香 10g，藿香 10g，川楝子 10g，延胡索 10g，蒲公英 10g，丹参 30g，牡丹皮 10g。

口服普乐安片，每次 4 粒，每日 3 次。

结果：上方每日 1 剂，水煎分 2 次服。连服 7 剂后，腹泻次数显著减少，头晕目眩，仍见胃胀打嗝，小腹下坠，小便不畅，夜尿 2 次，舌质红，边有瘀斑，苔薄黄。上方去龙骨、牡蛎、丹参、牡丹皮，加茵陈、泽泻、煨葛根、藿香、白花蛇舌草、生鸡内金、车前草、焦三仙，重在分消湿热，寓利小便实大便之意。再服 7 剂后，无腹泻但大便不爽，小便不畅，胃痛，舌暗红苔白。湿热仍未消尽，于上诊方加连翘，以清阳明之热。服药 14 剂后，胃痛转为胃部不舒，大便正常，便质稍溏。肝郁胃逆渐除，脾虚显露，调以香砂六君子汤合良附丸加味，药用：木香、砂仁、党参、茯苓、陈皮、白术、石菖蒲、郁金、金铃子、葛根、焦三仙、鸡内金、香附、高良姜、蒲公英。14 剂善后，2 日 1 剂，每晚服 1 煎，未再复诊。

【按语】

本案西医诊断为慢性胃炎，临床症状以脘胀腹泻为重，特点是工作紧张、情绪不畅时病情易反复或加重。肝胆主气机，脾胃主升降，气机郁滞，烦劳则张，疏泄不利，脾胃亦失斡旋升降，脾清不升，胃浊不降，"阴阳反作"，则脘胀腹泻见矣。《景岳全书·泄泻》篇说："凡遇怒气便作泄泻者，必先以怒时夹食，致伤脾胃，故但有所犯，即随触而发，此肝脾二脏之病也。盖以肝木克土，脾气受伤而然。"故调以枳壳、陈皮、石菖蒲、郁金、木香、藿香、川楝子、延胡索，疏肝脾之郁；以牡丹皮、丹参理血定痛；竹茹、茯苓、蒲公英和胃清热。胃为肾关，肾司二便，胃气不和，则关门不利，如本案之小溲不畅，大便泄泻，故临床见二便不利者，不唯治肾及下焦，调治中焦亦是良策。

中焦为病多有脾胃气滞，气滞宜化热，脾胃中焦有热，当以清解，但要注意清热而不能过于苦寒伤胃。沈老喜用蒲公英、连翘，尤其蒲公英能抑制幽门螺杆菌，对溃疡病而属中焦湿热者更有其独特作用。同时气滞可导致血行不畅，丹参为血中气药，常用丹参30g和血养血，行气和络，现代药理研究发现丹参也有抑制幽门螺杆菌的作用。沈老常谓，中西医结合是提高疗效的有效途径，但前提是辨证，在辨证的基础上结合西医学病理和中药药理学知识，才能针对性强，效果明确。

第 54 讲　消化第九

莱蒌归菊桃草黄，苁蓉生术可通便

一、歌诀阐释

【歌诀】

莱蒌归菊桃草黄，苁蓉生术可通便。

【阐释】

"莱蒌归菊桃草黄，苁蓉生术可通便"，即炒莱菔子、全瓜蒌、当归、菊花、桃仁、草决明、酒大黄，以及肉苁蓉、生白术。这是一组润肠通腑药物。临床上可以用来治疗习惯性便秘（B），或者通腑以给邪出路、降浊以通畅全身气机（C）。

习惯性便秘属于慢性疾病，标实的背后有本虚的基础。故而，该病治宜润肠通便，不可以滥用攻下。润肠通便，可以选用"莱蒌归菊桃草黄"。血虚，重用当归至 30g；脾气虚、推动无力者，重用生白术在 30g 以上，健脾益气通腑；肾阳虚者，重用肉苁蓉 30g 以上，温肾通腑；此外，阴虚者可以重用玄参 30g，酌加白芍、火麻仁、郁李仁。

需要注意歌诀中的"黄"是酒大黄，主要作用是泄热，不是攻下。大黄用来攻下，用生大黄，治疗急性热病的里实热证，如大承气汤等。治疗慢性便秘，不要随意用生大黄。

要点：

(1)"莱蒌归菊桃草黄，苁蓉生术可通便"，即炒莱菔子、全瓜蒌、当归、菊花、桃仁、草决明、酒大黄，以及肉苁蓉、生白术。这是一组润肠通腑的药物。

（2）应用：①习惯性便秘；②通腑给邪以出路；③降浊以通畅全身气机。

（3）习惯性便秘：莱菔归菊桃草黄——当归、生白术、肉苁蓉；不要随意用生大黄。

二、临床应用

润肠通腑药物可以治疗便秘，在处方策略 ABC 结构中的位置为治疗主症的 B；也可以润肠通腑给邪以出路，或者降浊以配合升清，在 ABC 结构中的位置为 C。

我们主要学习其治疗便秘的临床应用。

1. 便秘的概念与范围

便秘即便质干燥坚硬、秘结不通、排便次数减少、间隔时间延长，或虽便意频而排出困难的病证。多是由于肠胃燥热或气机郁滞，或痰湿阻滞，或阳虚寒凝，或气虚血亏，使大肠的传导功能失常所致。

便秘可以作为一种独立存在的疾病，也可以与其他内伤杂病合病，临床以合病为多见。所有大便不通的病证均可按本篇辨证治疗。西医的病因有以下几种：肠道动力缺乏、肠道刺激不足引起的便秘；或因腹泻、痢疾而过服止泻药等原因引起的肠黏膜应激力减弱而致的便秘；肠神经功能紊乱引起的便秘；一些直肠肛门疾病，如肛裂、痔疮等引起的便秘；一些药物如碳酸钙等引起的便秘，以及一些热病伤阴之后引起的便秘，均可参照本病辨治。

大肠的生理功能主要是传化糟粕与主津。传化，即传导和变化之意。大肠接受小肠下传的食物残渣，并吸收其中多余的水分，形成粪便。大肠之气的运动，将粪便传送至大肠末端，并经肛门有节制地排出体外，属整个消化过程的最后阶段，故称大肠为"传导之官"。

大肠传导属于脾胃功能中"胃主降浊"的一部分。其正常功能依赖气的推动功能的正常，即胃与大肠的气充足、通畅且运动节律正常；也依赖大肠内阴液的充足及其与胃、大肠的气的运动的协调。

便秘形成的原因在于气不能正常地推动，阴液不能起到正常濡润的作用。

其一，气的推动功能失常。其包括虚实两个方面：气虚推动无力，甚者阳气亏虚，温化、推动均无力，会导致糟粕滞留于肠内，不能正常排出；气的实证，气机郁滞，也会导致不能正常推动糟粕排出，而气有余便是火，火热耗伤肠内阴液，会导致大便干燥，不能正常排出大便而形成便秘。其二，阴液的虚实。阴液亏虚，阴液不足，甚至血液亏虚，也会导致肠内干燥；阴液停聚成痰湿，阻碍气机，也会导致便秘。当然，瘀血导致水停、气滞，也会导致大肠传导阻碍，形成便秘。

2. 便秘病的全身状态 A

首先，大肠内气阴虚实状态，与全身状态相关。

（1）气的实证。

其一，胃肠燥热，即热秘。气有余便是火，火热伤阴导致胃肠燥热的便秘。若患者平素嗜食辛辣，过食肥甘厚味，过饮烈酒，过服温热药物或补品而致肠胃郁热或高热退后余热不净，肺中燥热下迫大肠，耗伤大肠津液而致便秘。

其二，气机阻滞，即气秘。气有余即实证，其中的气滞证，见于忧愁思虑过度；或久坐少动，烦躁易怒，肝气失疏；肠道手术，肠内浊积；肺气不降，胃气上逆，均可导致大肠气机不通、传导不利而致便秘。

（2）气的虚证。

其一，脾胃气虚。如年老体弱，产后，大病久病，气虚、尤其是脾胃气虚，推动无力，可见便秘。

其二，阳虚寒凝。素体阳虚或过食寒凉生冷之品，过服清热凉血、苦寒之药，或过用苦寒峻下之品耗伤真阳；或年老阳衰；或大病久病初愈，真阳受损，均可造成肾阳衰微，进而伤及脾阳而致脾肾阳虚，温煦无权，不能蒸发津液，导致阴阳失调，肾主二便之职无法正常行使，大肠失于濡养温煦，阳虚寒凝与肠内糟粕相结而成便秘。

（3）阴液、血液不足证。

其一，阴津不足。过服燥烈之品，过汗过利，或过服温补之品，常耗伤津液，损失阴液。劳力过度、房室不节，或素体阴虚火旺，损伤气血阴津，气虚则脾不健运，诸脏腑失于濡养，无力推动肠中糟粕的排出。易造成肠胃燥热，或气机郁滞，或痰湿阻滞，或阳虚寒凝，或气虚血亏。

其二，血亏阴虚。津液不足，无以润泽肠道致肠燥干结，且气虚血亏，阴津不足，各脏腑失于濡养，无法保持正常的功能，进而影响大肠的传导功能而致便秘。

（4）阴液、血液有余证。

其一，痰湿阻滞。素体肥胖，痰湿内盛；或喜食肥甘厚味，痰湿内生；或过食生冷，误服、过服寒凉药物，损伤脾阳，致使脾不健运，痰湿内生；或久患咳喘，肺失宣降，水津不能输布，聚而成痰湿，内停于体内。痰湿阻滞，气机不调，胃气不降，脾不升清，升清降浊不能正常进行，从而导致大肠传导失常，糟粕内停，发为便秘。

其二，癥瘕积聚。肝气不疏，精神抑郁，久治不愈或久泻久痢。久病入络或误食过食有害食物，接触有害气体及其他物质，气机郁滞与肠中糟粕、瘀血、痰湿相搏形成有形之邪，阻塞肠道而成便秘。

其次，便秘的全身状态及其表现：大便秘结或排出不畅为主要症状。病人可伴有腹痛、嗳气频频、脘中饱胀、食欲不振、头晕头胀等症，并兼有其他气、血、阴、阳盛衰的症状。

胃肠燥热证以大便干结、数日一行，伴心烦易怒、口干发热、舌红苔黄、脉数为特征；气机阻滞证以排便困难、嗳气频频、胸胁胀满、心烦易怒、脉弦为特征；气虚血亏、阴津不足证以大便干硬燥结、无力排出、心悸气短、头晕目眩、五心烦热、舌淡或舌红少苔、脉沉细或细数为特征；阳虚寒凝证以大便干或不干，形寒怕冷、舌淡苔白、脉沉迟为特征；痰湿阻滞证以胸脘痞闷、痰涎壅盛、周身困乏、大便黏腻、舌苔厚腻、脉濡为特征；癥瘕积聚证以大便难以排出为主症，以便脓血臭秽、腹胀嗳气、形体消瘦、舌质紫暗、脉沉涩为特征。

最后，虚实演变表现为胃肠燥热，气机阻滞，气虚血亏、阴津不足，阳虚寒凝，痰湿阻滞，癥瘕积聚六类证候。

其中，痰湿阻滞证的基础方 A 为温胆汤，阳虚寒凝证的基础方 A 为调肾地黄汤；而常见证中的胃肠燥热可以选用麻子仁丸，阴津不足可以选择增液汤。注意需要再适当合入润肠的"莱菔归菊桃草黄，苁蓉生术可通便"，作为治疗便秘主症的对症治疗单元 B。

第 55 讲　消化第十

脾泻参苓白术散，燥湿芩连马齿苋

一、歌诀阐释

【歌诀】

脾泻参苓白术散，燥湿芩连马齿苋。

【阐释】

这是两组止泻的药物。

"脾泻参苓白术散"，指的是治疗脾虚湿盛腹泻的药物，以参苓白术散为主，包括党参、茯苓、炒白术等组成的四君子汤，以及山药、扁豆、生薏苡仁、莲子等健脾渗湿止泻的药物。除此以外，该方中还有砂仁、陈皮，补而不滞、和胃理气，桔梗载药上行，可以起到间接治疗的作用。

"燥湿芩连马齿苋"，指的是清热燥湿以止泻的药物，以葛根黄芩黄连汤为基本方，包括黄芩、黄连以及马齿苋、白头翁等药物。

湿热腹泻，为实证，见舌红苔黄腻，腹痛腹泻，大便黏稠；脾虚泄泻，为虚证，见舌质淡、苔白不腻，大便质地稀薄。

二、临床应用

本讲我们学习慢性肠炎的中医诊治。

1. 慢性肠炎的全身状态及虚实证的提纲方剂

慢性肠炎属于中医的"久泻""腹痛"等范畴。初因感受外邪、饮食不洁、情志不遂等原因损伤脾胃，致使脾胃湿热，或脾虚湿盛，邪滞肠中，又复因正虚邪恋而迁延日久，最终导致脾肾亏虚，诸邪胶结，缠绵难愈。

本病从邪实来看，以湿为多，湿邪可以寒化、热化，日久亦可见痰、瘀、食滞等；从正虚看，以脾虚为主，亦可兼有肾虚。因为是慢性病，故多数虚实夹杂。

证型有感受寒湿或风寒泄泻、感受湿热或暑湿泄泻、食滞肠胃泄泻、肝气乘脾泄泻、脾胃虚弱泄泻，以及肾阳虚衰泄泻等，实证以湿浊化热为多见，若舌红苔黄腻，无胃胀痛，可不用温胆汤，直接用葛根黄芩黄连汤；虚证，脾虚湿盛，见苔薄不腻，可不用香砂六君子汤，改用参苓白术散；若脾阳虚、寒化，可用理中汤温中止泻。

2. 慢性肠炎的主症——腹泻、腹痛的提纲用药

泄泻的治疗，应区别寒、热、虚、实。一般而言，大便清稀，多属寒证，应温中散寒；大便色黄褐而臭，泻下急迫，肛门灼热，多属热证，应清热化湿；泻下腹痛，痛势急迫，拒按，泻后痛减，多属实证，应行气消滞通下；病程较长，腹痛不甚，喜温喜按，完谷不化，多属虚证，应温补脾肾。其中，湿热腹泻为黄芩证，寒湿腹泻为干姜证，脾虚湿盛腹泻为茯苓、白术证，肾虚腹泻、大便失禁滑脱则需要用赤石脂收敛固涩。

（1）湿热腹泻为黄芩证。湿热腹痛有灼热感，进食辛辣而加重，大便不爽，味臭，或干或黏，便时肛门灼热，舌红苔黄腻，脉滑数。用药可选葛根、黄芩、黄连、马齿苋等。

对腹痛症状而言，多数是因为邪滞肠道引起，其中湿热比较多见。此类患者可能喜食辛辣，或者曾经因为饮食不洁患过急性胃肠炎而未彻底痊愈，导致湿热蕴结肠内，阻滞气机，发为腹痛、泄泻。

这类腹痛、泄泻典型的如《伤寒论》葛根芩连汤证。患者疼痛部位在脐周，便后无缓解，其病位应在小肠，因心与小肠相表里，故重用黄连入心以清小肠湿热；患者腹痛并有便意，泻后痛减，或见里急后重，病位应在大肠，应适当多用黄芩；湿热比较轻，可以用马齿苋、金银花等药物。

（2）寒湿腹泻腹痛为干姜证。因为过食寒凉或者素体阳虚而见寒湿象，这些属于肉桂、干姜的适应证。

寒湿腹泻，小腹冷痛，疼痛剧烈，得温痛减，遇寒加重，大便清稀无味，舌暗淡，脉沉迟。用药可选干姜以及附子、苍术等药物。

干姜味辛，性热，归脾、胃、肾、心、肺经，功专温中散寒，回阳通脉，温肺化饮。主治呕吐物、唾液、痰液、大便、尿液清稀，无恶臭。可兼见腹胀、腹痛、恶心、呕吐，或咳喘。治疗腹泻，干姜证与黄芩证相反，干姜证大便溏薄如鸭粪、泻下物往往清稀无恶臭；而黄芩证则大便不爽，味臭，或干或黏，便时肛门灼热，舌红苔黄腻，脉滑数。

干姜证的舌象非常有特点，其舌质淡或淡红，舌上有腻苔，苔多白腻，或灰黑腻，或白滑。临床见舌苔白腻者，使用干姜剂，可以使厚苔褪去，症状也随之减轻或消失。若舌质红或暗红，苔少或无苔光红者，皆主热、主阴虚，与干姜证的性质相反。干姜辛热，误用可致患者口干舌燥，使热证、阴虚证的程度更为严重。所以，临床在决定使用大量干姜之前，一定要观察舌象。若使用干姜，舌面往往白滑，患者口不渴，或口中常有冷唾。若口渴喜饮、舌面干燥，虽然精神萎靡，也不可以认作干姜证。

（3）脾胃虚弱的腹泻为茯苓、白术证。脾胃虚弱，腹痛隐隐，大便溏稀，稍进油腻则加重，同时食少纳呆，乏力倦怠，舌淡脉弱，用药可选党参、白术、茯苓等，如参苓白术散。

本病多为脾虚，运化失常，气虚下陷，导致湿盛泄泻，治当健脾升阳，用炒白术、茯苓、苍术、党参等扶运中土，健脾止泻。升阳则选黄芪或葛根。白术、茯苓补脾祛湿，其中白术偏补脾益气，茯苓偏渗湿止泻，同用则补脾力盛。有的患者腹胀不痛，食少身重，舌苔腻，看似脾虚，实乃湿困，此时当宣化湿浊，湿除则脾健，用茯苓、苍术更宜，苍术燥湿作用尤强。党参大剂量使用可宣通，小剂量反致壅滞，针对虚实夹杂的患者，大剂量党参可以起到补不壅塞，且不敛邪的作用，但对纯虚证患者就只能用小剂量了。

3. 慢性腹泻的间接治疗

湿热腹泻，有时热重于湿的患者可能会出现便秘的现象，可选大剂量蒲公英或者适量大黄来泄热。蒲公英大量用，有缓泻的作用，而芍药汤有清热燥湿、调气和血之功效，主治湿热痢疾，多表现为腹痛、便脓血、赤白相兼、里急后重、肛门灼热、小便短赤、舌苔黄腻、脉弦数等症状，临床常用于治疗细菌性痢疾、阿米巴痢疾等湿热为患的疾病。其中，黄芩、黄连清热燥湿，大黄导滞下行。该方行气用木香，还可以加炒枳壳调气机。此二药对胃肠道的兴奋和抑制有双向调节作用，可以快速缓解腹痛症状。

脾虚泄泻，久病不愈，累及于肾，见肾阳不足，或素有肾阳不足导致脾阳不运，多表现为五更泻。胃肠纳食消谷，传化糟粕有赖于脾阳的温运，然中土之阳根于命门，命门不温，则脾阳不运，故肾阳不足引起的五更泻为更深层次的虚损，比单纯脾虚泄泻还要严重。温补肾阳可以釜底加薪，助脾运化，多选巴戟天、肉桂、生杜仲等药补命门火。

久病滑脱，需要收涩，可选诃子、石榴皮、仙鹤草、赤石脂等。

三、案例分析

袁某，便溏，一日3～5次，夹有赤白黏冻，已逾三载，便时下腹隐痛，纳差乏力，神萎形疲，四肢困乏，动则气促，尤以上楼为著。曾经结肠镜窥视，乙状结肠红肿溃疡，诊断为慢性溃疡型结肠炎。苔薄黄，舌质淡，脉沉细。前医据"痢无止法"古训，辨为湿热下注而投葛根芩连汤，并重用白头翁、马齿苋，仅服3剂，便溏更甚，腹痛反增，懒言不动，浑身酸困，萎靡不振。追究病史，便溏而夹黏冻，纳差乏力，气短神萎，苔薄黄不腻，质淡而不红，脉象沉细，说明脾土不健，再以苦寒之品伤之，健运再损，虚证加剧，此犯虚虚之忌。改投香砂六君子汤加减，重在补脾健运，重用生黄芪、白术，仅7剂，便溏减为1日1次，黏冻消失，纳谷增加，精神好转，再据"益火生土"古训，加杜仲炭、蛇床子、巴戟肉之类，连服14剂而便溏止，精神佳。

此例表象为"湿热下注"，殊不知苔不腻者，何谓湿热之有，一派脾虚症状，舌质淡，脉沉细，四诊合参，辨为"脾不健运"，切中其证，宜从虚证论治，理法方药俱准，何忧效之不奏？可见分辨虚实之要务。

处方策略ABC分析：

A：纳差乏力，气短神萎，苔薄黄不腻，质淡而不红，用香砂六君子汤。

B：便溏而夹黏冻，重用生黄芪、白术。

C："益火生土"古训，加杜仲炭、蛇床子、巴戟肉之类。

本讲的重点是"脾泻参苓白术散，燥湿芩连马齿苋"两组祛湿止泻药物的应用要点，以及慢性肠炎的ABC诊疗方案。

第 56 讲　泌尿第一

泌尿感染虚实辨，膀胱湿热脾肾陷
湿热三妙温胆汤，三妙苍柏牛膝川

一、歌诀阐释

【歌诀】

> 泌尿感染虚实辨，膀胱湿热脾肾陷。
>
> 湿热三妙温胆汤，三妙苍柏牛膝川。

【阐释】

1. 泌尿感染虚实辨，膀胱湿热脾肾陷

泌尿感染是由细菌直接侵入尿路而引起的炎症，为常见的感染性疾病，中医辨治以虚实为纲。其实证典型表现为下焦膀胱湿热，虚证为脾肾亏虚下陷。

2. 湿热三妙温胆汤，三妙苍柏牛膝川

该病的诊治符合总括"苔腻温胆，不腻杞菊"的基本原则，实则清利，虚则补益。如下焦膀胱湿热的实证，见舌红苔腻，用温胆汤为基础方 A；用三妙丸燥湿清热，为对症处方单元 B；清利膀胱湿热，用车前草、竹叶、知母、栀子、石韦、通草、白花蛇舌草、鱼腥草等。而脾肾亏虚，可以选用杞菊地黄汤或香砂六君子汤为基础处方 A，选用山茱萸、补骨脂、五味子、菟丝子、生龙骨、生牡蛎、芡实、鹿角胶等补益固涩，治疗脾气下陷，肾气不固或肾阴亏损；同时，用滋肾通关丸作为对症治疗的 B，或选用更为柔和的清热利湿药，如车前草、绵萆薢、白花蛇舌草、鱼腥草等。

二、临床应用

1. 泌尿道感染的辨治之要在乎虚实之异

泌尿道感染是由各种病原体在泌尿系统异常繁殖所致的尿路急性或慢性炎症，简称尿感。

泌尿道感染根据感染部位可分为上尿路感染（肾盂肾炎、输尿管炎）和下尿路感染（膀胱炎、尿道炎）。尿路感染的临床表现多种多样，以尿路刺激症状多见，典型的尿路刺激症状包括尿频、尿急、尿痛和排尿困难，这些症状常常并存。该病主要相当于中医的淋病，也可以参考腰痛、发热等病证范畴。但是，中医的淋病不完全等于尿路感染。淋证是指小便频急短涩，滴沥刺痛，小腹拘急，或痛引腰腹的病证。淋证是一种独立的疾病，也可合并于其他内伤杂病之中，相当于西医泌尿系统疾患、男性生殖系统疾患，如急慢性肾盂肾炎、肾结核、膀胱炎、膀胱结核、泌尿系统结石、膀胱肿瘤、前列腺增生、前列腺炎、尿道炎、乳糜尿等。

该病初起主要表现为湿热蕴结下焦，膀胱气化不利，久病则由实转虚。若脾肾之气已虚而湿热未净，可形成脾肾亏虚而膀胱湿热的虚实夹杂之证。后期亦可致肾阳衰败，湿浊之邪壅塞，三焦气化不利而转变成关格。

总括"苔腻温胆，不腻杞菊"适用于该病。初起湿热蕴结下焦，引发全身湿热，可以见到舌红苔黄腻，用温胆汤为基础方；而久病及肾，脾肾亏虚，舌苔薄不腻，可以用杞菊地黄汤，或香砂六君子汤为基础方。

2. 泌尿道感染主症的辨识与治疗

该病主症也需要辨别虚实进行诊治。初起属实，责之于"膀胱湿热"，治宜清利，用车前草、竹叶、知母、黄柏、栀子、石韦、通草、白花蛇舌草等。然后期并非实证，责之于脾气下陷，肾气不固，或肾阴亏损，治重固涩，用山茱萸、补骨脂、五味子、菟丝子、生龙骨、生牡蛎、芡实、鹿角胶等。

治疗下焦湿热，可以选择三妙丸。《丹溪心法》载二妙散由黄柏、苍术组成，可清热燥湿，主治湿热走注，筋骨疼痛，或湿热下注，两足痿软无力，或足膝红肿热痛，或湿热带下，或下部湿疮，小便短黄，舌苔黄腻。

《医学正传》在二妙散的基础上加川牛膝，为三妙丸;《成方便读》再加薏苡仁为四妙丸。二妙散是治下焦湿热的基本方剂，是清热与化湿相互为用的典范。苍术苦辛温燥，燥湿健脾；黄柏苦寒，可以清热燥湿，二者相配，苦寒而不伤脾胃。应用时，湿邪偏重，则重用苍术，轻用黄柏；热邪偏重，则重用黄柏，轻用苍术，甚至去苍术。临床上可以根据六淋的特点加减药物。

泌尿道感染，根据有无尿路异常（如梗阻、结石、畸形、膀胱输尿管反流等）又分为复杂性尿路感染和非复杂性尿路感染。该病相当于中医的淋病，按照传统中医学的分类，可以分为气、血、石、膏、劳等"五淋"，现代中医学又增加一个热淋。

淋证均有小便频数短涩，滴沥刺痛，欲出未尽，少腹拘急，或痛引腰腹的临床表现。

热淋同时伴有灼热刺痛，为加强清热，可以选加大黄、生栀子。

气淋同时伴有少腹胀满明显，小便艰涩疼痛，尿有余沥，治宜选加川楝子、车前草、郁金。

血淋可见小便中带有血液且疼痛明显，选加萹蓄、瞿麦、白茅根，白茅根用 30 ～ 60g，如有鲜茅根，可以捣汁兑在汤药里喝，效果更好。

膏淋同时伴有小便混浊如脂膏的现象，是西医讲的乳糜尿，主药是土茯苓，但土茯苓很轻也很苦，用 15g，量不要大，此药很苦，多用易伤胃。

石淋伴有小便中排出砂石，选加滑石、海金沙、金钱草，最关键的是金钱草，用量要达到 30g。海金沙必须包煎，此药很细小，不包煎喝药时会呛嗓子。

劳淋的上述症状与劳作有关，常常遇劳则发，提示为明显的虚证，治疗时要健脾补肾，可加白术、生黄芪、泽泻。

3. 泌尿道感染的宜忌

泌尿道感染相当于淋证，忌汗忌补。淋证常因湿热熏蒸而畏寒发热，状如表证而实异。此时如投辛散发表之剂，不仅难以退热，反而劫营伤阴，有动血之虑，故有淋家忌汗之戒。但如淋证由外感诱发，证见恶寒发热，仍当表散外邪, 表里同治, 这类淋证则不在忌汗之列, 但也要慎用汗法。两者之别, 一看舌脉: 湿热者可见苔腻脉滑, 纯表证者则为苔薄脉浮。二重主证: 湿热者表现为汗出身热不退, 阵阵畏寒; 纯表证者则无汗咳痰。

淋证初期, 绝对忌补。此时的病因以湿热为主, 若用补法, 则有益疾之弊。病入后期, 转为虚证, 此时则以益气升陷, 补肾固涩为治, 无忌补之说。在施补时仍应顾及湿热之本而佐清利之品。

三、案例分析

《沈绍功中医方略论》第 429 页载泌尿系感染医案。

宫某, 女, 29 岁。

病史: 反复发作尿急尿痛已近 2 载, 劳累或经期发作更频, 尿量不多, 尿呈茶色, 反复检查, 肾功能正常, 中段尿培养有变形杆菌, 尿常规示蛋白 (±～+), 白细胞 20 个以上, 满视野。腰酸下坠, 服西药可缓解, 但有复发的情况, 排卵期带下黄稠, 腥味较重, 纳差便干, 心烦梦集, 结婚 3 年未孕, 来院门诊求治不孕症。

检查: 苔黄腻, 脉濡软。

体温 36.9℃, 验尿蛋白 (+), 白细胞 20～30 个, 肾区无叩击痛, 四肢无凹陷性水肿。

辨证: 腻苔、濡脉乃湿热之象, 湿热下注者, 腰酸下坠, 尿痛短赤, 带下稠腥, 中阻者纳呆便干, 上扰者心烦梦集。病在三焦, 下焦为著, 湿热为患。

诊断: 热淋, 湿停三焦, 湿热下注证。泌尿系感染。

治法: 渗湿降浊, 泄湿清热, 投《医学正传》"三妙丸"加味。

处方: 黄柏 15g, 苍术 10g, 薏苡仁 15g, 川牛膝 15g, 竹叶 10g, 丹参 30g, 瞿麦 10g, 车前草 30g, 石菖蒲 10g, 郁金 10g, 川续断 15g, 草决明 30g。

结果: 上方每日 1 剂, 水煎分 2 次服。连服 7 剂, 尿量增加, 尿色转淡, 尿痛缓解, 经事已停。嘱服"三妙丸", 行经前再服汤剂直到经净。患者坚持服用 2 个月经周期，尿常规检查正常，3 次中段尿培养均无细菌生长。嘱再坚持服 2 个周期，半年后陪病友就诊，称已怀孕不到 2 个月，后足月后生子，体重 7 斤。

【按语】

黄柏清热，苍术燥湿，川牛膝导药下行，三味组成"三妙丸"，湿热下注专方。湿热以清泄为要，生薏苡仁、车前草、竹叶、瞿麦清热利湿及草决明润肠通便，分利两便而泄湿热；石菖蒲、郁金行气和血，使湿热利于外泄；川续断系腰痛专药。

全方既清又泄，专利湿热而解热淋。服法也具特色，病发于经期，汤剂于经期服用，直达病所，丸药平时缓图，以求除根。热淋解除，自然得子，乃"治病求本"之法。

处方策略 ABC 分析：

A：苔黄腻，依照总括可以选用温胆汤为基础方 A。患者胃纳尚可，可以用苍术、石菖蒲、郁金顾护脾胃。

B：主症用黄柏清热，苍术燥湿，川牛膝导药下行，三味组成"三妙丸"，此乃湿热下注专方。湿热以清泄为要，生薏苡仁、车前草、竹叶、瞿麦清热利湿。

C：草决明润肠通便，分利两便而泄湿热；石菖蒲、郁金行气和血，使湿热利于外泄；川续断系腰痛专药，可补肾、扶正祛邪。

服法也具特色，病发于经期，汤剂经期服用，直达病所，丸药平时缓图，以求除根。热淋解除，自然得子，乃"治病求本"之法。

本讲的重点是泌尿感染虚实辨治的要点。

第 57 讲　泌尿第二

虚火滋肾通关丸，柏知肉桂火归原

一、歌诀阐释

【歌诀】

虚火滋肾通关丸，柏知肉桂火归原。

【阐释】

泌尿道感染主要相当于中医的淋病。该病局部的实证以下焦膀胱湿热为主，治疗宜清热利湿，或清热燥湿。但是，不可以简单认为感染后的炎症为湿热，仅采用"消炎"的治法，过用苦寒药物，否则易损伤阳气，使湿邪留恋难去，损害脾胃，反而导致疾病难以痊愈。

该病的治疗在采用清利湿热法时，要注意清热而少用苦寒，利湿而不太过，也不可过用温燥药物。典型的膀胱湿热，见苔腻，为实证，可以用三妙丸，苍术、黄柏清热燥湿，牛膝引热下行；偏肾阴虚，舌红苔少，用滋肾通关丸，知母、黄柏清降虚火，肉桂引火归原。即"虚火滋肾通关丸，柏知肉桂火归原"。

二、临床应用

滋肾通关丸是中国金元时期著名医学家李东垣的匠心之作，它是治疗小便不利，甚至是治疗癃闭的重要方剂，在治疗前列腺疾病时经常用到，如在前列腺增生的治疗上有广泛应用。故而，本讲我们主要学习前列腺增生的中医治疗。

1. 前列腺增生的基础状态为肾虚

前列腺增生症为男性泌尿生殖系统的多发病，40 岁以后好发，发病率随着年龄增长而增高。其病变为前列腺的良性增生，引起尿道前列腺部压力增高，阻力增大，造成膀胱梗阻。

前列腺增生患者的主要临床表现有昼夜尿频、排尿无力、尿线细、有中断、尿末点滴不尽等，肛门指检及 B 超检查均可发现前列腺增大，尿动力学检测显示尿流率异常。本病属于中医的淋证、癥积、癃闭等范畴。

本病分肺气郁闭、膀胱湿阻、肝郁气滞、脾气虚弱、肾阴亏损、肾阳不足、血瘀阻络七类证候。

本病的发病与患者年龄密切相关。高龄者，发病初多见脾肾虚弱的证候，其特征为尿频、尿余沥不尽、气短乏力、腰膝酸软、舌体淡胖、脉沉细迟。年龄较轻者，发病初期多见邪实为主的膀胱湿阻证候，其特征是少腹憋胀，尿频、尿痛、尿黄少、尿灼热且淋沥不尽，口干苦，舌质红、苔黄腻。

病久可由实转虚而出现虚实夹杂证，其特征是除具有肺气郁闭、膀胱湿阻、肝郁气滞证外，可并见脾肾气虚或肾阴亏损、肾阳不足证。湿热内遏日久，阻滞络脉，可转化为瘀血阻络证。虚证复感外邪，或劳累、饮酒过度，可转化为本虚标实证，其特征是具有脾肾虚弱证候兼见实证，甚至可出现小便点滴不出的癃闭证候。

该病总体为本虚标实，全身基础状态为肾虚，见苔薄不腻，纳可时可以用杞菊地黄汤为基础方 A，补肾填精益气。而局部的主症，可以为湿热型的炎症，宜行气活血通窍、清利湿热浊毒，有应用三妙丸，尤其是滋肾通关丸的机会。

2. 前列腺增生的主症及其处理

尿频、排尿无力、尿线细为本病的中心证候。尿频为昼夜小便次数增多，尤以夜尿的次数增加出现早而明显，而且随着病变的加重，白天小便次数也随之增加。有的病人可出现尿痛、尿血的症状。少数病人可因饮酒、受寒、劳累等因素引起突然排尿艰难，甚至点滴不出的癃闭证候。

本病的辨证要点在于对小便颜色、次数及发病时的兼有症状的辨别。虚、湿、瘀是本病的中心环节。因此，补虚、除湿、消瘀、散结是本病的基本治疗大法。

其一，若尿频、尿痛、淋沥不尽、尿灼热、尿色黄，为膀胱湿阻之征。膀胱湿热浊毒多见于嗜酒、喜辣或素有感染的患者，常是急性尿潴留的诱发因素，亦是造成前列腺增生的病因之一，故当除之而后快。清利湿热时，清热而少用苦寒，利湿而不太过，也不过用温燥药物。典型的膀胱湿热，见苔腻，为实证，可以用三妙丸，苍术、黄柏清热燥湿，牛膝引热下行；偏肾阴虚，舌红苔少，用滋肾通关丸，知母、黄柏清降虚火，肉桂引火归原。即"虚火滋肾通关丸，柏知肉桂火归原"。

其二，若尿频、夜尿多、尿乏力、尿色清亮，为脾肾虚弱，治疗宜补肾健脾。补肾，以杞菊地黄汤为基础方，尤其是用山茱萸；健脾可以用四君子汤，需要加生黄芪30g，大补元气。因劳累诱发的症状可适当重视补气，重用黄芪即可。若久病多伴气虚，可加入仙鹤草，仙鹤草既补气、止泻，又治尿血。元气足则诸气皆足。不论中气虚，还是肾气虚等引起的尿失禁、尿频，都可得到有效的缓解。

其三，若尿频、淋涩不畅、舌质瘀紫、脉涩，为血瘀阻络。活血化瘀，可以用丹参30g、琥珀10g、王不留行10g、川牛膝15g等；活血通络，可以用水蛭3～5g。琥珀兼善通淋；王不留行治前列腺病有殊功；牛膝兼能引药下行。

其四，若尿频、艰涩不爽、少腹憋胀、胸胁胀满，为肝郁气滞。治以疏肝理气，可以用乌药。针对因情志不遂而发作的患者，可选加川楝子、柴胡等疏肝理气之品。

3. 前列腺增生的间接治疗

其一，行气药多选乌药。此药善行下焦气滞，能缓解小腹胀满，且性温通而能布化水湿，治尿闭。

其二，通窍可选石菖蒲10g。此药针对小便不畅或尿闭有时可起到立竿见影的效果。

其三，软坚散结可选海藻、分心木等品，此类药有助于治疗前列腺肥大。

其他：针对兼有便秘的患者，可用大黄伍杏仁、桃仁来通便降浊，以缓解前列腺增生的症状。

其四，通阳化气，如滋肾通关丸中的肉桂。

《医宗金鉴·杂病心法要诀》滋肾通关丸歌括：

> 热实不化大便硬，癃闭八正木香痊，
>
> 阳虚不化多厥冷，恶寒金匮肾气丸。
>
> 阴虚不化发午热，不渴知柏桂通关，
>
> 气虚不化不急满，倦怠懒言春泽煎。

其注释："小便不通：热实者，宜用八正散加木香。阳虚者，宜用金匮肾气丸。阴虚者，宜用通关丸，即知母、黄柏、肉桂少许也。气虚宜用春泽汤，即五苓散加人参也。"

《兰室秘藏》记载："如不渴而小便不通者热在下焦血分，故不渴而大燥小便不通也。热闭于下焦者，肾也，膀胱也，乃阴中之阴，阴受热邪，闭塞其流。"

下焦湿热，既伤少火，致膀胱气化不能行，又同时伤肾阴，故以黄柏之阴苦寒燥其湿，以知母滋肾阴，知柏之阴去下焦壮火，以肉桂温肾元，复其少火，此乃阴阳寒热并用，补、燥、泄兼施之法。

其中，尤其要重视肉桂的作用。《证治准绳》记载："东垣治一人病小便不利，目睛突出，腹胀如鼓，膝以上坚硬，皮肤欲裂，饮食不下，服甘淡渗泄之药皆不效。曰疾急矣。非精思不能处，思之半夜，曰吾得之矣。经云：膀胱者，津液之腑，必气化而能出焉。多服淡渗之药而病益甚，是气不化也。启玄子云：无阳则阴无以生，无阴则阳无以化。甘淡气搏皆阳药，独阳无阴，欲化得乎。"

针对阴虚的病机，用知母滋阴清热；湿热的主症，用黄柏燥湿解毒；肉桂温阳化气，疏通气血，以利于肾与膀胱气化功能的恢复。

三、案例分析

刘某，男，84 岁。前列腺增生、癃闭案。

患者素有前列腺增生、慢性前列腺炎。两周以来小便量少，甚至点滴不出。西医诊断为前列腺增生；中医诊断为癃闭。

既往有高血压、糖尿病、冠心病病史。

刻下症见：小便量少，点滴不出；纳差，胃胀，便溏，腰酸；舌红苔少，脉沉细。

处方：百合10g，乌药10g，蒲公英10g，焦麦芽10g，芦根15g，乌梅15g，仙鹤草30g，生黄芪15g，丹参30g，水蛭3g，山茱萸10g，知母5g，黄柏5g，肉桂2g，生杜仲5g。

处方策略 ABC 分析：

A：开胃。苔少，一方面，用百合乌药散。乌药亦可入肝经。蒲公英清热，焦麦芽消食，芦根、乌梅养胃阴。另一方面，用仙鹤草、生黄芪、山茱萸、生杜仲补肾、补元气。

B：癃闭，用小剂量滋肾通关丸与蒲公英清热；丹参活血，水蛭通络。

C：肉桂引火归原、通阳化气；仙鹤草、生黄芪、山茱萸、生杜仲止泻，防止清热药损伤阳气。

第 58 讲　泌尿第三

气淋健脾清郁热，倍苓金车青山扁

一、歌诀阐释

【歌诀】

气淋健脾清郁热，倍苓金车青山扁。

【阐释】

气淋的主症为少腹坠胀，尿有余沥，局部为肝气失于疏泄，气火郁于膀胱；全身有脾肾气虚和肝郁化火两个状态。针对局部气火、湿热，可以用茯苓、金钱草、车前草清热利湿、通淋，青皮疏肝理气；针对局部的气阴损伤，可以用山药、炒白扁豆补益气阴。而两种全身状态，可以分别选用四逆散疏肝理气，补中益气汤健脾，杞菊地黄汤益肾。

二、临床应用

1. 气淋的全身状态有脾肾气虚和肝郁化火两个状态

气淋是淋证的一种。

淋证是指小便频数短涩，淋沥刺痛，欲出未尽，少腹拘急，或痛引腰腹的病证。

该病相当于西医学中的尿路感染、肾盂肾炎、前列腺炎、化学性膀胱炎、肾结核以及各种恶性病变侵犯尿路，表现为尿频、尿急、尿痛为主者。

气淋，表现为小便淋沥涩痛，而以少腹胀满、拘急、坠胀为特征，其局部为肝气失于疏泄，气火郁于膀胱；全身状态有脾肾气虚和肝郁化火两个状态。

其中，实证，肝郁化火，见少腹作胀，小便艰涩而痛，淋沥不已，为情志抑郁，肝失条达，气机郁滞化火，气火郁于下焦，导致膀胱气化失司。

虚证，中气下陷，见少腹坠胀，尿有余沥，面色㿠白，舌质淡，苔白不腻，脉沉弱，为久病不愈，耗伤中气，气虚下陷，气虚不能摄纳导致。

气淋两证，适用总括"苔腻温胆，不腻杞菊"，鉴别虚实可以用是否有腻苔来判断。治疗肝郁化火的实证，可以用温胆汤合四逆散为基础方A；虚证，中气下陷，可以用六君子汤演化的补中益气汤为基础方A。

2. 气淋主症的辨识与处理

小便频数短涩、淋沥刺痛、小腹拘急、腰腹疼痛为淋证的基本特征，各种淋证又有各自不同的特点。如气淋，表现为小腹满急、小便艰涩疼痛、尿有余沥。

其他：

（1）热淋：起病多急，伴发热、小便灼热刺痛。

（2）石淋：小便排出砂石，或小便艰涩窘迫疼痛，或排尿突然中断、腰腹绞痛。

（3）血淋：小便热涩刺痛，尿色深红或夹血块。

（4）膏淋：小便混浊如米泔，或滑腻如膏脂。

（5）劳淋：小便淋沥不已，小便涩痛不显，腰痛缠绵、遇劳即发。

针对局部气火、湿热，可以用茯苓、金钱草、车前草清热利湿、通淋，青皮疏肝理气；针对局部的气阴损伤，可以用山药、炒白扁豆补益气阴。

淋证的湿热，一般选择三妙丸，即苍术、黄柏、川牛膝；气淋的湿热较轻，故选用清热利湿相对柔和的茯苓、金钱草、车前草。

同时，虚证的病变局部也会有虚损，更需要控制清热利湿的作用强度，并适当加入山药、扁豆以及芡实等药物补益局部的气阴。

若兼血虚，加生地黄、当归，或者阿胶珠、白芍；兼肾亏者，加生杜仲、枸杞子、川牛膝以脾肾双补。

3. 气淋的兼症与间接治疗

实证者乃肝郁化火，下焦阻滞，膀胱气化失司，治当理气通淋；其中，气滞日久，夹血瘀有刺痛者，加红花、赤芍、川牛膝活血化瘀。

虚证者乃中气亏损，气虚下陷，气不摄纳，治当补气升提。

二者均需行气活血以去邪气。

邪气久居，日久入络，使气血壅滞。气滞血瘀往往会导致湿热浊毒等邪气的潜伏与滋生。病菌隐匿于尿路腺体及小陷窝处就是此病反复发作、不易痊愈的原因之一。故而，祛邪的同时行气活血，使气血畅通无阻，邪气才会无所藏身。尿道位居肝经，故以川楝子疏肝理气，再加琥珀活血，使气血调和。如有必要，可加水蛭、土鳖虫等虫药入络搜剔。

三、案例分析

患者，男，22 岁。

主要症状：小腹满急，下腹至阴囊胀痛，尿频、尿等待、小便黄、尿后余沥、淋沥不净、尿道涩痛和阴囊潮湿。舌红苔薄黄腻，舌质红，脉弦数。

辨证：肝郁气滞，气郁化火。

处方：柴胡 10g，炒枳壳 10g，赤芍药 10g，甘草梢 5g，川楝子 10g，白花蛇舌草 30g，生栀子 10g，茯苓 10g，茵陈 15g（后下），炒莱菔子 10g。

处方策略 ABC 分析：

A：小腹满急，舌红苔薄黄腻，方用四逆散。

B：下腹至阴囊胀痛，尿频、尿等待、小便黄、尿后余沥、淋沥不净、尿道涩痛和阴囊潮湿，用茯苓、茵陈、白花蛇舌草利湿清热；生栀子、甘草梢清热。

C：赤芍活血以行气，炒莱菔子通腑给邪出路。

本讲的重点是理解气淋的虚实状态以及主症处理的轻重拿捏。

第 59 讲　泌尿第四

石淋湿热久阴虚，三金滑苡地精山

一、歌诀阐释

【歌诀】

石淋湿热久阴虚，三金滑苡地精山。

【阐释】

石淋由湿热下注导致，可见到尿道热涩刺痛，尿血，排尿困难，尿中排出砂石，舌红苔黄腻。石淋久则阴虚火旺，脐腹拘急，两腰酸楚，阵发绞痛，连及小腹、阴部，小便不畅，尿频涩痛，苔薄黄，脉象弦细。治疗石淋对症药物有"三金"，即海金沙、金钱草、鸡内金；还有清利湿热的滑石、生薏苡仁，以及补益肾中气阴的酒黄精、山药。

而针对湿热下注，可以选择温胆汤、三妙丸为基础方 A；针对阴虚火旺，可以选择杞菊地黄汤合滋肾通关丸为基础方 A。

二、临床应用

石淋相当于西医学的泌尿系结石。

1. 泌尿系结石的虚实分证

泌尿系结石又称尿石症，是指在泌尿系统中（包括肾、输尿管、膀胱、尿道等处）有晶体块形成和停滞。临床主要表现为腰腹部疼痛、尿血、排尿困难等。其发病与环境因素、全身性疾病和泌尿系统病变有密切关系。本病的主要病理改变是由结石引起的梗阻、感染和直接对尿路黏膜的损伤，部分病人肾功能可受影响。

从其发病及临床特征分析，本病属于中医的石淋、血淋、腰痛等范畴。根据症状可分为下焦湿热、肝经气滞、瘀血内阻、脾肾两虚和气阴不足五类证候。其提纲证为下焦湿热和气阴两虚证。

下焦湿热证的特征是小便灼热刺痛、尿色黄赤，或纯下鲜血、少腹胀满、痛引腰腹，或兼有寒热交替、口苦、呕恶，大便秘结，舌红苔黄腻，脉滑数；气阴不足证的特征是头晕耳鸣，口干咽燥，腰痛隐隐，或心烦失眠，尿道微涩热赤，舌红少苔，脉象细数。

其诊治适用总括"苔腻温胆，不腻杞菊"，下焦湿热证见苔腻可以用温胆汤合三妙丸，再加"三金滑苡地精山"之类；气阴不足证可以用杞菊地黄汤合滋肾通关丸，再酌加"三金滑苡地精山"之类。

2. 泌尿系结石的主症及其处理

该病以疼痛、尿血、排尿困难为主症，以尿中排出砂石为本病的特异性表现。

疼痛，常为泌尿系结石的首发症伏，多发生在腰腹部，也可放射至其他部位。其性质多呈胀痛、钝痛、酸痛或刺痛，有时是隐痛，局部可有压痛或叩击痛。疼痛常反复发作，时轻时重，可因劳累、运动而诱发或加重。腰腹呈阵发性的剧烈绞痛，或痛引少腹、股部内侧、会阴、睾丸或阴唇部，临床称为"肾绞痛"，病人可出现恶心、呕吐、腹胀、烦躁，甚则面色苍白、汗出淋漓、脉微肢厥等虚脱症状。

尿血是本病患者的又一重要证候，常发生于疼痛或运动、劳累之后。

排尿困难，主要表现为小便频数涩痛、淋沥不畅、少腹拘急或痛引腰腹。有时小便可突然中断，尿出如线，或茎中疼痛、小便点滴难出，少腹膨隆、窘迫难忍。也可见砂石随尿冲出。

应该指出的是，个别患者因起病隐匿，可长期不出现症状，甚至结石已导致肾功能不全时，患者仍无尿石症的典型表现，只是在体检时偶被发现。

该病病因复杂，有的为湿热蕴结下焦，煎熬尿浊而成；有的为肾虚水液代谢失常，尿浊生成过多或排出不畅，最终沉积而成砂石等因素。

根据急则治其标的原则，为排出结石，不同的证型在这个时期用药可能会有很多相同之处。其主要药物为"三金滑苡"，以及车前草、绵萆薢等。"三金"指的是金钱草、海金沙、鸡内金，是众所周知的化石、排石药，它们可以利尿通淋，有排石之功。如果结石较大或形状多棱角而不能被排出，它们又善于溶解结石，使大石化小，小石化无，所以在治疗此病时，这三味药通常都作为必选药。

利尿通淋除原功效外，还能增多尿量以冲刷结石，使之移动并排出体外；同时，这些药物还能消除尿管水肿，使尿路通畅，从而有利于排石。

兼症处理：在疾病的发作期，患者往往疼痛难忍，脉象多见弦紧。此时的输尿管及胃肠可能处于痉挛状态，当务之急，当缓急解痉以止痛。用地龙配芍药甘草汤即可见速效。发作频繁者当选加之。

3. 行气活血，补虚以排石、溶石等间接治疗

其一，防范损伤。利尿通淋法治疗一周而仍未痊愈者要加生地黄、黄精或麦冬等，以防利水伤及肾阴。这是本讲歌诀"石淋湿热久阴虚，三金滑苡地精山"的主要内容。

其二，扶正祛邪、补肾以排石。有些患者结石久居不下或年年复发，多与肾虚有关。肾阴虚患者，一般阴津不足，且不喜饮水，可见咽干、盗汗等症。他们的尿液易浓缩，或可因虚火熏灼尿液而结成砂石。肾阳虚患者，多温动无力而浊阴（尿浊）内盛，结石可日久累积而成。西医学证明此病与钙流失有关，临床经常遇到一些老年人因脱钙而骨质疏松，同时又导致了泌尿系结石。肾主骨，骨质疏松当属肾虚之证。这间接地证明了泌尿系结石亦与肾虚有关。肾虚必元气不足，结石久居不下亦当与此有关。事实上，补肾是排石的原动力，只有肾气充足，行气活血及利尿通淋才会得力，排石自当事半功倍。补肾之品当首选牛膝、核桃仁等。

其三，温阳、行气、活血以排石。阳主动，阳气充足才能有力推动结石排出，常用附子。结石为有形之物，滞留体内必然导致气滞血瘀，气滞血瘀也会导致结石形成并停留。所以行气活血为此病的主要治疗方法之一。行气药可选

乌药、木香等；活血药可选土鳖虫、琥珀、王不留行等。它们针对绞痛的治疗效果较好。

三、案例分析

张某，男性，35 岁，教师。

主诉：发作性肾绞痛半年余。

病情发作时表现为右侧腰肾区剧痛，时有血尿，尿色深黄。肾区有叩击痛，舌苔中、下部黄腻，脉弦滑。X 线检查：右侧输尿管结石 2 枚。

结合病情，诊断为石淋。

辨证：湿热蕴结，气滞血瘀，阴络损伤。

治法：清利湿热，行气活血，化石通淋。

处方：竹茹 10g，炒枳壳 10g，云茯苓 10g，陈皮 10g，石菖蒲 10g，郁金 10g，金钱草 30g，海金沙 10g（包煎），生鸡内金 30g，萹蓄 12g，石韦 10g，六一散 12g（包煎），丹参 10g，王不留行 10g，炒莱菔子 10g。

另：琥珀粉 3g，沉香粉 1g，和匀，每日 2 次吞服。

服用 9 剂后，患者小便排出结石块 1 枚，再服 7 剂后又排出 1 枚，患者症状消失，复查 X 线（–）。

处方策略 ABC 分析：

A：舌苔黄腻，用温胆汤（竹茹 10g，炒枳壳 10g，茯苓 10g，陈皮 10g，石菖蒲 10g，郁金 10g）。

B：石淋，用"三金"，以及萹蓄 12g，石韦 10g，六一散 12g（包煎）；活血止血用丹参、王不留行及琥珀。

C：通畅气血，温胆汤加沉香、丹参；给邪出路，用炒莱菔子通大便。

第 60 讲　泌尿第五

血淋湿热虚火旺，茅根地黄赤芍丹

一、歌诀阐释

【歌诀】

血淋湿热虚火旺，茅根地黄赤芍丹。

【阐释】

血淋，以尿频尿痛、血尿短赤为主症。该病全身状态有湿热下注和阴虚火旺两种。其实证，湿热下注，见舌红苔黄腻；虚证则阴虚火旺，见苔薄黄，脉象弦细。

对症治疗宜在萹蓄、瞿麦、车前草、生薏苡仁、石韦等药物清热通淋的基础上，选加白茅根、生地黄、赤芍、牡丹皮等凉血止血药物。

而全身状态可以用温胆汤合三妙丸治疗湿热下注的实证，用杞菊地黄汤或二至丸合滋肾通关丸治疗阴虚火旺的虚证。

二、临床应用

血淋多见于急性肾盂肾炎。

1. 急性肾盂肾炎的全身状态

急性肾盂肾炎，又名急性上尿路感染，是由细菌（极少数为真菌、原虫、病毒）引起的一侧肾盂或两侧肾盂和肾实质的炎性改变，以尿频、尿急、尿痛、脓尿及腰痛为特征。

临床见尿频、尿急、尿痛等尿路激惹症状和腰钝痛或酸痛，或肾区叩击痛，或伴有寒战、发热等全身感染症状，尿检白细胞增多，有白细胞管型，细菌检查阳性等特征，即可确诊。

本病患者主要的临床表现是突发小便频急，赤涩热痛，少腹胀痛，腰部疼痛等，故本病属中医热淋、血淋、腰痛、发热等病症范畴。

本病大体可分为膀胱湿热、肝胆郁热、肺胃热炽、热毒伤络、邪恋正虚、阴虚火旺六种证候。其中，关键证为膀胱湿热和阴虚火旺，适用"苔腻温胆，不腻杞菊"的基本原则。膀胱湿热，见尿频、尿急、尿痛，舌苔黄腻，脉象滑数，治宜温胆汤合三妙丸，加凉血止血的"血淋湿热虚火旺，茅根地黄赤芍丹"；而阴虚火旺、心肾不交，全身见五心烦热，腰酸失眠，舌尖红，脉细数，治宜杞菊地黄汤合交通心肾的交泰丸（川连、肉桂）以及滋肾通关丸（知母、黄柏、肉桂），加生地炭、旱莲草，以及酌加凉血止血的"茅根地黄赤芍丹"。

2. 急性肾盂肾炎的主症处理

急性肾盂肾炎以排尿异常、腰痛、发热、脓尿等为主症。排尿异常包括小便频数短涩、淋沥刺痛，尿色黄或黄赤甚则鲜红，可伴有灼热感。腰痛为腰部钝痛或胀痛，或腰部重着，可伴有腰部灼热感或少腹拘急引痛，或小腹胀满疼痛。发热，多表现为畏寒发热或寒战高热，或寒热往来。脓尿，尿色多见混浊，尿沉渣显微镜检查白细胞有增多的现象，有时可见到白细胞管型，少数病人可同时见到血尿。

该病局部病因包括湿、热、毒邪及其引起的气滞血瘀、气阴损伤的状态。

膀胱湿热，以三妙丸为基础方；阴虚火旺，以滋肾通关丸为基础方。再根据主症轻重适当选加清热利湿通淋、凉血止血以及清热解毒的药物。

其一，清热利湿通淋，宜用萹蓄、瞿麦、车前草、生薏苡仁、石韦等。

其二，凉血止血，选加白茅根、生地黄、赤芍、牡丹皮等。

其三，配合清热解毒，选用土茯苓、琥珀等。因为急性之湿热颇具热毒的性质，西医也认为此病为感染性疾病。解毒之法对控制感染很有益处，疗效确切。同样具备此功能的药还有金银花、连翘、甘草、黄连、黄柏等，可供选加。若患病日久或阴虚证明显，则不用黄连、黄柏等苦燥之品，以防伤阴，但可选金银花、连翘等轻清花草类。

3. 行气活血、补益气阴以祛除湿热毒邪

湿热久居必气滞水停而形成瘀血，同时耗损正气而出现气虚。气虚运血无力又进一步加重血瘀。故行气活血、补益气阴可以辅助祛除湿热毒邪。

其一，行气活血，可以用乌药、川牛膝和土鳖虫。

瘀血不仅有利于湿、热、毒等邪的潜伏，还会加重肾损伤，极大影响疾病的转归。故治疗此病当重视瘀血这一病理产物。只有瘀血得以消除，湿热等邪的壁垒方可动摇，肾功能方可不受威胁。

其二，补益气阴，可以选用女贞子、旱莲草、生黄芪。

患病中后期，虚证相对明显。患者往往因为虚弱而反复发病。临床观察发现，多数患者在劳累之后最易复发或加重，可见，正虚是疾病复发或迁延不愈的关键所在。

此病防止复发有很大的意义，而补虚扶正就可以做到这一点。通过补虚治疗，一旦正气转盛，病邪自会消退，复发概率也会随之降低。

虚有气、血、阴、阳之分。此病湿热为患，湿伤气，热伤阴，故久病气阴两虚最多见。气虚不能布津运湿，阴虚又恋热助热，从而滋生湿热。气阴虚与湿热互为因果，常使病情逐渐向严重顽固的程度发展。所以久病患者容易在原有湿热证的基础上出现乏力、潮热、咽干、腰酸等气阴虚证。虚热与湿热相合，往往其热难解。重用清利药物可退湿热，但却容易伤阴而加重虚热；滋补肾阴虽可清虚热，但却容易助湿恋邪而使邪更盛。

处理这对矛盾时，可用女贞子、旱莲草等清补肾阴之药，而避用熟地黄、黄精等滋腻之属；用茯苓、土茯苓等药渗利湿热，而避用车前子、泽泻等清泄峻品；用生黄芪补气，不过用白术、苍术等温燥之品。个别患者属于阳虚体质或久病阴损及阳，使肾阳开阖不利，湿浊内留者，治当用杞菊地黄汤阴中求阳，同时渗利湿浊。

三、案例分析

下面分享一例慢性肾盂肾炎案。

常某，女，34 岁，尿频，尿痛 1 年余。患者 1 年前无明显诱因出现尿频、尿急、尿痛等症状，并且排尿有灼热感，当时被诊断为尿道炎，口服环丙沙星和龙胆泻肝丸好转，但此后经常复发，每次都靠吃这两种药物控制病情，严重时则需要进行输液治疗。半年前因家里不顺之事太多，尿频、尿急等症复发，同时伴腰痛、低热。治疗近半月效果不明显，反而有腰痛加重的趋势，到医院检查后被诊断为肾盂肾炎。因久服抗生素效果不显，不得不选择中药进行治疗。

刻下症见：乏力身困，腰酸痛，时有刺痛，咽干低热，五心烦热，午后尤甚，小便频数、热痛，舌红苔薄黄腻，脉细数。

诊断：慢性肾盂肾炎。

处方：知母 10g，黄柏 10g，女贞子 10g，旱莲草 30g，生黄芪 30g，茯苓 10g，土茯苓 30g，苦参 10g，石菖蒲 10g，郁金 10g，川楝子 10g，丹参 30g，琥珀 5g，肉桂 3g，川牛膝 15g。

服药 7 剂后，所有症状均大减。效不更方，继服 7 剂，舌转为苔薄不腻，改服杞菊地黄汤合滋肾通关丸，加女贞子、土茯苓、丹参、生黄芪，每日半剂，再月余后，无症状，自行停药。

处方策略 ABC 分析：

A：初诊舌红苔薄黄腻，以二至丸合滋肾通关丸，加石菖蒲、郁金行气血、祛湿浊、和胃气；诸症平稳后，苔薄不腻，改用杞菊地黄汤合滋肾通关丸。

B：滋肾通关丸加清热解毒的土茯苓、苦参。

C：生黄芪补气、肉桂通阳、丹参活血、川楝子行气，诸药合用以助湿热毒邪的祛除。

第 61 讲　泌尿第六

膏淋下注久不固，倍苓萆薢二仙丹

一、歌诀阐释

【歌诀】

膏淋下注久不固，倍苓萆薢二仙丹。

【阐释】

膏淋以尿混如泔，溲时不畅，溲感热痛为主症。该病相当于西医学乳糜尿、前列腺增生等疾病。全身虚实分析可辨为湿热下注、下元不固两种状态。

实证，湿热下注，见舌红苔黄腻，可以用温胆汤合三妙丸，加土茯苓、萆薢、生薏苡仁等药清热利湿、通淋解毒；虚证，苔薄黄，脉细数，治疗可以用杞菊地黄汤合水陆二仙丹（金樱子、芡实），适当选加土茯苓、萆薢、生薏苡仁等药物。

二、临床应用

膏淋以尿浑如泔，溲时不畅，溲感热痛为主症，相当于西医学乳糜尿、慢性前列腺炎等疾病。本讲介绍前列腺炎的中医治疗。

1. 前列腺炎的虚实全身状态

前列腺炎，临床分为急性前列腺炎和慢性前列腺炎。急性前列腺炎主要是由革兰阴性杆菌，如大肠杆菌、变形杆菌等感染而引起的前列腺急性化脓性病理改变。慢性前列腺炎又分为细菌性前列腺炎和非细菌性前列腺炎两类，二者皆表现为前列腺的慢性炎症性改变，前者为细菌引起，后者为房事不当、经常饮酒、食用辛辣刺激物，或受寒、受湿等诸多因素造成前列腺反复过度充血所致。

本病属于中医的悬痈、穿裆发、白浊、淋证等范畴，分热毒蕴结、湿热下注、肝肾阴虚、脾肾阳虚、气滞血瘀五个证候。本病初起多属热毒蕴结、湿热下注证。若久治不愈，热邪伤阴，可转化为肝肾阴虚证，出现头晕、目眩、腰膝酸软、五心烦热、失眠、白浊、遗精、滑精等症。湿为阴邪，以秽浊湿毒而发病者，易伤脾肾之阳，可转化为脾肾阳虚证，出现尿频、夜尿增多、小便夹精、神倦乏力、阳痿等症。热毒蕴结、湿热下注等证，其郁热、湿毒皆可阻滞血络而转化为气滞血瘀证，出现小便赤涩、阴茎勃起后胀痛等症。

其中的核心证为湿热下注与肝肾阴虚，二者分别对应总括里的"苔腻温胆，不腻杞菊"。

2. 前列腺炎的主症及其处理

前列腺炎以尿频、尿急、尿痛、排尿无力、淋沥不尽为主症，同时可伴有少腹坠痛和腰骶部酸痛不适感，以及性功能减退、遗精、滑精等症。急性前列腺炎起病急骤，发病时有高热、寒战；慢性前列腺炎起病缓慢，缠绵反复，以白浊、腰酸胀、会阴坠胀等症状为主。

湿、热、气滞、血瘀以及肝脾肾亏虚为基本病机环节。湿热下注证的特征是尿灼热、淋涩疼痛、有白浊，苔黄腻、脉滑数；肝肾阴虚证的特征是有白浊、滑精、遗精，头晕目眩、腰膝酸软、五心烦热、失眠，舌红少苔、脉细数；脾肾阳虚证的特征是尿频、夜尿尤甚、小便夹精、神倦乏力、阳痿，舌胖淡、脉沉细。

下焦湿热为主，可以选用三妙丸；热盛伤阴，可以用滋肾通关丸。前者，可合用温胆汤；后者，可以合入杞菊地黄汤。对于三妙丸、滋肾通关丸在该病的应用，需要细致体会。

初期或发作期，湿热证相对明显。治当清利湿热，可选车前草、石韦等。按理说，这样治疗效果应该会较为显著。但事实是多数患者的效果并不令人满意。细究其因，发现多与忽略相火旺、热毒盛、脾气虚等证候有关。这三个方面，在治疗时都要照顾到。

其一，相火妄动是导致此病发生的主要原因之一，湿热也多因之而起。单独清利湿热而不顾泻相火，当然效果不显，即使有效也不过是一时而已，故当泻相火以治本。在原基础上加知母、黄柏即可起到斩草除根之目的。一般青春期后到结婚之前的男性多属于此。

其二，此病的湿热具有毒的性质（可以腐蚀精血），况且此病有时也与病菌感染有关，故解毒之法不可忽略。

对湿热明显或阳旺体质的患者，清热解毒的苦参、土茯苓、败酱草等药可以直接应用。若是虚寒体质患者，此法应在温通阳气、温补阳气反佐的基础上实施。否则非但热毒不除，反而损伤阳气，加重病情。

其三，有些患者热象不显，但湿邪很盛，表现为阴囊潮湿、舌苔白腻等。这多见于虚寒体质、脾肾阳虚者，亦有不少患者是浪进寒凉清利而损脾，导致湿邪泛滥。故对湿浊久治不除的患者可改从脾论治，选黄芪、苍术、茯苓等药，使清升浊降，脾健湿除。

3. 前列腺炎的风险防范与间接治疗

其一，防范过于寒凉，温通阳气、温补阳气以反佐。

若是虚寒体质患者，防范寒凉药物损伤，可以用桂枝加龙骨牡蛎汤温通阳气来反佐，也可以适当加入蛇床子、菟丝子温补阳气来反佐。

其二，不可随意补肾。很多患者最初来诊的目的是求治"肾虚"，四诊之后方知有前列腺炎病史及症状，可见此病与肾虚关系密切。但补肾之法不可盲目而为，当先祛邪而后补，或利中寓补。否则非但无效，反易助邪、恋邪而加重症状，得不偿失。临床发现，肾阴虚多与相火旺或湿热盛相兼。补肾坚阴泄火宜选女贞子、知母、黄柏等，同时加茯苓、滑石祛湿热。肾阳虚多与湿浊、脾虚相兼。温肾助阳宜选巴戟天、淫羊藿等，同时加苍术、茯苓健脾利湿。

其三，活血以祛湿毒。久病入络，瘀血乃此病最主要的病理产物之一，且易与其他诸邪互结。正是因为如此，才导致湿热浊毒败精难以祛除干净，体现出此病的难治性。只有把入络的凝瘀祛除，才有望获得根治。活血通络可选水蛭、地龙、王不留行等药。活血药中的川牛膝、琥珀乃属要药，不可或缺，三棱、莪术等亦可考虑选加。活血之法在此病的治疗中起到了举足轻重的作用，应予以重视。即使在早期瘀血证不明显时，也有必要酌加。一来活血通络可以改善病灶的血液循环，从而加速痊愈，换言之，这有助于祛邪；二来可以防变，因为一旦瘀血产生，治疗难度就会增加很多，所谓上工治未病，即为此意。

其四，软坚以祛湿浊。若腺体硬化，需加橘核、荔枝核、鳖甲等药软坚散结。

三、案例分析

刘某，男，27 岁。

主诉：尿频尿急，有时尿痛，伴会阴不适两年余。

患者 4 年前新婚后房事过度，不到两年，即出现尿频尿急的症状，会阴隐痛不舒。患者喜饮酒，每次饮酒后小便有灼热疼痛感，随即诸症加重。大便时有糊样液体从尿道口流出，经化验，被诊断为前列腺炎。

刻下症见：患者体瘦，颧红，精神不振，咽干，腰骶酸软，失眠多梦，遗精，尿频、尿急、尿痛，会阴、小腹不适，有灼热感，疼痛隐隐，阴囊潮湿，尿后滴白，性生活无法进行，胃胀，舌红有瘀斑，苔黄腻，脉细数。

诊断：慢性前列腺炎。

处方：竹茹 10g，陈皮 10g，石菖蒲 10g，郁金 10g，黄柏 10g，知母 10g，牡丹皮 10g，炒苍术 10g，土茯苓 30g，白僵蚕 10g，水蛭 3g，土鳖虫 10g，败酱草 20g，虎杖 10g，琥珀 5g，蛇床子 9g。

服药 5 剂后，症状减轻。效不更方，继服 10 剂，症状消失。汤剂减半，口服六味地黄丸善后。

处方策略 ABC 分析：

A：苔腻，胃胀，方用温胆汤（竹茹 10g，陈皮 10g，石菖蒲 10g，郁金 10g）。

B：遗精，尿频尿急尿痛，用二妙丸清热燥湿，加知母泻相火；败酱草、土茯苓、虎杖清热解毒。

C：白僵蚕、水蛭、琥珀、牡丹皮活血以祛湿毒，蛇床子散寒温阳以反佐。

第 62 讲　泌尿第七

劳淋脾肾两虚损，芪术杜寄白豆扁

一、歌诀阐释

【歌诀】

劳淋脾肾两虚损，芪术杜寄白豆扁。

【阐释】

淋证，尤其是热淋、气淋、血淋，日久伤及脾肾，导致尿行淋沥，尿后阴部隐痛，遇劳即发，即为劳淋。治疗主症时，可以根据局部湿热的轻重，适当选用茯苓、车前草、泽泻等药物清热祛湿通淋；而针对脾肾亏虚，见苔薄白质淡，脉沉细尺弱，可以选用生黄芪、炒白术、生杜仲、桑寄生以及白扁豆等药物，或者用香砂六君子汤加生黄芪、生杜仲、桑寄生为基础方。

二、临床应用

1. 慢性下尿路感染、尿道综合征的本虚为脾肾亏虚

劳淋，尿行淋沥，遇劳即发，为热淋、气淋、血淋日久伤及脾肾而成。该病多见于慢性下尿路感染，西医检查多无异常的尿道综合征等。这两种疾病多见于中老年女性。

慢性下尿路感染多因体弱而复感外邪，或热淋迁延日久，最终正虚邪恋，甚至湿热瘀血胶结而顽固不愈。尿道综合征的病因极其多而复杂，可因肝郁而尿道不利，导致排尿异常；或可因脾肾不足，三焦气化失司，膀胱不利，导致排尿异常。日久亦可感邪凝瘀或夹杂湿热。

二者常因劳而发，故分属劳淋的范畴。治疗时自然不可忽略正气虚。此病之虚多与脾虚和肾虚有关。忧思过度而发病的患者多是脾虚，房事不节而加重的患者多是肾虚，再结合脉证，不难判断。

《杂病心法要诀》中有记载小便不通的歌诀："劳淋内伤补中芪，肾气知柏过淫成，劳心清心莲地骨，芪苓车麦草参苓。"

歌诀中劳淋的治疗给了四个方证：其一，脾气虚用补中益气汤合五苓散，五苓散为清热利湿的处方单元 B，用补中益气汤作为补气升提的基础方 A；其二，肾阳虚，用金匮肾气丸，其中"三泻"的茯苓、泽泻、牡丹皮为局部治疗单元 B，"三补"中的熟地黄、山茱萸、山药、附子、桂枝为基础方 A；其三，肾阴虚，用知柏地黄汤，知母、黄柏及"三泻"为局部治疗单元 B，三补为基础方 A；其四，思虑劳心，用清心莲子饮，莲子、地骨皮、黄芩、车前子清热利湿通淋，而黄芪、麦门冬、生甘草、人参、白茯苓，即四君子汤去白术，加黄芪、麦冬为基础方 A。

整理四个方证，就全身状态而言，脾虚、气虚，以四君子汤、六君子汤为基础方。补中益气汤为四君子汤去茯苓，加当归、黄芪、柴胡、升麻、陈皮；清心莲子饮中用的是四君子汤去白术，加黄芪、麦冬。肾虚，用的是肾气丸、知柏地黄丸，都是由六味地黄丸化裁而来。将两个方子整合、换用柔和的药物，温阳宜温润，滋阴佐清降，就成了沈氏女科杞菊地黄汤。

总之，这两种疾病的本虚标实，属于劳淋的范畴。从总括"苔腻温胆，不腻杞菊；纳差六君，暗斑血府"分析，该病全身状态为"不腻杞菊"与"纳差六君"。

2. 慢性下尿路感染、尿道综合征的对症治疗

疾病在发作期，祛邪相对重要。外邪乘虚入里，随之湿热瘀血内生。扶正易助邪，故治疗时最好泻中寓补，消中求和，待邪去大半，再重补法不迟。

对于发作期的膀胱湿热，三妙丸的治疗作用略强，可以模仿清心莲子饮，清热不用损伤命门之火、肾中阳气的黄柏，而是用莲子心、地骨皮、黄芩，这类药物清热而不伤阳气；利湿用茯苓、车前草，其作用相对柔和。

3. 劳淋的间接治疗

其一，活血通络以祛邪。加琥珀活血，使气血调和。

其二，扶正祛邪。补肾可选蛇床子、菟丝子，健脾可选择生黄芪。慢性的尿道综合征，虚证较多。西医认为女性在更年期或绝经后性腺功能减退，雌激素分泌减少，尿道的黏膜萎缩变薄，抵抗力降低，尿道口括约肌也薄弱，且舒缩失调，故可发生尿道综合征。而中医认为，女性年高，脾肾渐虚。脾虚则中气下陷，且肌肉薄弱；肾虚则固摄失职（同时生殖退化），从而出现尿频急，甚至尿失禁现象，这显然与西医理论不谋而合。故补脾肾是治疗更年期或绝经女性尿道综合征的主线。患者同时多伴有更年期综合征的症状，故不难辨证。菟丝子善治肾虚，药理学证实它有提升女性雌激素水平的功效（雌激素能促进女性膀胱和尿道黏膜的修复）。脾主肌肉，黄芪善补脾升提，枳实善理脾通降，合用则脾之升降得调，而使尿道口括约肌的舒缩功能复原。

其三，疏肝解郁以增效。可选择乌药、川楝子疏肝理气。一些性格内向或多疑的患者可发生此病，在精力分散的时候症状消失是其最大特点。这种情况多与肝郁有关，针对这类患者，疏肝解郁的同时应配合心理疏导。

三、案例分析

辛某，女，50岁。患者半月前出现尿频症状，严重时每半小时小便一次，量多，伴有轻度灼热不适，夜间睡眠时不发作，白天明显，尤其上午最为严重。在医院做了各项检查，未果，求中药治疗。

刻下症见：患者面色淡黄，纳可，咽干，自觉腹部有下坠感，常感乏力，每次饮水后立即有尿意，小便灼热不适，大便略干，平素并不喜饮水，舌淡红，苔薄黄不腻，脉沉。

诊断：尿频（脾肾两虚）。

处方：莲子心10g，地骨皮10g，生黄芪30g，黄芩10g，车前草15g，麦冬15g，生甘草5g，党参10g，茯苓10g，炒莱菔子10g，升麻5g，焦麦芽10g。

服药 5 剂后，尿频减轻，严重时 2 小时一解，余症亦减。继服 5 剂后，症状全部消失，嘱其服补中益气丸 10 日以善后。

　　处方策略 ABC 分析，即清心莲子饮加炒莱菔子、升麻、焦麦芽：

　　A：四君子汤去白术，加生黄芪、升麻以健脾、升提阳气。

　　B：莲子心、地骨皮、黄芩、车前草清热利湿通淋。

　　C：麦冬滋阴以益气，炒莱菔子通便，焦麦芽消食。

第 63 讲　内分泌第一

糖尿病为全身病，整体局部要分明

壮火食气气阴损，由肥转瘦在水分

一、歌诀阐释

【歌诀】

糖尿病为全身病，整体局部要分明，

壮火食气气阴损，由肥转瘦在水分。

【阐释】

1. 糖尿病为全身病，整体局部要分明

糖尿病是由于胰岛素分泌绝对或相对不足（胰岛素分泌缺陷），以及机体靶组织或靶器官对胰岛素敏感性降低（胰岛素作用缺陷）引起的以血糖水平升高，可伴有血脂异常为特征的代谢性疾病。该病以局部的胰岛功能障碍为主，而全身则出现胰岛素机体靶组织或靶器官对胰岛素敏感性降低（胰岛素作用缺陷），以及血糖、血脂代谢异常。

故该病的诊治，首先要区分病变局部与全身整体之间的关系。1 型糖尿病，多由胰岛功能不足导致全身糖代谢、血脂代谢紊乱；而 2 型糖尿病则多由全身代谢紊乱引起胰岛功能障碍。

2. 壮火食气气阴损，由肥转瘦在水分

在古代，糖尿病发病时病情都比较严重，有典型的"三多一少"症状，即多食、多饮、多尿、消瘦，因此命名为消渴。

现在 2 型糖尿病发现较早，多数没有"三多一少"的症状，患者非但不消瘦，反而会肥胖。初期，尤其是糖尿病前期的肥胖，多由高能量饮食引起，肥胖多为实热性的。气有余便是火，壮火食气。随着病情的推进，火热会耗损气阴，患者会由实性的肥胖，转变为虚性的肥胖；如果治疗不及时，火热持续损伤气阴，患者会从虚胖转为消瘦。整个病机的转变关键，在于泄热耗伤气阴，故其病变关键在气分、水分、血分。

二、临床应用

糖尿病是以生命活动的基础——胰岛素的产生与作用障碍而表现的慢性代谢疾病。糖尿病主要分为四大类型，即 1 型糖尿病、2 型糖尿病、妊娠糖尿病和特殊类型糖尿病。其中 1 型、2 型糖尿病涵盖了绝大多数的糖尿病患者。无论从其发病过程、发病特点、疾病累及的器官功能范围和预后都表明了这一疾病发生机制的复杂性和多元性。

考虑可能的发病机制有：①脂肪细胞分泌的炎症细胞因子参与了胰岛素抵抗的发生和发展。②中心性肥胖可导致血浆游离脂肪酸的升高，而致肝糖异生的增加。另一方面，临床常用的一些降糖药物如磺脲类、格列奈类和胰岛素可增加患者的体重。

其实，2 型糖尿病前期，也包括肥胖型和瘦型两种。本课程用处方策略 ABC 分析该病，依次介绍实性肥胖型糖尿病、虚性肥胖型糖尿病、瘦型糖尿病、糖尿病的主症口渴及糖尿病伴随症状的诊治及相应策略等五个专题。本讲介绍实性肥胖型糖尿病的诊治 ABC 方案。

1. 糖尿病前期，糖尿病期实性肥胖宜祛痰清热

实性肥胖，可见于 2 型糖尿病前期、初期。其基本病机为中满内热，并由土壅木郁导致肝经郁热。中满内热是该病的全身状态 A，治疗的基本方剂为温胆汤合小陷胸汤。

糖尿病前期是指由血糖调节正常发展为糖调节受损，或血糖升高但尚未达到糖尿病诊断标准。包括空腹血糖受损、糖耐量受损，二者可单独或合并出现。其中糖耐量受损是糖尿病的重要危险因素，若伴有肥胖、高血压、血脂紊乱则危险性更大。

用中医的病机来分析，气有余便是火，高能量饮食后，会导致中满内热。脾胃、中焦内热，有余的元气郁积，会导致饮食精微物质以及人体气水血在腹部壅遏、堆积，表现为腹部脂肪堆积的肥胖。腹部脂肪主要为痰浊，又会引起全身的气血水运行不畅，壅遏在中焦。其中，肝主疏泄的功能受影响较大。肝属木，脾胃属土。肝疏泄调达的功能，可以调节脾胃升降，促进消化吸收、输布水谷精微。中满内实，也会壅遏肝气，诱发更多的肝气亢盛、化热。

这种情况发生在糖尿病前期，以及糖尿病初期胰岛失代偿前。

实性肥胖的表现，其一，苔腻。该病适合"苔腻温胆，不腻杞菊"的虚实诊治大纲。其二，"蛤蟆型"。特征是腹型肥胖，肚皮厚、四肢粗、臀部大。其三，饮食特点。大吃大喝致胖为实胖，不欲饮食仍胖为虚胖（俗语说"喝凉水也胖"）。

用总括来区分，实胖为气滞、积热、湿热，见舌红苔腻；虚胖，舌淡胖有齿痕、苔薄不腻。治疗实性肥胖，宜清热、行气、祛痰湿，兼活血；可以用温胆汤合小陷胸汤为基础方。

典型表现：膏脂痰浊积聚。形体肥胖，腹部肥大，胸闷脘痞，心烦口苦，口干渴，喜冷饮，大便干结，小便黄，舌红，苔黄腻，脉滑数等。实验室检查示甘油三酯、胆固醇、低密度脂蛋白等血脂增高。

方剂组成：温胆汤合小陷胸汤加减。

温胆汤加：黄连10g，清半夏10g，全瓜蒌30g，生山楂15g，红曲10g等。

2. 调整胰岛功能宜疏肝解郁

实性肥胖性糖尿病，患者胰岛素在代偿期，中医病机特点为肝经郁热，治疗宜疏肝解郁。

中满内热导致肝经郁热的具体过程可归纳为：先为高能量饮食导致的壮火食气，继之为脂肪堆积的痰浊，最后引起血糖升高的化热（虚热、实热）。整个过程均以实证为主，可兼虚（气虚、阴虚）、兼瘀（痰瘀、浊瘀），痰浊化热与否决定血糖是否升高。

治疗宜解郁清热，可以选择越鞠丸。轻症可用四逆散合二至丸，重症可以用大柴胡汤。

越鞠丸歌诀：越鞠丸治六般郁，气血湿痰食火因，香附芎苍兼栀曲，气畅郁舒痛闷伸。

越鞠丸治疗食郁、气郁、火郁、痰郁、湿郁、血郁六郁，与肥胖型糖尿病的发病机制相同。方中香附疏肝解郁，以治气郁，为君药。川芎辛香，为血中之气药，既可活血祛瘀，以治血郁，又可助香附行气解郁之功，为臣药。栀子清热泻火，以治火郁；苍术燥湿运脾，以治湿郁；神曲消食导滞，以治食郁。三药共为佐药。痰郁未设治痰之品，此亦是治病求本之意。

该期血糖升高但尚未达到糖尿病诊断标准，或者超过标准不多，口渴、饥饿等症状并不明显。其表现为热，但热不太重。可以选用温胆汤合小陷胸汤、四逆散合二至丸中的清热药，如竹茹、黄连、女贞子、旱莲草，还可以根据热邪的轻重，适当选择黄芩、酒大黄以及地骨皮、金银花、生栀子等药物。

3. 风险防范、间接治疗及治疗的基本策略

（1）治疗策略：2 型糖尿病，其肥胖型为高能量饮食引起全身代谢异常，脂肪堆积引起胰岛素抵抗、胰岛代偿，即中满内热导致土壅木郁、肝经郁热。治疗的基本策略为调整基础代谢，解决中满内热，以缓解肝经郁热。处理全身的实性肥胖，可以用温胆汤合小陷胸汤作为基础方 A；处理肝经郁热，可以用越鞠丸作为 B，配合饮食、运动、心理等治疗方式。

（2）风险防范：要防止低血糖出现。过度控制饮食与过早服用降糖药物，会导致低血糖出现。低血糖本身对人体有很大的损伤，而且会诱发胰高血糖素分泌而引起血糖报复性升高。

（3）间接治疗：中满内热，给邪出路，要注意用"莱菔归菊桃草军"润肠通便，以及蜜桑白皮、冬瓜皮、生薏苡仁、玉米须渗湿、利小便。

三、案例分析

此处分享一则实性肥胖医案。

患者，男，20岁。肥胖10年，体重148kg，身高178cm，BMI46.71kg/m^2。大便干，舌红苔厚腻，脉沉滑数。

处方：竹茹10g，陈皮10g，茯苓10g，炒枳壳10g，黄连10g，清半夏10g，全瓜蒌30g，酒大黄10g，炒莱菔子15g，炒葶苈子10g，生山楂15g，泽泻10g。

处方策略ABC分析：

A：苔腻方用温胆汤。

B：肥胖选加小陷胸汤＋炒莱菔子、炒葶苈子。

C：便干加用全瓜蒌、酒大黄、炒莱菔子、炒葶苈子；配合生山楂活血，泽泻利小便。

第 64 讲　内分泌第二

沈老三黄知葛苡，敛气玉锁杜寄丹

一、歌诀阐释

【歌诀】

沈老三黄知葛苡，敛气玉锁杜寄丹。

【阐释】

这是沈绍功教授根据糖尿病气阴两虚的病机组创的降糖的方剂。"三黄"，指生黄芪 15～30g，生地黄 10～60g，酒黄精 10g，合用可以益气养阴。

"知葛苡"，指知母 10g，葛根 10g，生薏苡仁 10g，知母清热养阴，反佐黄芪，防其壅遏化热；但知母滑肠，易导致腹泻，故加入葛根、薏苡仁升清降浊止泻，且可治疗消渴。

"敛气玉锁"，指收敛气虚、气浮，用玉锁丹，即茯苓 10g，生龙骨 30g，五倍子 10g。生龙骨可以用生牡蛎 30g 代替。

"杜寄丹"，即生杜仲 10g，桑寄生 10g，丹参 30g。生杜仲、桑寄生温润肾阳，可以补火生土，助黄芪补气；丹参，活血化瘀，也可以防止生杜仲、桑寄生温补太过。

整个方剂，补益气阴，以黄芪补气为主。

二、临床应用

本讲介绍虚性肥胖型糖尿病的治疗。西医学把糖尿病分成肥胖型和非肥胖型。中医治疗糖尿病不但要分清肥胖和非肥胖，还要分虚实，肥胖分虚胖和实胖。2 型糖尿病可以起于实性肥胖。其病机为中满内热、土壅木郁、肝经郁热，郁热蓄积了过多的水液、阴液形成痰浊堆积，在外表现为肥胖。同时，壮火食气，中满内热、肝经郁热都会消耗人体的气阴，在气阴受损而形体未发生改变时，就会形成虚胖。由于基础体质的不同，虚胖型糖尿病也可以在早期出现，不经过实胖的阶段。

1. 虚性肥胖型糖尿病的全身气阴两虚

虚性肥胖型糖尿病的全身表现：其一，苔薄不腻。实性肥胖与虚性肥胖，符合总纲"苔腻温胆，不腻杞菊"的典型表现。其二，虚性肥胖为"蜘蛛型"。特征是腹型肥胖，但肚皮薄、四肢细、臀部小，与实性肥胖的"蛤蟆型"不同。其三，饮食、代谢特点。大吃大喝致胖为实胖，不欲饮食仍胖为虚胖（俗语说"喝凉水也胖"）。实胖者，由"饮食自倍"，代谢负担过重而来；虚胖由代谢不足而来。"蛤蟆型"早期多为实胖，"蜘蛛型"多为虚胖。其四，虚性肥胖的临床表现为气短、乏力，动辄心悸汗出等气虚的表现。

用总括来区分，导致实胖的因素有气滞、积热、湿热，见舌红苔腻；虚胖，则舌淡胖有齿痕、苔薄不腻。治疗实性肥胖，宜清热、行气、祛痰湿，兼活血；可以用温胆汤合小陷胸汤为基础方。虚性肥胖可用香砂六君子汤为基础方。再结合糖尿病的气阴两虚的特点，可以选择"沈氏三黄降糖汤"中的"三黄知葛苡"来益气养阴。

其一，生黄芪15～30g，补气；助黄芪补气，可以加西洋参3～5g另煎兑服（人参、太子参均可，不用党参，以防其升高血糖）。

其二，生地黄10～60g、黄精10g、知母10g滋阴，可以再加天冬15g、麦冬15g滋阴。

2. 虚性肥胖型糖尿病的局部气阴两虚

由实性肥胖转向虚性肥胖，全身机能由亢奋转为虚损，而胰岛功能也进入失代偿期。β细胞肥大，但胰岛形态尚正常。血糖超过诊断标准，但并不过高。高血糖引起的"三多"，即多饮、多食、多尿并不明显。胰岛局部问题也以气阴两虚为主。"三黄知葛苡"同样也可以治疗胰岛局部的气阴不足。为了更有针对性，可以适当加入疏肝、活血以及养肝阴的药物，如四逆散加二至丸，即柴胡5g，赤芍10g，炒枳壳5g，女贞子10g，旱莲草10g。

3. 间接治疗

其一，补火生土。生杜仲、桑寄生温润补肾，可以补火生土，以助黄芪补气。其他间接治疗，如气阴相生、阴阳相生，五脏之间的相生，都可以用来提高疗效。

其二，反佐。知母反佐黄芪，防其壅遏；葛根、薏苡仁反佐知母，防其滑肠；丹参反佐生杜仲、桑寄生，防其过于温热。

其三，气虚常伴瘀热，此时先投丹栀逍遥散清瘀，但禁用破瘀伤气药如红花、水蛭、地龙，瘀清后改用沈氏三黄降糖汤补气，并佐和血行气药，如郁金、丹参、当归、三七等。

三、案例分析

《沈绍功验案精选》第180页痰热内扰，枢机不利案。

赵某，48岁，2001年10月26日初诊（寒露）。

病史：1个月前因进食油腻之品过多导致呕吐，此后时感恶心欲吐，胃脘不适，食欲不佳。近日诸症加重并伴乏力，未服西药，来门诊求治。

刻下症见：呕恶时作，纳谷不香，胸脘不适，神疲乏力，略有口干心烦，睡眠不足，二便尚调。

检查：舌暗红，苔薄黄腻，脉沉细滑，形体肥胖，空腹血糖15.7mmol/L，尿糖（+++）。

辨证：苔黄腻，为湿热内扰之象；过食油腻致恶心呕吐为痰热内扰，胃失和降，故《脾胃论》中曰："胃乃脾之刚，脾乃胃之柔，表里之谓也。饮食不节，则胃先病，脾无所禀而后病。"罗东逸曰："痰气上逆者，土象湿热反乘，而木不得升也。"胆胃不和见纳谷不香，心烦眠差；痰热内蕴、阻滞气机则胸脘不适，神疲乏力，略有口干，舌质暗红；患者先天秉赋不足，虽痰热为患，却见脉象沉细。其病位在胆胃，证属痰热内盛，胆胃不和。

诊断：呕吐。痰热内扰，枢机不利证；2型糖尿病。

治法：清热利湿，理气化痰。投《三因极一病证方论》温胆汤化裁。

处方：竹茹 10g，枳壳 10g，茯苓 10g，陈皮 10g，石菖蒲 10g，郁金 10g，木香 10g，川楝子 10g，延胡索 10g，蒲公英 10g，生牡蛎 30g，川芎 10g，车前草 30g。

结果：上方每日 1 剂，水煎分 2 次服。连服 14 剂后，呕恶消失，神疲乏力有所缓解，睡眠转佳，食欲好转，空腹血糖降为 5.8mmol/L，尿糖转为（-），偶有胸闷心烦，舌尖红，苔薄黄略腻，脉细弱。痰热内扰之象好转，中焦气机得以调畅，但仍有热扰心神之象。上方去木香，防其温燥伤阴，加葛根、知母可清中下焦之热，养阴生津；去清肝胃火邪、散结利湿之蒲公英，加连翘、生薏苡仁，以清心火除胆热，散气血之凝滞，并导心火从小便下行；去川芎防其温性损伤心阴，加丹参、生龙骨，养心阴，行血分，清心凉肝以安神；配五倍子，清肺敛阴。诸药合用，清上焦火热，利下焦湿热，还可防火热伤阴。

再进 14 剂。心烦消失，食量增加，无胸腹不适感，舌红，苔转为薄黄，脉沉细。痰祛、热邪减轻，气机调畅，舌脉呈肝肾阴虚之象，治以益气养阴扶正气，清热利湿除余邪。

处方：生黄芪 10g，生地黄 15g，黄精 10g，仙鹤草 10g，知母 10g，葛根 10g，生薏苡仁 10g，茯苓 10g，五倍子 10g，生龙骨 30g，生杜仲 10g，桑寄生 10g，车前草 30g，石菖蒲 10g，郁金 10g。

结果：上方每 2 日 1 剂，水煎分 2 天服，连服 14 剂；配杞菊地黄胶囊，每次 5 粒，每日 3 次。1 个月后复查，空腹血糖 5.8mmol/L，餐后血糖 7.2mmol/L，无明显不适，舌暗红，苔转为薄白，脉沉细。舌暗红略显心气不足，于上方加灵芝 10g，继服杞菊地黄胶囊以养肝肾之阴并清除余热。半月后精神体力恢复如常，餐前、餐后血糖均正常，饮食如故，嘱患者稳定情绪，控制饮食，常服杞菊地黄胶囊，未再复诊。

处方策略 ABC 分析：

A：初诊苔腻、胃胀，用温胆汤化裁，这是开手法第一个方法的应用。病证属于气阴两虚，但是，胃中湿热，苔腻胃胀。故先用温胆汤，祛痰湿。

B：二诊苔薄不腻，用沈氏三黄降糖汤。

C：顾护胃气，用石菖蒲、郁金，给邪出路用车前草。

第 65 讲　内分泌第三

口渴倍知用白虎，加参石膏薏苡玄

一、歌诀阐释

【歌诀】

口渴倍知用白虎，加参石膏薏苡玄。

【阐释】

无论是虚性肥胖、实性肥胖，还是瘦型的糖尿病，血糖升高，会引起多尿、多饮、多食，尤其以口渴为主症时，肺胃燥热明显，治疗均可以选用白虎加人参汤，清泄肺胃之热，并益气养阴。

白虎汤出自东汉张仲景的著作《伤寒论》。由知母、生石膏、炙甘草、粳米四味药组成。功能清热生津，专治阳明经热的"四大"证，即大热、大汗、大烦渴、脉洪大，加之舌质红，苔黄燥。

糖尿病血糖升高以后的高代谢状态与阳明病热证非常类似，可以出现口渴、多饮，舌质红，苔黄燥，脏腑辨证为肺胃热盛，也可以用白虎汤来治疗。白虎汤以生石膏为君药（打碎用 30g），辛甘大寒，清泄肺胃实热。知母为臣药，用 10g，既清热又润燥。甘草用 3g，粳米以生薏苡仁 10g 代，和胃保津，共为佐使药。

《伤寒论》中本方加人参，名为"白虎加人参汤"，也称"人参白虎汤"，增其补益气阴之力，可治白虎汤证而见燥渴不止、汗多乏力、脉浮大无力的气津两伤证，此时最宜用西洋参 3 ～ 5g 另煎兑服。

还可以加玄参 10 ～ 30g，加强滋阴清热的作用。这就是本讲学习的歌诀"口渴倍知用白虎，加参石膏薏苡玄"的内容。

二、临床应用

本讲介绍消瘦（非胖）型糖尿病的治疗。

糖尿病患者血糖升高，表现为"气有余便是火"，火热耗伤气阴，初期不明显，实性肥胖患者还可以表现为持续的实性肥胖；若损伤继续，导致气阴两虚，会出现虚型肥胖；再损伤，伤及有形之体，肥胖便不明显，甚至转为消瘦。

1. 消瘦（非胖）型糖尿病的虚实分证

消瘦指人体内的肌肉、脂肪含量过低。糖尿病性消瘦是指由于患糖尿病导致的消瘦，需排除其他疾病所致的消瘦。消瘦的原因有很多，糖尿病患者消瘦的原因有4点：①饮食控制过严，热量摄入不足。部分患者对糖尿病认识不足，恐惧高血糖，为避免血糖升高，主观上严格限制食物摄入量，时间一长，容易导致消瘦。②食欲差，摄食量不足。部分患者，由于年龄增大或者长期受慢性疾病的困扰，消化吸收功能退化，导致食欲差，长期摄食量不足，故而消瘦。③血糖高导致消瘦。由于胰岛素的绝对或相对不足，严重影响糖、脂肪和蛋白质的代谢，表现为：葡萄糖的利用减少，糖原合成降低，糖异生增加；脂肪合成减少，脂肪大量分解；肌肉及肝的蛋白质合成不足，而分解增多，呈负氮平衡；加上尿糖增多，渗透性利尿，使大量水分从尿中排出，失水等诸多原因导致消瘦。④患者长期使用了可能导致消瘦的降糖药物，如二甲双胍、DPP-4抑制剂、GLP-1类药物等。消瘦者不仅容易疲倦、体力差，而且抵抗力低、免疫力差、耐寒抗病能力弱，易患多种疾病。

消瘦型糖尿病属于中医的"消渴"范畴。患者可以出现明显的多饮、多食、多尿。其基础状态为气阴两虚，从肺胃阴虚、脾气亏虚的状态，逐渐加重，可以导致脾肾亏虚、肾中阴阳两虚。

就消瘦型糖尿病而言，消瘦本身就是虚损的表现，其虚实的划分要根据肺胃局部有无燥热。即A，全身消瘦，为气阴两虚；而肺胃局部B有燥热为实，无燥热为虚。肺胃燥热，会见舌红苔黄厚，为实；肺胃燥热不明显，舌淡苔薄，为虚。消瘦而肺胃燥热，为全身虚损、局部燥热的虚实夹杂状态，治疗宜在益气养阴的基础上清肺胃之热，可以选择玉女煎。消瘦而无燥热，轻症的气阴两虚，口渴不甚，舌淡苔薄，可以用沈氏三黄降糖汤；若持续损伤直至肾中阴阳两虚证，可以用金匮肾气丸来治疗。补充一下，糖尿病前期见消瘦或非胖型糖尿病，可以用二至丸合四逆散来治疗。

2. 消瘦型糖尿病口渴的治疗

消瘦型糖尿病"三多一少"的症状明显，肌肉消瘦萎弱，也可见性情急躁，发热，胸闷不舒，胸部皮肤充血，眼睛活动不灵而深陷，横眉直视。

西医学认为，在糖尿病的情况下，无论何种类型的糖尿病，胰岛素分泌相对不足或绝对不足，致使血糖不能有效地被利用而形成高血糖。若血糖升高超过肾糖阈，肾形成的原尿中糖含量增高，渗透压增加，造成渗透性利尿，导致体内失水，当总体水量减少 1% ～ 2% 时，即引起口渴感。

口渴的治疗：

其一，口渴，见舌红苔黄，为肺胃燥热的白虎加人参汤证。可以参考"口渴倍知用白虎，加参石膏薏苡玄"。而治疗燥热伤阴的消瘦型糖尿病的玉女煎中就有石膏和知母，其中包含了白虎汤。

其二，口渴的轻症，肺热津伤，燥热不重，也可以用消渴方。方中没有用石膏，清热用的是黄连，关键在于养阴用了天花粉、麦冬、生地黄。

另外，糖尿病性消瘦的胃热炽盛证，见多食易饥，尿多，大便干燥，舌红苔黄，脉实有力；可以用玉女煎清胃泻火，养阴增液。其中清肺胃燥热的药物还是白虎汤。

3. 间接治疗

善于处理虚实夹杂。应当先祛邪，后补虚。祛邪为防其伤正，补虚是防其恋邪。如阴虚夹痰，先投温胆汤祛痰，但要避免用燥湿伤阴药，如半夏、生姜等。痰祛后，改用杞菊地黄汤滋阴，但要避免用滋腻药，如熟地黄、山茱萸，再佐补而不滞药，如陈皮、木香、砂仁等；气虚常伴瘀热，此时先投丹栀逍遥散清瘀，避免用破瘀伤气药如红花、水蛭、地龙，瘀清后改用补中益气汤补气，并佐和血行气药，如郁金、丹参、当归、三七等。

三、案例分析

本讲我们分析玉女煎、消渴方的 ABC 结构。

其一，玉女煎。方歌为：

> 玉女石膏熟地黄，知母麦冬牛膝襄。
>
> 肾虚胃火相为病，牙痛齿䘌宜煎尝。

药物组成为生石膏、知母、熟地黄、麦冬、牛膝。可清胃热，滋肾阴；主治胃热阴虚证，见头痛，牙痛，齿松牙䘌，烦热干渴，舌红苔黄而干。亦治消渴、消谷善饥等。

这个情况的特点是形证相反，全身消瘦的气阴两虚见到局部的肺胃燥热；治疗时选择熟地黄、麦冬滋阴为 A；生石膏、知母清热为 B；牛膝引热下行为 C。

其二，消渴方（《丹溪心法》）加减。

症见：烦渴多饮，口干舌燥，尿频量多，舌边尖红，苔薄黄，脉洪数。

方歌：

> 消渴方中花粉连，藕汁地汁牛乳研。
>
> 或加姜蜜为膏服，泻火生津益血痊。

从以上方歌中可以知道，消渴方主要有黄连、天花粉、牛乳、藕汁、生地黄，另加姜汁、蜂蜜组成。

功效为清热生津，滋阴补血，主要用于治疗糖尿病，还可以用于治疗干燥综合征、热病恢复期等精血受损的病人。

本方以天花粉、黄连、生地黄分清三焦气分、血分之热为 B。合用藕汁、生地汁、乳汁润燥生津、通利三焦为 A。应用时，还可以加桔梗载药上行，为 C。

重点：

1. 糖尿病消瘦型的虚实分证。在全身气阴两虚的基础上，见到明显的肺胃燥热，可以用玉女煎；而燥热不明显，还属于气阴两虚者，用沈氏三黄降糖汤；

发展到肾中阴阳两虚者，用金匮肾气丸。应用金匮肾气丸时，轻症也可以用沈氏调肾地黄汤，也就是杞菊地黄汤。

2. "口渴倍知用白虎，加参石膏薏苡玄"。这是口渴、饥饿明显时对症处理的方剂。

第 66 讲　内分泌第四

清肝栀子当归芍，泻心枣仁交黄连

一、歌诀阐释

【歌诀】

清肝栀子当归芍，泻心枣仁交黄连。

【阐释】

这是应用沈氏三黄降糖汤时配合清热、养阴的两组间接治疗药物，第一组药物清肝热，养肝血，泻肝以润金。"清肝栀子当归芍"用生栀子、当归、白芍；第二组药物泻心火，养心阴，"泻心枣仁交黄连"，选用炒酸枣仁及交泰丸，即黄连 10g，肉桂 3g。

糖尿病气阴两虚证的患者常兼燥热，燥热主要集中在肺胃，而涉及全身各脏腑。心肝也可以有燥热。治疗该类糖尿病，在补益气阴、清肺胃燥热的同时，注意泻肝以润金、养心以补气，可以提高疗效。

泻肝以润金，应用"清肝栀子当归芍"，辅助生栀子清泄肝热，还可选加黛蛤散、川楝子、牡丹皮、泽泻；辅助当归、白芍柔肝养血，顾护肝体，防止清热药物损伤，还可以选用五味子、枸杞子、女贞子。而养心以补气，选用炒酸枣仁，还可以选用当归、制何首乌、阿胶、柏子仁。

二、临床应用

糖尿病始终伴有血管内皮损伤，导致多种并发症，本讲要讨论伴发症的处理及其意义。

糖尿病伴发症，是指患糖尿病期间发生与其无直接关系的其他病证。这些病证会干扰、困扰患者的正常生活，使得全身代谢更加紊乱，从而使得血糖更容易升高。为此，在糖尿病存在伴发症时，宜处理伴发症为先。

例如失眠。糖尿病患者容易出现失眠，而失眠会加重代谢紊乱，使得血糖不稳，更容易升高。治疗宜首先着重处理失眠。治疗方案与本书第 25、26 讲"虚劳虚烦不得眠，酸枣仁汤服后安"的方法大致相同，在糖尿病治疗方剂中，也可以合入酸枣仁汤、桂枝加龙骨牡蛎汤。其中，偏于心神受扰的患者用酸枣仁汤，偏于心脏功能虚弱的患者用桂枝加龙骨牡蛎汤。

此处应注意以下三点：

其一，适当加入安神药物，如柏子仁、夜交藤、合欢花、丹参、灵芝等。

其二，注意生黄芪与生地黄的使用。二药益气养阴，不仅对于气阴两虚的糖尿病有治疗作用，对于养心安神、治疗失眠也有一定的积极意义。

其三，若患者有比较严重的失眠，先治疗失眠，失眠缓解以后再治疗糖尿病。

再如高血压。糖尿病患者可以由于季节、劳累等因素出现血压升高。此时的治疗重点要放到降低、平稳血压上。本书第 29、30 讲"钩泽苄莱藻杜寄，葛菊珍决枯平肝"的高血压治疗方案，可以直接应用，待血压平稳以后，再将治疗重点放到调整代谢、平稳血糖上来。当然，出现脾胃不和时，要首先用开手法调和脾胃；有外感，也要先处理外感。具体方法前面已经有介绍。注意用药不要太过温燥，以免耗伤气阴。

总之，糖尿病是一个慢性疾病、基础性疾病，在有其他疾病存在时，要以处理其他疾病为主。其中的原因，还在于血糖升高的两面性。过于高的血糖，会损伤人体；而适当高的血糖对人体是有益的，尤其是在发生疾病的情况下。在疾病发生的状态下，人体需要正气抗邪，而血糖为人体提供能量，本身就是抗邪正气的一部分。为此，有伴随症状或疾病状态下，血糖适当升高对疾病的恢复是有积极意义的。

三、案例分析

本讲的案例是一则糖尿病伴发失眠的医案。

张某，女，43岁，2018年12月2日初诊。

糖尿病10年，失眠两年，加重两周。伴心悸、血压偏低，手足冷。饮食不节，胃胀，大便偏溏，舌淡红苔黄腻，脉沉弱。

处方：竹茹10g，炒枳壳10g，陈皮10g，茯苓20g，焦麦芽10g，石菖蒲10g，郁金10g，蒲公英10g，葛根10g，川芎10g，炒酸枣仁15g，桂枝10g，赤芍10g，生牡蛎30g。

水煎服，每日1剂，7剂。药后心悸、失眠减轻，胃胀减轻，去炒枳壳、石菖蒲、郁金，再服1周，苔薄不腻，胃不胀。改为沈氏三黄降糖汤加酸枣仁汤去知母，加灵芝。

处方策略ABC分析：

A：初诊苔腻胃胀，用温胆汤；胃胀缓解，苔薄不腻，改用沈氏三黄降糖汤。

B：失眠用酸枣仁汤去知母，合桂枝加龙骨牡蛎汤。患者失眠的原因主要是冬季寒冷、心阳受损、心神失养导致。用桂枝加龙骨牡蛎汤温通潜阳，酸枣仁汤去知母养心安神。

二诊改用三黄降糖汤，黄芪、地黄、黄精可以益气养阴，再加灵芝，更能安神。

C：关键是去知母。冬季用药，注意用寒远寒；最关键的是，患者失眠主要为心脏阳虚导致，知母会损伤心阳，反而加重失眠。

第 67 讲　内分泌第五

涵木选加钩天决，脾肾桂蓉术可选

一、歌诀阐释

【歌诀】

涵木选加钩天决，脾肾归蓉术可选。

【阐释】

这是两组间接治疗、辅助三黄降糖汤的药物，可平肝、健脾、补肾，以补益气阴虚损。其一，水不涵木选加钩藤 15g，天麻 10g，生石决明 30g，平肝潜阳，合入三黄降糖汤中，也可以直接合入杞菊地黄汤中。其二，不可一味清热泻火，脾肾阳虚者宜健脾温肾，选加肉桂 5g，肉苁蓉 10g，炒白术 15g。

二、临床应用

1. 2 型糖尿病的病机可以从燥热演变到阳虚

2 型肥胖型糖尿病可以起始于实性肥胖，壮火食气、损伤气阴，从而转变为虚型肥胖；若继续损伤，耗伤有形之体，可转变为消瘦型糖尿病；消瘦型糖尿病初起可以为本虚标实，气阴两虚与燥热同时存在，若再受损伤，则病情会发展到脾肾阳虚、肾中阴阳两虚的程度。

为此，糖尿病治疗，不可以一味清热滋阴。发展到并发症期，也可以见到杞菊地黄汤、二仙汤，以及金匮肾气丸的应用机会。

2. 合并高血压，宜先平稳血压

在糖尿病的治疗过程中，经常会出现血压升高的情况。如进入秋冬季节、患者劳累或者情志不遂诱发。此时，一定要协调好平稳血糖与平稳血压的关系。

其基本原则为先降血压，再稳血糖。

若患者血压高、血糖也高，可以参考第29讲、第30讲内容。

"钩泽苈莱藻，葛菊珍决枯"可治一般高血压。其基本病机为痰瘀损络，患者偏于年轻、肥胖。

二仙汤可治疗更年期高血压。其要点为手足心热的阳亢、畏寒肢冷的阳虚，以及舌淡苔薄的虚性舌象。

桂枝加葛根汤可以治疗心脏功能差引起的高血压。特点是下午、晚上血压升高，伴有心脏相关疾病。

而脏腑衰竭者宜用金匮肾气丸，使用指征为腰以下冷重、夜尿多、舌淡胖、有齿痕等阳虚的附子证。

3. 脾虚宜健脾，参苓白术散可以降血糖

参苓白术散出自宋代《太平惠民和剂局方》，用于气虚夹湿证，治疗面黄气短，消瘦乏力，纳差便溏，苔薄白腻，脉沉细缓者。凡是慢性消耗性疾患，消化功能低下者均可用之。方中以四君子汤补气；山药、白扁豆、生薏苡仁、莲子渗湿；砂仁、陈皮补而不滞；和胃理气；桔梗载药上行。

参苓白术散加减有确切的降糖作用。临床应用处方如下：西洋参3g（另煎兑服），炒白术10g，茯苓10g，生薏苡仁15g，山药10g。上5味为基础方，再增补气的生黄芪15g，黄精10g；养阴的生地黄15g，知母10g；潜阳固涩的生龙骨30g，五倍子10g；补而不滞的木香10g，陈皮10g。如果经济条件有限，西洋参太贵，绝不可以党参代之，因党参为升高血糖之品，可以太子参30g代之。

三、案例分析

1. 涵木选加钩天决

血压高为肝肾亏虚、肝阳上亢者，宜滋水涵木。可以在杞菊地黄汤的基础上加"涵木选加钩天决"，即钩藤15g、天麻10g、生石决明30g，平肝潜阳。

《沈绍功验案精选》中治疗糖尿病的滋水涵木方为：枸杞子15g，黄柏

10g，生龙骨 30g，生牡蛎 30g，生杜仲 10g，北沙参 15g，菟丝子 10g，生白芍 10g，砂仁 10g。

其中：枸杞子、北沙参、生白芍养肝阴，为 A，合生杜仲、菟丝子可以视作简化的杞菊地黄汤；潜阳用了生龙骨、生牡蛎，可以再加"涵木选加钩天决"，为 B；C 包括黄柏泻相火以泻肝火，生杜仲、菟丝子温阳以生阴。

2. 脾肾归蓉术可选

糖尿病肺胃燥热多饮、多食，损伤气阴会出现少食、纳呆、苔薄不腻，为脾胃两虚。此时应该补益脾胃。

《沈绍功验案精选》中治疗糖尿病的补气健脾方：太子参 30g，黄精 15g，山药 10g，芡实 10g，覆盆子 15g，玄参 10g，五倍子 5g，五味子 10g，黑豆 15g。

这个方剂用太子参、黄精补益气阴，合山药、芡实补益脾肾气阴，而无温燥之弊；覆盆子、五倍子、五味子、黑豆益肾固精，而玄参滋阴泻火。整个方剂，滋补脾肾气阴，兼收敛、清热。待病情平稳，再加上本讲"脾肾归蓉术可选"，温阳以生阴，更为周备。

第 68 讲 内分泌第六

高脂血症是痰浊，痰瘀互结脾肾间
楂泽决藻用实腻，不腻乌杞鸡血三

一、歌诀阐释

【歌诀】

> 高脂血症是痰浊，痰瘀互结脾肾间。
>
> 楂泽决藻用实腻，不腻乌杞鸡血三。

【阐释】

高脂血症为脂质代谢异常所致，中医辨证其多属痰浊蕴结，与肝、脾、肾三脏功能失调密切相关。该病临床治疗的关键在于调脂而不是单纯降脂。具体用药是"楂泽决藻用实腻"，即实证，见苔腻，用温胆汤加生山楂 15g，泽泻10g，草决明 30g，海藻 10g；"不腻乌杞鸡血三"，即苔薄不腻为虚证，可以选用制何首乌 10 ～ 15g，枸杞子 10g，鸡血藤 15g，三七粉 3g。

降脂，实证注重祛痰，辨证要点在于苔腻；虚证则应调肾，辨证要点在于苔薄。降脂药亦应分清虚实，实者重用生山楂，用量可达 30g，以及泽泻、草决明、海藻等药；虚者伍入制首乌、枸杞子、鸡血藤、三七粉等。这些药物经药理研究证实均有降脂作用，但其取效并非仅仅据病叠用，均应辨证论治。

二、临床应用

血脂异常指血浆中脂质量和质的异常，通常包括血浆中胆固醇或（和）甘油三酯升高，也包括高密度脂蛋白降低。除少数是因全身性疾病所致的继发性血脂异常外，绝大多数是因遗传基因缺陷或与环境因素相互作用引起的原发性血脂异常。血脂异常作为代谢综合征的组分之一，与多种疾病关系密切，如肥胖、2 型糖尿病、高血压、冠心病、脑卒中等。长期血脂异常可以导致动脉粥样硬化、增加心脑血管病的发病率及死亡率，是冠心病及缺血性脑卒中的独立危险因素。

1. 痰湿中阻与脾肾亏虚的虚实分证

嗜食肥甘厚味，日久损伤脾胃，脾虚不运，水湿聚而生痰；肝肾阴虚，肝阳上亢，木旺克土，运化失司也可致痰浊内生，阻于血脉。该病诊治适用"苔腻温胆，不腻杞菊"的总则。见苔腻，用温胆汤为基础方，注意痰浊祛除以后，逐渐向六君子汤健脾的方向过渡；见苔薄不腻，用杞菊地黄汤为基础方。

其一，痰浊阻遏证。症见：形体肥胖，头重如裹，胸闷，呕恶痰涎，肢麻沉重；心悸，失眠，口淡，食少；舌胖，苔滑腻，脉弦滑。

其二，肝肾阴虚证。症见：形体消瘦或不肥胖，年龄偏大，腰膝酸软，舌淡红，苔薄白或少苔，脉沉细弱。

2. 调节血脂，祛痰瘀、补脾肾

对于脂类代谢异常，痰浊内生的病理过程，历代医家多以"脾气亏虚，痰湿内伤"释其病机。李中梓云："脾土虚弱，清者难升，浊者难降，留中滞膈，瘀而成痰。"《证治汇补》言："脾虚不分清浊，停留津液而痰生。"

高脂血症患者症见痰湿内蕴，当区别脾气亏虚、湿浊内生，以及食湿阻滞、脾困失运，分虚实两种情况。临床多见饮食不节、过食肥甘者，此类患者能食而不节制，摄入过多，超过机体的需求量而凝结成膏脂，故非脾气亏虚，而是食湿内阻，脾气不运。如李东垣云："胃中元气盛，则能食而不伤，过时而不饥。脾胃俱旺，则能食而肥也。脾胃俱虚，则不能食而瘦，或少食而肥。虽肥而四肢不举，盖脾实而邪气盛也。"

就临床分证，苔腻为实，为阴液有余而成痰浊；苔薄不腻，首先是脾气虚损，运化无力，而后是肾虚、命门火衰导致的火不生土。

具体用药："楂泽决藻用实腻"，用于实证，见苔腻，投温胆汤加生山楂15g，泽泻 10g，草决明 30g，海藻 10g；"不腻乌杞鸡血三"，即苔薄不腻为虚证，可以在香砂六君子汤或杞菊地黄汤基础上，选用制何首乌10～15g，鸡血藤15g，三七粉3g。

3. 间接治疗

其一，应给痰浊以出路，分利二便，选用车前草、泽泻、草决明，既利湿通腑，又可降脂。

其二，化瘀以祛痰、降脂。此外还应注意痰浊阻于血脉，日久必致痰瘀互结，故常常佐以行气活血之品，痰瘀同治，收效甚佳。

膏（脂）与精、血均同源于水谷精微，精从浊化为膏，凝则为脂，"淫精于脉"，膏脂、痰浊入于血脉则损伤脉道，使血行瘀滞。故祛痰降脂，应配合丹参、生山楂、三七粉等活血化瘀药物，化瘀以祛痰。

三、案例分析

《沈绍功验案精选》第183页高脂血症脾虚失健，痰浊内蕴案。

刘某，男，47岁，2004年7月2日初诊（夏至）。

病史：患者半年前无明显诱因自觉乏力，右上腹隐痛不适，饮食正常，无恶心呕吐，二便调畅。于附近医院就诊，查血脂示低密度脂蛋白、甘油三酯升高。肝胆B超示中度脂肪肝。给予降脂西药，口服1个月后复查肝功能，发现转氨酶升高而停药，遂求治于中医。既往体健，平素嗜食油腻，有饮酒史。

检查：舌质淡，苔白腻，脉弦滑，形体肥胖。

复查血脂：高密度脂蛋白2.18mmol/L，胆固醇5.6mmol/L，甘油三酯4.7mmol/L，低密度脂蛋白3.2mmol/L；肝胆B超：中度脂肪肝；肝功能未见异常。

辨证：患者平素嗜食肥甘厚味，日久损伤脾胃运化功能，致水湿运化输布失调，聚而为痰浊。痰浊滞留于经脉，影响气血运行，不通则痛，故见上腹隐痛；脾气亏虚失于输布，气血不能达于四肢，则见乏力；舌质淡，苔白腻，脉弦滑为脾虚痰浊内蕴之征。其病位在脾。证属健运失司，内生痰浊。

诊断：胁痛。脾虚失健，痰浊内蕴证；高脂血症，中度脂肪肝。

治法：健脾祛痰，行气止痛。投《和剂局方》二陈汤合《保命集》金铃子散加减。

处方：竹茹 10g，枳壳 10g，茯苓 15g，陈皮 10g，石菖蒲 15g，郁金 15g，草决明 10g，泽泻 10g，丹参 15g，苏木 10g，鸡血藤 15g，赤芍 10g，牡丹皮 30g，车前草 15g，川楝子 10g，延胡索 10g。

结果：上方每日 1 剂，水煎分 2 次服。连服 7 剂后，自觉右上腹隐痛明显好转。上方加生山楂继用 14 剂后，患者自觉诸症明显好转。予成药血脂康，口服每次 2 粒，每日 2 次；嘱低脂饮食，增加运动，控制体重。8 周后复查血脂，甘油三酯降为 2.47mmol/L。

处方策略 ABC 分析：

A：苔腻，肥胖，方用温胆汤。

B：高脂血症，右上腹隐痛不适，选用金铃子散及丹参、牡丹皮、苏木，加用"楂泽决藻"与"乌杞鸡血三"，用了泽泻、草决明与鸡血藤。

C：活血以祛痰，用丹参、牡丹皮、苏木；车前草、泽泻与草决明通利二便，给邪出路。

第 69 讲　风湿第一

风湿三症热痹悸，寒湿热痰瘀久痹
寒痹麻附细辛汤，乌鹿桂芍威丹皮

一、歌诀阐释

【歌诀】

> 风湿三症热痹悸，寒湿热痰瘀久痹。
>
> 寒痹麻附细辛汤，乌鹿桂芍威丹皮。

【阐释】

风湿病的三个主症为发热、痹证与心悸，而痹证主要有五类，即寒痹、湿痹、热痹、瘀痹、久痹。"痹"者闭也。其病机为邪气阻闭引发筋骨、肌肉、关节等处气血不畅；主症为筋骨、肌肉、关节等处的疼、酸、重、麻、木以及拘挛。

寒痹又称痛痹，以关节疼痛为主症。《黄帝内经》云："风寒湿三气杂至合而为痹。""其寒气胜者为痛痹。"

痛痹主症，寒重痛著，阴天加重，着凉更甚，得温则舒，形寒肢凉，苔薄白，舌质淡，脉象沉细小弦。治宜散寒活络，方用附子细辛汤，即麻黄附子细辛汤去麻黄，加制川乌 10g，制草乌 10g，鹿角霜 15g，桂枝 15g，赤芍 10g，白芍 10g，威灵仙 10g，丹参 30g，五加皮 10g。

二、临床应用

痹证是由于风、寒、湿、热之邪侵袭人体，闭阻经络，气血运行不畅，导致以肌肉、筋骨、关节疼痛、麻木、重着、僵直、畸形，甚或关节肿大、灼热，内舍于五脏为主要临床表现的病证。

本病证主要见于西医结缔组织疾病、骨与骨关节病、非关节的风湿病等，如风湿热、类风湿关节炎、系统性红斑狼疮、皮肌炎、风湿性多肌痛、脂膜炎、系统性硬化症、强直性脊柱炎、增生性骨关节痛、骨软骨炎等；某些代谢性疾病、内分泌性疾病及肿瘤等，也可出现类似痹证的表现。

1. 痹证及寒痹的全身状态

痹证发病起于外感风寒湿，日久损伤正气，可以导致肝肾亏虚。其发病过程与临床表现符合"苔腻温胆，不腻杞菊"的总纲，能见到全身痰浊的苔腻状态，以及虚损、脾肾亏虚的苔薄不腻状态。而局部痰浊聚集可以出现痰核，成为痰湿痹。

本课程将重点介绍常见的寒痹、湿痹、热痹、瘀痹、久痹五种常见痹证的ABC方案，其他情况可以变通处理。

寒痹的全身状态以阳虚为主，可见畏寒肢冷，舌胖大、质淡或苔白腻，舌苔白滑为寒湿之象；脉弦主痛，或缓，或滑，或紧，则依阳虚及寒与湿邪的盛衰而定。其寒湿邪气偏重者，正气尚强，可以选择麻黄剂来治疗；阳虚比较明显，不能耐受麻黄的辛散时，可以反佐附子，或者改桂枝剂为基础方。桂枝剂，可以用桂枝汤、桂枝附子汤等，加鹿角霜、桑寄生等补肝肾阳气。

2. 寒痹的主症及其治疗

证候：关节冷痛沉重，痛势较剧，关节肿胀，皮色不红，触之不热，遇寒痛甚，得热稍减，或关节肿胀，或屈伸不便。

病机：寒湿为阴邪，乘虚侵袭体表、经脉，阻滞气血，经脉不通，故关节冷痛，遇寒则痛剧；寒性收引，故屈伸不利；遇热则寒湿邪散，气血得通，故得热痛减；湿性重浊，寒湿内盛则关节肿胀。

治法：温经散寒，祛湿通络。

寒湿困阻经络、关节，气血痹阻，故疼痛剧烈而沉重，法当温经散寒为要，佐以祛湿通络。《杂病心法要诀》推荐寒痹用麻黄、细辛、附子、乌头；并给出治疗风、寒、湿、热痹阻的主要药物"风淫防风湿淫己，黄芩热淫附子寒"。

加减：病在上肢者，加桑枝、桂枝；病在下肢者，加独活、牛膝。

疼痛较重者，加制草乌，附子、乳香、没药。

肌肤麻木者，加豨莶草、路路通。

关节酸胀者，加晚蚕砂、海风藤。

寒甚者，亦可用乌附麻辛桂姜汤。

3. 风险防范与间接治疗

其一，防范药物损伤。川乌、草乌、附子等药祛寒止痛效果较好，但均具有一定的毒性，应用时应予注意。一般用量宜在 9～15g，并且要先煎 20～30 分钟，以解其毒性，同时可兑入白蜜。如用量需再加大，则先煎时间需延长至两小时，但其最大用量亦应不超过 30g 为宜。最好先从小剂量开始，逐渐递增，如出现舌麻、头晕或脉结代等症状，即应减量或停用。

其二，温阳以护正。《证治汇补》论述痛痹的治疗："治痛痹，散寒为主，疏风燥湿，仍不可缺，大抵参以补火之剂，非大辛大温，不能释其凝寒之害也。"补火之剂，可以用附子、肉桂，沈氏女科更倾向于用鹿角霜、桑寄生、生杜仲等温润的补益命门之火的药物。

其三，活血以止痛。选用丹参30g，云南白药 1g（冲），赤芍 10g，乳香 10g，没药 10g。

三、案例分析

《沈绍功验案精选》第 186 页推荐附子细辛汤治疗寒痹。

附子 3g，细辛 3g，桂枝 15g，鹿角霜 15g，制川乌 10g，制草乌 10g，伸筋草 10g，威灵仙 10g，五加皮 10g，赤芍 10g，白芍 10g，丹参 30g，云南白药 1g（冲）。

处方策略 ABC 分析：

A：阳虚，选用桂枝汤加鹿角霜。寒痹阳虚为本。

B：疼痛，加附子、制川乌、制草乌、细辛、桂枝、伸筋草、威灵仙、五加皮。

C：活血，加丹参、云南白药；温阳以护正，桂枝汤加鹿角霜；不用麻黄，用桂枝剂替代麻黄，防其伤阳。

总体特点：柔和。

第 70 讲　风湿第二

湿痹茵陈四逆散，苡己豨瓜路桐皮

一、歌诀阐释

【歌诀】

湿痹茵陈四逆散，苡己豨瓜路桐皮。

【阐释】

风寒湿三气杂至合而为痹，其湿气胜者为着痹。湿痹，即着痹，以关节酸沉、重着，甚至晨僵明显，稍动减轻为主症。如果外湿化热，与内湿相合，可以见到舌质红，苔黄腻，脉弦滑。治疗宜化湿通络，用茵陈四逆散，即用茵陈 15g（后下），柴胡 10g，炒枳壳 10g，赤芍 10g，白芍 10g，加"苡己豨瓜路桐皮"，即生薏苡仁 10g，防己 10g，豨莶草 10g，木瓜 10g，路路通 10g，海桐皮 10g。

整个方剂，苔腻可合入温胆汤；疼痛明显，合桂枝加龙骨牡蛎汤。

二、临床应用

1. 湿痹兼内湿，见苔腻，用温胆汤

风寒湿三气杂至合而为痹，其湿气胜者为着痹。同气相求，湿痹为感受外湿而成，外湿阻闭气机，可形成内湿；内湿体质，也更容易感受外湿。

《金匮要略》中记载："太阳病，关节疼痛而烦，脉沉而细者，此名湿痹。湿痹之候，小便不利，大便反快，但当利其小便。"即直接给出了湿痹的内外两组临床表现。

《医宗金鉴·杂病心法要诀》中记载："风胜防风湿淫己，黄芩热淫附子寒。"

利小便，可以用防己，还可以选用茵陈、茯苓、生薏苡仁、泽泻等药物。

内湿胜，见苔腻，可以合入温胆汤。温胆汤加减法中有通利二便、给邪出路的药物，可以在该病中应用。

2. 湿痹见晨僵，用茵陈四逆祛湿通阳

湿痹，即着痹，以关节酸沉、重着，甚至晨僵明显，稍动减轻为主症，且易郁而化热。湿热闭阻，阳气不宣，在内的阳气不能顺畅运行至四肢，尤其在晨起需要阳气外达的时候明显，故而出现晨僵。治疗要祛湿、利小便，更要舒达阳气。

四逆散本身即为水湿郁遏阳气、阳气不能外达而见四肢逆冷而设，方中柴胡、枳壳疏肝解郁、疏散全身气机，芍药活血，甘草调和；再选加利湿通络的"苡己豨瓜路桐皮"，整个方剂既疏通表里阳气，又利小便，可疏散湿邪的郁遏。

3. 湿痹宜健脾祛湿，通阳止痛

其一，善后固本，宜加补气药物，如生黄芪、炒白术等。《证治汇补》中记载："治着痹，利湿为主，祛风解寒，亦不可缺参以补气之剂。盖土强可以胜湿，而气足自无顽麻也。"

其二，温阳通化，合桂枝汤类方。

三、案例分析

案 1　《沈绍功验案精选》第 187 页着痹案

刻下症见：关节酸沉，晨僵明显，稍动减轻，舌质红，苔黄腻，脉弦滑。

治法：化湿通络。

方药：茵陈四逆散。

茵陈 15g（后下），泽泻 10g，川芎 10g，莱菔子 10g，竹茹 10g，枳壳 10g，石菖蒲 10g，郁金 10g，路路通 10g，生薏苡仁 10g，柴胡 10g，白芍 10g，陈皮 10g，木瓜 10g，蚕砂 10g（包煎）。

提示：着痹当利湿为主，佐以祛风，加防风 5g 可提高疗效。

处方策略 ABC 分析：

A：舌质红，苔黄腻，方选温胆汤，加用茵陈、泽泻。

B：关节酸沉，晨僵明显，选用茵陈四逆散＋"苡己豨瓜路桐皮"＋泽泻、蚕砂。

C：给邪出路，加莱菔子。

案 2　气滞兼湿，经络不通案

姜某，女，53 岁，2003 年 6 月 13 日初诊（芒种）。

病史：患者四肢关节重着酸胀两年余，晨起尤著，稍事活动则见缓解。查血沉、抗"O"均正常，在某医院确诊为风湿性关节炎。药物、针灸、理疗等治疗均乏效，经病友介绍前来门诊。

刻下症见：手足日渐酸沉发板、晨起尤著，稍事活动后得以缓解。心情烦躁，头重如裹，口黏纳呆，两便尚调。

检查：苔薄黄腻，脉弦细滑。关节无畸形，不变色，活动自如，触之不凉。

辨证：湿性重浊黏滞，晨起湿阻经络，故酸沉发板肿胀明显，稍事活动，湿气流通反而缓解；湿浊中阻，故而口黏纳呆；上蒙清窍，可见头重如裹；苔腻脉滑为湿浊之象。其病位在四肢、经络。证属气滞湿停，痹阻经络。

诊断：着痹。气滞兼湿，经络不通证；风湿性关节炎。

治法：理气化湿，疏通经络。宜沈老经验方"茵陈四逆散"加味。

处方：茵陈 15g（后下），柴胡 10g，枳壳 10g，白芍 10g，陈皮 15g，木瓜 10g，泽兰 10g，生薏苡仁 10g，地龙 10g，石菖蒲 10g，郁金 10g，鸡血藤 10g。

结果：上方每日 1 剂，水煎分 2 次服。连服 7 剂后，关节发沉、头重如裹均见减轻，心情好转，食纳仍差。加强和胃通络之力，上方加莱菔子、伸筋草、老鹳草、路路通。再进 7 剂后，关节、头部沉重已不明显，食纳增加，苔薄黄，脉弦细。守法续进，改为每晚服 1 煎。1 个月后，改服木瓜丸，早晚各 6g，三七粉早晚各 3g，连服两个月，以资巩固，未再复诊。

处方策略 ABC 分析：

A：舌质红，苔黄腻，方用温胆汤；苔薄黄腻见胃口好，加石菖蒲、郁金、陈皮、枳壳。

B：关节酸沉，晨僵明显，选用茵陈四逆散加"苡己豨瓜路桐皮"加泽泻、蚕砂。

C：通络加鸡血藤、地龙。

第 71 讲　风湿第三

热痹苍术白虎汤，柏龙车秦忍冬苡

一、歌诀阐释

【歌诀】

热痹苍术白虎汤，柏龙车秦忍冬苡。

【阐释】

热痹，为风寒湿郁而化热，或直接感受风湿热邪而成。主症以关节局部"红肿热痛"明显为特征，冷敷则缓，甚则红斑结节；可以见到口渴、尿黄，苔薄黄或黄腻，舌质红，脉弦数。治疗宜清热活络，可以选用苍术白虎汤为基本方，用白虎汤清热，苍术燥湿。

注意：用生薏苡仁代替粳米，再加车前草，可增强祛湿作用；增强清热作用，可以加黄柏，与苍术合为二妙丸；通络，可选用忍冬藤、地龙、秦艽、络石藤。

沈老推荐方：炒苍术 10g，生石膏 30g，知母 15g，生薏苡仁 10g，忍冬藤 30g，车前草 30g，地龙 10g，黄柏 10g，秦艽 10g，络石藤 15g。

二、临床应用

1. 热痹可以用苍术燥湿护胃，苔腻、中焦湿阻严重者，可以合温胆汤

热痹可以见到口渴、尿黄，苔薄黄或黄腻，舌质红，脉弦数。

风湿热邪壅阻于经络、关节，气血郁滞不通，而湿热亦可播散全身，导致全身湿热，可以出现发热，口渴不欲饮；其中的关键为舌质红，苔黄腻。

祛除湿热，见苔腻要用温胆汤化裁。温胆汤可祛除湿热，畅通全身气水血而有利于邪气的祛除。

苍术燥湿、发散，可以祛除在表的湿邪，也可祛除困阻在中焦的湿邪。

2. 热痹"红肿热痛"，为风湿热邪闭阻，清热用白虎汤，燥湿用苍术，再配伍地龙、络石藤、忍冬藤通络

痹证病机主要为外邪痹阻肢体经络，气血运行失畅。风寒湿热外邪，侵袭肢节、肌肉、经络之间，以致气血运行失畅，而为痹证。由于感邪性质有偏胜，症状表现亦不一。如风邪偏盛者为行痹，疼痛游走不定，痛位偏上；寒邪偏盛为痛痹，疼痛剧烈而有定处，经脉拘急挛缩，感寒则甚，得温则减；湿邪偏盛为着痹，可见肿胀、重着、酸楚疼痛，病位多偏于下；热邪偏盛为热痹，故关节红肿灼热，痛不可近。

热痹的主症为：肌肤或关节红肿热痛，屈伸不利，步履艰难，或有红斑结节。这是风湿热邪壅阻于经络、关节，气血郁滞不通导致的。热为阳邪，与风湿相合，交阻于经络关节，故局部红肿灼热疼痛，屈伸不利，步履艰难；邪热偏重，则见红斑结节，发热等。

治疗宜清热通络，参见《杂病心法要诀》："风淫防风湿淫己，黄芩热淫附子寒。"

祛湿，可以用防己，以及"苡己豨瓜路桐皮"；还可以用苍术燥湿。

清热，可以用黄芩。但热痹的热较重，需要用清热作用更强的药物，如生石膏、知母、黄柏、地龙等药物；当然，金银花、连翘、栀子等作用柔和的药物，也可以在热证较轻时使用。

通络，可以用地龙、忍冬藤等药物。

3. 加桂枝既通络又有热性反佐，防苦寒伤胃

痹证总因经络血脉不通，津血凝滞，故临证处方用药应重视温通辛散，以增强药效，一般可用桂枝、细辛、麻黄；病情顽固者，则非大辛大热之乌头、附子难以取效。再者，风湿热邪相搏，湿遏热郁，配伍温通辛散之品可助疏散宣化，分消三气，如石膏分别与桂枝、麻黄、苍术配伍，即寓此意。

从临床实际来看，热痹患者其证候表现常兼四末清冷、遇寒皮色青紫，推究其因，实由热郁于内，阳气痹阻而不能通达四肢所致。故纵治热痹，开痹通络亦必不可少，在大队清热蠲痹养阴药中，适当配以上述擅长通痹止痛之辛温药物，则温燥之性得制，而通痹止痛之力仍存，并可辛散络中郁热，一方之中，药性相悖，却有相反相成之妙。临证切不可误认为必具寒热错杂之证，才能配合温通辛散之剂。

三、案例分析

《沈绍功验案精选》第 187 页载热痹治疗方剂为白虎加桂枝汤。

其主治特点：关节红肿热痛，冷缓热甚，甚则出现红斑结节，舌尖红，苔薄黄，脉细数。

治法：清热通络。

方药：白虎加桂枝汤。

生石膏 30g（先煎），知母 10g，生薏苡仁 10g，黄柏 10g，桂枝 10g，炒苍术 10g，川牛膝 10g，防风 10g，丹参 30g，忍冬藤 10g，连翘 10g。

提示：加桂枝者，既通络又可热性反佐，防苦寒伤胃。

处方策略 ABC 分析：

A：舌尖红，苔薄黄。若厚腻，合温胆汤；不厚，用炒苍术燥湿和胃。

B：热痹，石膏、知母、黄柏、连翘清热；苍术、生薏苡仁祛湿；防风疏散风邪，而忍冬藤通络。

C：桂枝既通络又可热性反佐，防苦寒伤胃；丹参活血、川牛膝引血下行。

第 72 讲　风湿第四

瘀痹活络效灵丹，乳没归芎三丹蛭

一、歌诀阐释

【歌诀】

瘀痹活络效灵丹，乳没归芎三丹蛭。

【阐释】

瘀痹由瘀血阻闭关节而成，主要表现为关节肿胀畸形，活动受阻，刺痛固定，苔薄白，质紫斑，脉弦涩。治宜化瘀活络，主方为活络效灵丹（《医学衷中参西录》），核心的药物为"乳没归芎三丹蛭"，即乳香、没药、当归、川芎各 10g，三七粉 6g，丹参 30g，水蛭粉 3g（冲），必要时还可加入红花 10g，苏木 10g，片姜黄 10g，郁金 10g。

活络效灵丹证的血瘀，以肝肾亏虚为基础，见苔薄白、不腻，可以用杞菊地黄汤，补益肝肾为基础处方 A。

二、临床应用

1. 瘀痹的基础为肝肾亏虚

痹症初起因风寒湿邪引起者，日久不愈，可郁而化热，转化为寒热错杂证，进而转化为湿热痹阻证。湿热痹阻证病情加剧时，亦可转化为热毒痹阻证。风寒湿热之邪所致的患者，日久不愈，均可导致痰瘀内结之证，亦可耗伤正气，产生气血不足或肝肾亏虚。故而，疾病发展到瘀痹阶段，已经形成虚实夹杂、本虚标实的证候。瘀痹的基础体质为肝肾亏虚，见苔薄白、不腻，可以用杞菊地黄汤，补益肝肾为基础处方 A。

307

2. 瘀痹以瘀血阻闭为主，治宜活血通络

痹证的病位主要在肌肉、经络、关节，早中期以实证为主，后期则虚实交错，以虚为主。标实为风、寒、热邪及瘀血、痰浊；本虚为气血阴阳之不足。

疾病发展到瘀痹，主症为关节肿胀畸形，活动受阻，肌肉、关节刺痛，固定不移，或关节肌肤紫暗、肿胀，按之稍硬，肢体顽麻或重着，或有硬结、瘀斑，舌质紫暗或有瘀斑，脉弦涩。

瘀血可留阻经络、关节、肌肉，瘀阻脉络，导致肌肉关节肿胀刺痛；瘀留于肌肤，则见硬结或瘀斑；邪气深入筋骨，致骨变筋缩，关节僵硬变形，难以屈伸；瘀血阻滞，经脉肌肤失去气血荣养，故肢体肌肤顽麻不仁；舌质紫暗或有瘀斑，脉弦涩，为血瘀之征象。

治宜化瘀活络，主方为活络效灵丹（《医学衷中参西录》），核心的药物为"乳没归芎三丹蛭"，即乳香、没药、当归、川芎各10g，三七粉6g，丹参30g，水蛭粉3g（冲）。瘀血较重时，还可加入红花10g，苏木10g，片姜黄10g，郁金10g。

本课程第7讲祛邪法三"内伤实证，痰瘀同治"，介绍了瘀血的主症与分级用药。歌诀为：

> 瘀血三征块痛斑，五位肢腹心肺肝。
>
> 寒凝舌暗桂温通，瘀热紫斑用三丹。
>
> 化瘀行活剔奇序，行活金铃菖蒲郁。
>
> 剔络三虫䗪蛭地，苏兰楂三丹药奇。

活络效灵丹中剔络用水蛭，活血化瘀用当归、川芎、三七粉、丹参、苏木，行气活血用郁金、片姜黄；为了增强活血化瘀止痛的作用，增加了乳香、没药、红花。

治疗瘀证常以四物汤为主方。这个方剂也可以看作半个桃红四物汤为基础方，桃仁、红花用了红花，四物汤仅用了当归和川芎。

瘀血作痛，还可以加蒲黄、僵蚕、地龙、蚕砂、云南白药、生山楂、延胡索。

肢体肿胀麻木，应选通络的鸡血藤、路路通、王不留行、伸筋草、苏木或虫类药。应用引经药，治疗上部用姜黄，治疗下部用牛膝。

3. 痰瘀互结，宜痰瘀同治

邪气闭阻肢节，其水血停滞，形成瘀血的同时会形成有形的痰浊。故而，治疗瘀痹的时候，要配伍祛痰药物，如三子养亲汤。

本课程第 6 讲祛邪法二中讲：

> 诸邪夹杂先祛痰，有形无形肺脾间。
>
> 有形肺喘养亲汤，苏莱葶热白芥寒。
>
> 无形流窜要透豁，菖蒲郁金桔梗蝉。

祛除有形之痰，用三子养亲汤，药如苏子、炒莱菔子、白芥子、炒葶苈子，还可以加炒冬瓜子祛痰、散结。

4. 剔络，注意虫类药物的使用

瘀痹久则成顽痹，当用虫类搜剔。风寒湿三气与痰瘀互相搏结为患，内外相合，风寒湿热、痰浊、瘀血深伏关节，气血凝涩不行，经络闭塞不通，故痛势顽固，缠绵难愈，非借虫类药不足以走窜入络，搜剔逐邪。前人所谓"风邪深入骨骱，如油入面，非用虫类搜剔不克为功"即是此意。对于祛风湿、消痰瘀药物效果不显者，可佐以透骨搜络之虫类药，取效最捷，药如穿山甲、土鳖虫、乌梢蛇、白花蛇、地龙等，皆可据症选择应用。活血行瘀用穿山甲、土鳖虫，穿山甲"其走窜之性无微不至"，尤善疗痹（但因其系国家保护动物，现在临床中多以他药代替）；祛风除湿用乌梢蛇、白花蛇，乌梢蛇效虽略逊，但性平无毒；祛风化痰用僵蚕；清热通络用地龙；祛风解毒用露蜂房等。虫类药功用同中有异，各有所长，应予辨证选用，若能应用得当，对缓解疼痛，改善关节功能，颇有裨益。

应用虫类毒药治疗痹证，必须谨慎掌握，密切观察，切忌孟浪，追求急功，总应"以知为度"，注意"衰其大半而止"。虫类药大多有毒或小毒，能破气耗血伤阴，故用量宜轻，一般不宜久服，可间歇给药或数药交替选用，体虚者应与扶正补益药配伍使用，亦有体虚患者或产后得病用之而痛反剧者。若体虚甚或反见过敏者，则应慎用。

三、案例分析

本讲分析一则痰瘀阻闭的类风湿医案。

邸某，女，46岁，河北人，初诊2014年7月2日。

主诉：四肢关节痛8年余，两目模糊1年。

患者8年前开始出现手指、腕、踝、膝、肩关节痛，僵硬，肩部变形，关节活动不利，外院诊断为类风湿关节炎，近1年出现两目模糊，多关节变形痛，脱发，乏力，夜尿多而频，手足心热，纳差，睡眠欠佳，二便尚可，舌质淡红，苔薄，脉细弦。

中医诊断：尪痹（肾虚络痹，痰浊瘀阻）。

西医诊断：类风湿关节炎。

治则：益肾蠲痹通络。

处方：黄柏5g，知母5g，当归15g，生杜仲10g，桑寄生10g，仙灵脾5g，蛇床子9g，菟丝子10g，焦麦芽10g，炒莱菔子10g，炒白芥子10g，制南星10g，蜂房10g，水蛭3g，土鳖虫10g，制附片10g，鸡血藤15g，丹参30g，炒酸枣仁15g。水煎服，日1剂。

14剂后，手足心热缓解，疼痛减轻，改为杞菊地黄汤合三子养亲汤，加土鳖虫10g，桂枝15g，鸡血藤15g，丹参30g。

处方策略ABC分析：

A：苔薄不腻，手足心热，方用二仙汤；手足心热缓解，改为杞菊地黄汤。

B：关节疼痛，用蜂房10g，乌梢蛇12g，水蛭3g，制附片10g，鸡血藤15g，丹参20g，活血通络止痛。

C：祛痰以祛瘀，用炒莱菔子10g，炒白芥子10g；炒酸枣仁安神，焦麦芽消食。

第 73 讲　风湿第五

久痹独活寄生汤，芪归桂芍鹳断鸡

一、歌诀阐释

【歌诀】

久痹独活寄生汤，芪归桂芍鹳断鸡。

【阐释】

久痹，痹证日久，损及肝肾，主症为酸楚隐痛，劳累加重，晨起缓解，入暮明显，缠绵反复，而全身状态为体虚神疲，心悸乏力，舌苔薄白，脉象沉细。治宜补虚活络，方用独活寄生汤。

具体药物为"芪归桂芍鹳断鸡"，即生黄芪 15g，当归 10g，桂枝 10g，白芍 10g，老鹳草 10g，川续断 15g，鸡血藤 15g，以及生杜仲 10g，桑寄生 10g，天麻 10g。

二、临床应用

1. 久痹的基础体质为气血亏虚、肝肾不足

痹证的病位主要在肌肉、经络、关节，早中期以实证为主，后期则虚实交错，以虚为主。标实为风、寒、热邪及瘀血、痰浊；本虚为气血阴阳不足。故久痹的基础体质为气血亏虚、肝肾不足。

痹证日久不愈，肌肉、关节疼痛肿大，僵硬畸形，肌肉瘦削，兼见腰膝酸软，脊以代头，尻以代踵，畏寒喜暖，手足不温，或骨蒸劳热，自汗盗汗，口渴不欲饮或饮不多，舌质红或淡，苔薄或少津，脉沉细弱或细数。

久痹为正虚邪恋，肝肾亏损，筋骨失养。肝主筋，肾主骨，肝肾两虚，筋

骨失于濡养，故肌肉、关节疼痛，久则僵硬畸形，甚则脊以代头，尻以代踵。偏阳虚者，则畏寒喜暖，手足不温，自汗；偏阴虚者，则骨蒸劳热，盗汗；舌脉所见，亦为肝肾亏虚之象。久痹的治疗，首选独活寄生汤。

独活寄生汤在《杂病心法要诀》中的歌诀：

　　　　三痹十全无白术，牛秦续杜细独防，

　　　　独活加桑除芪续，入脏乘虚久痹方。

三痹，谓三痹汤，即十全大补汤无白术，加牛膝、秦艽、川续断、杜仲、细辛、独活、防风。

独活，谓独活寄生汤，根据三痹汤方加桑寄生，除去黄芪、续断。

十全大补汤为芪桂八珍汤。

独活寄生汤的补虚单元相当于八珍汤去白术，加生杜仲、桑寄生。

沈老用黄芪、当归补气血，来替代四物汤、四君子汤补益气血。对于久痹，疼痛缓解，需要补益肝肾亏虚，可以用杞菊地黄汤为基础方进行加减。

其一，偏于肾阴虚者，加枸杞子、山茱萸、首乌、桑椹、女贞子、墨旱莲等滋补肾阴。

其二，阴虚内热，低热不净，加青蒿、鳖甲、地骨皮等养阴退热。

其三，偏于肾阳虚者，加鹿角片、仙灵脾、仙茅、肉苁蓉温肾助阳。

其四，痹证久治不愈，迁延日久，致气血两虚，气短乏力，面色少华，易于汗出，舌质淡，脉细弱者，治当益气养血，和营通络，可用黄芪桂枝五物汤加减，如黄芪、人参、当归、白芍、桂枝、大枣、甘草等。

其五，久病迁延，加鹿衔草、络石藤、金雀根、徐长卿祛风湿，强筋骨。

2. 久痹止痛，选择桂枝汤加防风、鸡血藤、络石藤、桑寄生、生杜仲

痹证日久，反复消长，可见筋痿骨弱废用，胫瘦腿软而膝部肿大，腰脊酸痛，脉细，治当培补肝肾，强壮筋骨。肝肾同源，补肾即可益肝，故扶正蠲痹尤重益肾。益肾当以温养精气，平补阴阳，强壮肾督为基础。用桂枝汤加防风、独活、秦艽散风寒湿，当归、赤芍、鸡血藤、络石藤活血通络止痛，桑寄生、生杜仲补肝肾、强筋骨。

独活寄生汤的止痛药物有肉桂、秦艽、桑寄生、生杜仲、细辛、独活和防风。肉桂与四物汤中的芍药，也组成了桂枝汤的基本结构。

3. 风险防范与间接治疗

其一，久痹虚损，使用祛邪止痛药时要柔和，中病即止，不要药过病所。

其二，补肝肾药物与桂枝、黄芪等药物同用时，会导致血压升高。需要久服时，适当反佐"钩泽芎莱藻"，或者合入半夏天麻白术汤。

其三，注意胃气为本，要顾护胃气。

三、案例分析

《沈绍功验案精选》第 188 页载久痹的治疗。

特点：酸楚隐痛，劳累加重，晨起缓解，入暮明显，缠绵反复，舌苔薄白，脉象沉细。

治法：补虚活络。

方药：独活寄生汤。

生黄芪 15g，当归 10g，独活 10g，桑寄生 10g，生杜仲 10g，川牛膝 10g，桂枝 10g，生薏苡仁 10g，丹参 30g。

提示：《方症会要·独活寄生汤》治肾气虚弱、风湿流注、腰膝挛急、掣痛不得屈伸，或缓弱冷痹行步无力。方中生黄芪配当归，又合当归补血汤补虚调气血之意；加防风仿玉屏风散之意。

处方策略 ABC 分析：

A：当归补血汤加生杜仲、桑寄生补益肝肾气血；黄芪、当归是八珍汤的结构，也可以之后用杞菊地黄汤接续。

B：独活除风湿、桂枝散风寒、生薏苡仁渗湿。

C：丹参活血止痛，川牛膝引血下行。

第 74 讲　风湿第六

止痛瓜卿蚕骨风，除麻苏兰藤路通

退热青蒿地银柴，血沉苍苡柏忍冬

抗"O"银翘板蓝蝉，药到病所需引经

颈椎升葛胸脊断，上桑下膝足跟补

一、歌诀阐释

【歌诀】

止痛瓜卿蚕骨风，除麻苏兰藤路通。

退热青蒿地银柴，血沉苍苡柏忍冬。

抗"O"银翘板蓝蝉，药到病所需引经。

颈椎升葛胸脊断，上桑下膝足跟补。

【阐释】

治"痹证"还要随症加减。

1.止痛瓜卿蚕骨风：止痛选加野木瓜、徐长卿、蚕砂、寻骨风、延胡索、牡丹皮、松节、五灵脂等。

2.除麻苏兰藤路通：除麻选加泽兰、海风藤、丝瓜络、路路通、土鳖虫、赤芍、陈皮。

3.退热青蒿地银柴：退热选用青蒿（后下）、地骨皮、银柴胡、白菊花、竹叶、白薇、秦艽、车前草。

4.血沉苍苡柏忍冬：降血沉用忍冬藤、车前草、黄柏、生薏苡仁、秦艽、川牛膝、鸡血藤、生黄芪、苍术、防己。

5. 抗 "O" 银翘板蓝蝉：降抗 "O" 用金银花、连翘、生甘草、马勃、玉蝴蝶、蝉衣、板蓝根、僵蚕。

6. 药到病所需引经，颈椎升葛胸脊断，上桑下膝足跟补：治痹证要善用引经药，使药到病所。

颈椎——葛根、升麻。

胸腰椎——狗脊、川续断。

上肢——桑枝、羌活。

下肢——牛膝、独活。

足跟——骨碎补、鹿角霜。

二、临床应用与案例分析

本讲以两个医案为例，分析治疗痹证药物的临床应用。

案 1 风湿性关节炎风寒湿邪侵袭经络案

吴某，女，30 岁，2005 年 3 月 17 日初诊（惊蛰）。

病史：患者 5 天前不慎感寒，肘、腕关节疼痛，痛无定处，自服解热镇痛药不见缓解，时值阴雨，疼痛加重，遂来门诊求治。

刻下症见：关节肌肉疼痛，屈伸不利，尤以肘、腕为著，游走不定，恶风。

检查：舌质淡，苔薄白，脉浮缓。关节无畸形变色。血沉 70mm/h，抗 "O" 为 1：400。

辨证：风寒湿邪痹阻经络关节，风为阳邪，善行而数变，其性善窜上行，故而疼痛游走不定，痛位偏上；营卫不和，可见恶风；舌质淡，苔薄白，脉浮缓均为风寒之象。其病位在关节。证属风湿阻络，营卫不和。

诊断：行痹。风寒湿邪，侵袭经络证；急性风湿性关节炎。

治法：祛风除湿，活血通络。守《医学心悟》蠲痹汤化裁。

处方：防风 10g，秦艽 10g，羌活 10g，桑枝 10g，川芎 10g，当归 10g，桂枝 10g，白芍 10g，丹参 30g，葛根 10g，茯苓 10g，木香 10g，生薏苡仁 10g。

结果：上方每日1剂，水煎分2次服。连服7剂后，恶风缓解，关节疼痛减轻，复查血沉降为40mm/h，抗"O"降为1：300。风湿渐消，治风先治血，为进一步消除关节疼痛，上方将白芍改为赤芍，加牡丹皮、徐长卿活血祛风、利湿止痛。连服14剂后，关节疼痛明显缓解，查血沉、抗"O"均正常。嘱患者加重时继续服用上方，后未复诊。

处方策略ABC分析：

A：葛根、茯苓、木香、生薏苡仁，调理脾胃。

B：祛风用桂枝汤加防风、秦艽、羌活。

C：祛风先行血，丹参、当归、川芎；偏上焦用羌活、葛根、桑枝。

沈老妙用一味徐长卿，既可行气活血止痛，又能祛风除湿利水；唯其有小毒，故内服用量不宜过大，以10g以内为妥。沈老治疗痹证善用引经药，风邪致痹，偏于上肢，配以羌活、桑枝、葛根，使药到病所。

案2　寒邪夹湿痹阻经络案

郭某，女，60岁，2004年12月3日初诊（小雪）。

病史：肢体关节疼痛伴屈伸不利1年。曾在某医院确诊为风湿性关节炎，经中西药、针灸、理疗治疗，疼痛时轻时重，未见明显缓解。近两周来因下雪，疼痛加重，遂来门诊求治。

刻下症见：关节冷痛，遇寒痛甚，得热稍减，痛势较剧，痛有定处，屈伸不利，形寒肢冷，纳便尚调。

检查：舌质淡，苔薄白，脉弦紧。局部皮色不红，触之不热。

辨证：寒为阴邪，侵袭经络，阻滞气血，经脉不通，"不通则痛"，故关节冷痛，遇寒则痛剧；遇热则寒散，气血得通，故而痛减；寒性收引，致屈伸不利；寒邪致病，则形寒肢冷；舌质淡，苔薄白，脉弦紧均为寒盛痛剧之象。其病位在关节，证属寒湿之邪，困阻经络。

诊断：痛痹。寒邪夹湿，痹阻经络证；风湿性关节炎。

治法：温经散寒，祛风除湿。守《伤寒论》麻黄附子细辛汤加减。

处方：制附片10g（先煎半小时），细辛3g，桂枝15g，赤芍10g，白芍

10g，陈皮 15g，伸筋草 10g，威灵仙 10g，丹参 30g，三七粉 3g（冲），川楝子 10g，延胡索 10g，鹿角霜 15g。

结果：上方每日 1 剂，水煎分两次服。连服 7 剂后，关节疼痛及形寒肢冷减轻。寒湿渐化，气血渐复，效不更法，增强补气之力，上方加生黄芪。续进 14 剂，疼痛明显减轻，已不感形寒肢冷，关节亦可屈伸。上方加鸡血藤、老鹳草、川续断，加强活血止痛之功。连进 7 剂后，改为每晚服 1 煎，连服 1 个月，以资巩固，未再复诊。

处方策略 ABC 分析：

A：《素问·痹论》云："其寒气胜者为痛痹。"《医宗必读》又云："治痛痹者散寒为主，疏风燥湿仍不可缺，大抵参以补火之剂，非大辛大温，不能释其凝寒之害也。"本案辨证为痛痹，治当温经散寒，祛风除湿，麻黄附子细辛汤正合其治。

本案无表证，又虑麻黄有升高血压、抑制心功能的副作用，尤其对老年患者要慎用，故弃而不用，易麻黄为温而不燥的鹿角霜，合入桂枝汤中，散风寒且补阳气。

生黄芪既补气固表御寒，又补气而助温通。

B：附片祛寒止痛，为治寒湿痹痛的有效药物，但必须制用。

祛风除湿伍用威灵仙、伸筋草、鸡血藤、老鹳草；川楝子、延胡索理气止痛。

C：合桂枝温经散寒，加强温通之力；佐细辛增温通之力，但注意用量不过钱；威灵仙刺激胃，应控制剂量在 10g 以内，如出现胃部不适，要停用或饭后服；三七、丹参、赤白芍活血止痛，且丹参微寒，亦为寒性反佐。

注意：重用陈皮，一则行气助血，增强止痛之力；二则有天然皮质激素样作用，可治痛痹。

第 75 讲　儿科第一

儿科治疗重消导，苓陈翘莱保和丸

一、歌诀阐释

【歌诀】

　　　　　　儿科治疗重消导，苓陈翘莱保和丸。

【阐释】

小儿脾胃娇嫩，运化无力，加之父母爱子心切，常常导致小儿过食、偏食，出现饮食失节。因此，食阻以及食阻引发的外感等疾病是儿科最主要、最常见的病证。

消导法就成了儿科最常用、最有效的治法。保和丸是几乎可以用来通治儿科诸疾的基础方。沈氏女科保和丸的组成，主要有茯苓 10g，陈皮 10g，连翘 5g，炒莱菔子 5g。应用时再加焦三仙、芦根、鸡内金等消食药物。

保和丸原方组成为："保和神曲与山楂，陈翘莱菔苓半夏；消食化滞和胃气，煎服亦可加麦芽。"沈氏女科保和丸，因半夏温燥而去掉了半夏，这与温胆汤去半夏的原因一样。

二、临床应用

小儿之病，古有哑科之称。儿童脏腑清灵，无七情之扰，常可一诊而愈。本讲以 1～7 岁的幼儿及幼童期的儿童为小儿科的范围，主要介绍小儿食积与保和丸的应用。

1. 儿科疾病，辨别虚实，苔腻用保和丸替代温胆汤，苔薄不腻用香砂六君子汤

小儿所患疾病以脾胃不和居多。清代吴鞠通称小儿为"稚阴稚阳"之体。

小儿无论在物质基础还是生理功能上，都是幼稚和不完善的。而脾胃为后天之本，主运化水谷精微，为气血生化之源，小儿形体的充养依赖于脾胃功能的健运。同时，小儿发育迅速，生机旺盛，小儿生长发育的过程是阴充阳长的过程，其对营养精微的需求较成年人相对为多；但小儿脾胃薄弱，饮食稍增，即易引起运化功能失常，故小儿有"脾常不足"的生理特点，即小儿运化力弱，易发生脾胃疾病。儿科常见病不外风邪外感与内伤饮食两大类，疾病经常侵犯的脏腑则是肺与脾胃。脾失健运，胃失和降，则食积停滞；气血乏源，则卫外不固，易患外感。所以小儿疾病以脾胃不和居多。

小儿疾病脾胃不和，痰食内生，多见消化不良，引起积滞、呕吐、腹泻、疳证等消化系统的病证。脾胃受伤的常见原因有两个：其一是饮食不当，进食过度。小儿往往饮食不能自节，家长又有"多食则体壮"的错误观念，导致过度喂养，食积中焦，可发生厌食、呕吐、腹胀、腹痛等症。其二是饮食偏嗜。现今家庭多为独生子女，家长溺爱过度，致使小儿养成偏食、挑食的不良习惯，长期可致食谱单调，营养缺乏，脾胃薄弱，气血乏源，可见小儿形体消瘦、面色萎黄等症。

小儿脾胃的健全与否，不仅是消化道本身的问题，而且与其他各个脏腑的关系也十分密切；治疗呼吸系统、泌尿系统等方面的疾病，也要注意调理脾胃。

治疗重在脾胃，关键辨清虚实。具体用药如下。

其一，单纯实证，选保和丸。小儿由于饮食不节，食量过大，可致食积停滞，痰食互结，影响脾胃运化，则变证随生，如厌食、咳嗽、发热等。对于此类病证，宜用保和丸加减来消食祛痰，运脾和胃。方中重用焦三仙及生鸡内金，消食导滞以健脾；辅以莱菔子，既祛痰消食，又下气通便，腑气通则气机畅；茯苓、陈皮行气健脾，祛痰化浊；痰食积而化热，佐以连翘来清热散结；又加一味芦根，以润肺胃，防止热邪伤阴。食积导致痰湿严重时，可以酌加石菖蒲、郁金，加大祛痰散结、行气解郁之力；加竹茹、枳壳，以清化热痰，向温胆汤的方向化裁。

其二，单纯虚证，用香砂六君子汤。小儿素体虚弱，脾胃不健，易为邪侵，导致外感、消化不良等病，若无痰食积滞，纯为脾虚之象，则应单纯使用补法，可选用香砂六君子汤加减，健脾和胃。方中党参为主药，补中益气，扶脾养胃；白术为辅，健脾燥湿，以助党参健脾补气；茯苓为佐，健脾渗湿，合白术以健脾；配以陈皮理气燥湿祛痰；木香、砂仁醒脾以助健运；焦三仙、生鸡内金消食导滞助运化；蒲公英为反佐之意。治疗虚证应注意，小儿脾胃薄弱，虚固当补，然在补益之中，应佐以理气之品，如木香、砂仁之类，以便补而不滞。

其三，虚实夹杂，宜攻补兼施。小儿脏腑娇弱，易为邪侵，很容易形成虚实夹杂之证。此类病证，既有脾胃虚弱，又有痰食积滞，有因虚而滞者，有因滞而虚者，或可积而化热，皆应仔细辨别。虚实夹杂证的治疗应以祛邪为先，扶正为后，祛邪勿伤正，扶正勿恋邪。选用方药应在保和丸的基础上加用健脾醒脾之药，如白术、白扁豆、木香、砂仁等药，扶正而不恋邪；勿用健脾燥湿药，如苍术、半夏等，不利于正气的恢复。应当做到消食不伤胃气，运脾不致壅滞，攻补得当。

2. 多种病证，勿忘消食

治疗小儿病证，均应注意消食导滞、健脾和胃，在消食健脾的基础上，辨病、辨证治疗。

3. 小儿处方，祛邪、扶正，均不宜太过

调理脾胃，一法为消，一法为补，有余则消，不足则补。小儿一般是实证多于虚证；由于易虚易实，又往往出现虚实互见之证。因此，既不能一味地去补，也不能一味地去消，有时在补的过程中，需要佐以消导祛邪，有时在消的过程要兼顾扶正。

如果是一般的停食夹痰，使用消导祛邪的方法，就可以达到邪去正安的目的；如果属夹虚证，可以加一味党参，或太子参，或生黄芪以扶正祛邪。

三、案例分析

小儿咳喘案

5岁幼女，自幼患支气管炎，劳累、着凉、饱食后发作。近年喘息痰涌，

发作时则难以平卧，抬肩鼻翕，纳呆便干。西医诊断喘息性支气管炎。苔黄腻，脉弦滑。痰浊阻肺，肺气上逆，以清气化痰，平降肺气立法，麻杏石甘汤合保和丸化裁。

蜜麻黄 5g，生石膏 15g，杏仁 5g，葶苈子 5g，炒莱菔子 10g，茯苓 10g，全瓜蒌 15g，陈皮 10g，焦三仙 30g，连翘 10g，车前草 15g，桑白皮 5g，白菊花 5g，草决明 15g。

上方连进 5 剂，咳痰显减，喘息缓解。服 3 周，共 21 剂，喘息控制，咳痰已少，纳增便润，前方去麻黄、石膏、桑白皮，加北沙参 10g、芦根 10g，改为 1 剂分两晚服以资巩固，嘱服两个月，未再复诊。

处方策略 ABC 分析：

A：小儿苔黄腻，脉弦滑为实证，投保和丸，莱菔子 10g，茯苓 10g，陈皮 10g，焦三仙 30g，连翘 10g。

B：喘息痰涌，发作则难以平卧，投麻杏石甘汤，在杏仁的基础上合三子养亲汤，葶苈子 5g，炒莱菔子 10g，茯苓 10g，全瓜蒌 15g，陈皮 10g 祛痰。

C：给邪出路，投车前草 15g，桑白皮 5g，白菊花 5g，草决明 15g。

第 76 讲　儿科第二

外感扶正加一味，荆防三仁银翘散

一、歌诀阐释

【歌诀】

外感扶正加一味，荆防三仁银翘散。

【阐释】

小儿脏腑娇弱，最易外感，尤其是食积外感。外感分风寒、风热与湿温三种表证，分别可以用荆防败毒散、银翘散与三仁汤来发汗解表。

注意两点：①食积外感，需要合入保和丸。②注意扶正祛邪，加一味党参或太子参，或生黄芪 10g。

二、临床应用

1. 小儿外感，实证为主，选保和丸为基础方 A

儿科常见病不外风邪外感与内伤饮食两大类，疾病经常侵犯的脏腑则是肺与脾胃。脾失健运，胃失和降，则食积停滞；气血乏源，则卫外不固，易患外感。所以小儿疾病以脾胃不和者居多。

小儿脾胃的健全与否，不仅是消化道本身的问题，与其他各个脏腑的关系也十分密切；治疗其他如呼吸系统、泌尿系统等方面的疾病，也要注意调理脾胃。

具体用药，可以用保和丸为基础处方 A。其组成可参考歌诀"儿科治疗重消导，苓陈翘莱保和丸"，即茯苓、陈皮各 10g，连翘 5g，莱菔子 10g，再加焦三仙各 10g，芦根 15g。

2. 小儿外感，分三证

风寒在表宜荆防败毒散，风热外感宜银翘散，湿温在表宜三仁汤。复习第9讲祛邪法五"六淫表证"：

表分寒热苔腻湿，荆防三仁银翘散。

分利莱蒌薏车兰，扶正一味芪仙扁。

儿科药物应用：

其一，荆防败毒散，具体药物：荆芥穗5g，防风5g，桔梗10g，祛风；川芎5g，透窍以助解表；苏子5g，莱菔子10g，祛痰；连翘5g反佐，散结热。

其二，银翘散，具体用药：连翘5g，薄荷5g，荆芥穗5g，桔梗10g，生甘草5g，芦根30g；咽喉痛，加板蓝根5g。

其三，三仁汤，药物组成：杏仁5g，炒白豆蔻5g，生薏苡仁5g，淡竹叶10g，姜厚朴5g，滑石5g。

3. 其他要点

其一，分利莱蒌薏车兰：润便选用莱菔子、全瓜蒌、全当归、白菊花、桃仁、草决明；利尿选用车前草、白花蛇舌草、泽兰、石韦、泽泻、冬瓜仁、桑白皮。

其二，扶正一味芪仙扁：儿童身体虚弱，需要扶正祛邪，可以加一味生黄芪，或选用党参、仙鹤草、白扁豆。

其三，小儿用药药量宜轻：小儿用药的剂量，常随小儿的年龄大小、体质强弱、病情轻重、医者经验而采用不同的剂量。消食醒脾的中药用量可相对较大，如焦三仙和生鸡内金均用15～30g，茯苓、陈皮可用至10g，而其他辛热、苦寒、攻伐及药性较猛的药物，用量要酌减，一般新生儿宜用成人量的1/6，婴幼儿宜用成人量的1/3～2/3，幼儿及幼童可用成人量的1/2，学龄儿童可用成人量。

三、案例分析

小儿外感的鉴别，要注意其脾胃娇嫩，运化无力，加之父母爱子心切，常常引起饮食失节，以致食阻，是儿科最主要、最常见的病证。消导法就成了儿科最常用、最有效的治法。保和丸几乎可以通治儿科诸疾。

小儿发热案

8岁幼童，李姓，隆冬滑冰，汗出当风，不慎感冒，是夜发热恶寒，体温39℃，头痛无汗，咳痰难咳，白沫清稀，四肢酸楚，不思饮食，两便尚调，两肺呼吸音较粗，无明显啰音，咽不红，查血象白细胞不高，胸透肺纹理粗重，系病毒上感，苔薄白，脉浮紧。

辨证：风寒束肺，肺失肃降。

治法：辛温解表，以荆防败毒散合保和丸化裁。

处方：荆芥穗10g，防风5g，桔梗10g，苏子5g，连翘5g，莱菔子10g，茯苓10g，陈皮10g，川芎5g，焦三仙30g，太子参10g。

结果：温服令出汗，1煎后体温降为37.6℃，咳嗽、头痛大减，能进稀粥。共进3剂痊愈。

处方策略ABC分析：

A：保和丸，药用连翘5g，莱菔子10g，茯苓10g，陈皮10g，焦三仙30g。

B：荆防败毒散，药用荆芥穗10g，防风5g，桔梗10g，苏子5g，连翘5g，莱菔子10g。

C：川芎5g，透窍助汗；太子参10g，扶正祛邪。

第 77 讲　肿瘤第一

大法扶正首开胃，温胆六君益胃汤

一、歌诀阐释

【歌诀】

大法扶正首开胃，温胆六君益胃汤。

【阐释】

中医治疗恶性肿瘤的大法，不外祛邪与扶正两端。祛邪，针对其气滞血瘀、痰浊凝滞、热毒壅结等邪实亢盛的病机，采用破血逐瘀、祛痰导滞、清热解毒以及以毒攻毒的治法；扶正，针对其脏腑虚弱、气血亏虚、阴阳不足等正气虚损的征象，采用补益脏腑、益气养血、养阴生津以及滋阴温阳的方药。

无论祛邪还是扶正，均宜以胃气为本，首先开胃纳食，以正气血生化之源。待胃开纳可，从肾论治，在培固正气的基础上祛除邪气；而祛除邪气，除痰瘀热毒之邪，应以不伤正气为准，最忌苦寒攻破、以毒攻毒。

开胃，用总论开手法三个方剂。实证见苔腻，用温胆汤；虚证见苔薄不腻，用香砂六君子汤，或见舌红苔少，用益胃汤。

二、临床应用

恶性肿瘤，首重开胃，以正气血生化之源。

从生理上讲，胃气代表人体的消化吸收功能，是人体抗病能力的标志；从病理上讲，"有胃气则生，无胃气则死"，所以保护胃气是防病、治病的首要。治病首先要注意"胃气"，也就是把开胃纳谷放在首位。开胃，对于恶性肿瘤的治疗意义尤其重大。其一，可以修复放疗、化疗对脾胃运化功能的损伤。其二，可以解除由于患者情绪波动、肝气郁结对脾胃的克伐。其三，增强消化吸收功能，可以提高患者抗病能力，鼓舞其战胜疾病的信心。故恶性肿瘤的治疗，以开胃为首法。

（1）芳香开胃法：苔腻纳呆，属于湿阻中焦，宜芳香开胃，投温胆汤、保和丸化裁。可以先用温胆汤开胃，后以杞菊地黄汤补肾扶正。

用温胆汤开胃化苔，需知沈老常用的序贯五步法，以及一味丹参痰瘀同治、一味生黄芪益气托毒两法。所谓序贯祛痰五步法，第一步是加生薏苡仁、车前草、白花蛇舌草利尿，全瓜蒌、白菊花、当归等药润肠，分利二便，给痰出路。

投之若腻苔不退，以"三竹"换用：便干热盛改用天竺黄，痰多咳促改用竹沥水，这是第二步。不效再加茵陈、泽泻，以增利湿祛痰之力，这是第三步。若患者本就苔腻，亦可直接加入。再不效，加入散结的海藻、昆布，这是第四步。腻苔依然不退，最后可加软坚的生龙骨、生牡蛎、海蛤壳。见腻苔先退腻祛痰，是临证取效之道。

（2）健脾开胃法：苔薄纳呆，为脾不健运，宜健脾开胃，投香砂六君子汤化裁。

（3）养阴开胃法：无苔或少苔纳呆，系胃阴不足，宜养阴开胃，投养胃汤或增液汤化裁。

复习：开胃，用总论开手法三个方剂。实证见苔腻，用温胆汤；虚证见苔薄不腻，用香砂六君子汤，或见舌红苔少，用益胃汤。

第2讲开手法一：　　　　　　　　**苔腻温胆**

　　　　　　沈氏女科温胆汤，竹枳苓陈郁金菖。

　　　　　　莱菔车白两分利，三仙芦根消导良。

　　　　　　三竹茵泽三石布，分级丹参同治方。

　　　　　　各病苔腻随加减，不腻杞菊地黄汤。

第3讲开手法二：　　　　　　　　**纳差六君**

　　　　　　纳差香砂六君子，苔薄苓陈人参术。

　　　　　　倍参芪扁倍香附，三仙消食砂良附。

第 4 讲开手法三：　　　　　　　**津少增液**

益胃汤能养胃阴，冰糖玉竹与沙参。

麦冬生地同煎服，甘凉滋润生胃津。

三、案例分析

案 1　脾胃虚衰，木火刑金案

赵某，男，82 岁，2001 年 8 月 24 日初诊（处暑）。

病史：患者因胸痛、咳嗽 10 年，加重 1 个月，于 2001 年 7 月 21 日在某医院检查，胸部 X 片示：右肺门大片阴影，模糊不清，其中有块状，侧位片可见肺门区有团块影。痰液培养发现腺癌细胞。西医诊断为中心型肺癌。既往有吸烟史 20 年。

刻下症见：胸痛，干咳，气喘，乏力，头晕，性情急躁，纳谷不香。

检查：舌暗红，苔薄黄，脉沉细。血压 90/60mmHg，精神萎靡，面色㿠白。

辨证：患者纳谷不香、神疲乏力、苔薄黄、脉沉细为脾胃虚衰之象；性情急躁、头晕、舌红系肝火上炎之征；胸痛、干咳、气喘则属木火刑金、肺失宣降的临床表现。其病在脾胃与肝肺。证属气虚肝郁，肺失宣降。

诊断：脾胃虚衰，木火刑金证；原发性中心型肺腺癌。

治法：健脾益气，疏肝清肺。方用《太平惠民和剂局方》香砂六君子汤化裁。

处方：党参 10g，炒白术 10g，茯苓 10g，陈皮 10g，木香 10g，砂仁 10g，石菖蒲 10g，郁金 10g，生杜仲 10g，桑寄生 10g，紫菀 10g，仙鹤草 10g，生薏苡仁 10g，白花蛇舌草 30g，丹参 30g，桑白皮 10g，鱼腥草 30g，川楝子 10g，延胡索 10g。

结果：上方每日 1 剂，水煎分两次服。连服 14 剂后，干咳气喘明显减轻，仅活动后偶有气喘，时有胃脘冷痛，舌暗红，苔薄黄，脉沉细。守法增药续进，润肺止咳加北沙参、川贝母；补益气血加生黄芪、当归、扁豆衣；温胃散寒加香附、高良姜；疏肝理气加香附、柴胡。连续加减治疗半年余，纳谷转香，气喘胸痛已除，仅变天时偶有干咳。改用调肾法培本以巩固疗效，投杞菊地黄汤滋水柔肝而润肺；佐以白花蛇舌草、全瓜蒌、鱼腥草清肺解毒；北沙参、紫菀、川贝母、桑白皮润肺止咳；焦三仙、生鸡内金消食和胃。连续加减治疗两年余，CT 扫描提示癌灶略有缩小，患者饮食生活如常。

处方策略 ABC 分析：

A：舌暗红，苔薄黄，脉沉细，纳谷不香，证属脾胃气虚，土不生金，肝郁化火，木火刑金。其治以香砂六君子汤补土生金。

B：川楝子、延胡索疏肝止痛；桑白皮、鱼腥草清肺止咳；生薏苡仁、白花蛇舌草渗利湿毒抗癌。

本案特色用药：一为扁豆衣，益气而渗湿；二为良附丸，治胃痛而凉，配桑白皮则是防其化热之反佐；三为紫菀，润肺止咳，又可引药入肺。

C：生杜仲、桑寄生益火生土。全方配伍严谨，切中病机，仅投两周，其效便显；再增润肺补气、养血温胃之品续服半年，病情稳定；最后以调肾法滋水柔肝而润肺收功，使肺癌灶有所缩小，并能稳定两年有余。

第 78 讲　肿瘤第二

辨证辨病正勿伤，调肾复正调阴阳

一、歌诀阐释

【歌诀】

辨证辨病正勿伤，调肾复正调阴阳。

【阐释】

中医治疗恶性肿瘤的大法，不外祛邪与扶正两端。祛邪，针对其气滞血瘀、痰浊凝滞、热毒壅结等邪实亢盛的病机，采用破血逐瘀、祛痰导滞、清热解毒以及以毒攻毒的治法；扶正，针对其脏腑虚弱、气血亏虚、阴阳不足等正气虚损的征象，采用补益脏腑、益气养血、养阴生津以及滋阴温阳的方药。

无论祛邪还是扶正，均以胃气为本，首先开胃纳食，以正气血生化之源。待胃开纳可，从肾论治，在培固正气的基础上祛除邪气；而祛除邪气，除痰瘀热毒之邪，应以不伤正气为准，最忌苦寒攻破、以毒攻毒。

调肾，主要调整肾中阴阳，可以用杞菊地黄汤。参考"第 11 讲收工法一：不腻杞菊，健脾不如补肾。"

沈氏调肾地黄汤，杞菊杜寄阴求阳。

菊分白野地用生，归精替萸郁金菖。

增效芪术气生精，蛇菟兰断可温阳。

精血同源归芍胶，二至滋阴火可降。

沈氏女科杞菊地黄汤的组成：枸杞子 10g，白菊花 10g，生地黄 10g，山茱萸 10g，生杜仲 10g，桑寄生 10g。该方由杞菊地黄汤去茯苓、泽泻、牡丹皮，加生杜仲、桑寄生而成，又称调肾地黄汤。

二、临床应用

1. 调肾为主，以复正气

恶性肿瘤治疗，以胃气为本，待胃开纳可，苔薄不腻，可用杞菊地黄汤调补肾中阴阳，以恢复全身的正气。

补虚之法，"健脾"不如"补肾"。直接健脾，其弊有二：一是性温，热性炎上，若过量常服，致口干咽燥，甚则鼻衄躁烦；二是味腻，常有碍胃减纳之弊，过量常服，多致食纳下降，得不偿失。而补肾可调整肾中阴阳、水火，蒸化脾土之运，充养五脏六腑，比健脾更全面，而无补气养血之品炎上和碍胃的弊端。其对于恶性肿瘤的治疗，一是补肾固元，恢复正气，可以提高机体免疫力；二是使患者精神健旺，生活质量提高，可以增强其战胜疾病的信心。

2. 补肾，还要知间治之法

如阴阳间治，需遵景岳之训："善补阳者，必于阴中求阳，则阳得阴助而生化无穷；善补阴者，必于阳中求阴，则阴得阳升而泉源不竭。"也就是在温补肾阳时，稍配滋阴之品，如枸杞子、女贞子、旱莲草、杜仲、桑寄生之辈；在滋补肾阴时，稍佐温阳之品，如蛇床子、仙灵脾、菟丝子、肉苁蓉、巴戟天。再如肝肾同源，加当归、白芍补肝血可以养肾阴。脾肾互根，用生黄芪、党参、仙鹤草补后天之本亦可充肾精生化之源。

3. 汤半丸缓，以除复发之忧

（1）汤剂减半：《素问·五常政大论》曰："病有久新，方有大小，有毒无毒，故宜常制矣。大毒治病，十去其六；常毒治病，十去其七；小毒治病，十去其八；无毒治病，十去其九；谷肉果菜，食养以尽之，无使过之，伤其正也。"治疗用药，应当中病即止，勿伤正气。患者病情平稳后，使用汤剂减半，从1日1剂改为2日1剂，每晚服1次。

（2）丸药缓图：恶性肿瘤患者受情绪、饮食、劳累等多种因素影响，容易复发，因此，防止复发十分重要。"丸药缓图"也是避免病情复发的重要措施。一般有3种形式：一是以获效的方剂加至5倍药量，共研细末做成水丸或装入

Ⅰ号胶囊，每次3g，每天2次，连服2～3个月；二是午餐、晚餐后服加味保和丸各3g，早晚各服杞菊地黄胶囊5粒，连服2～3个月；三是重新组成胶囊方。如加味犀黄丸（贵重药：麝香、牛黄、西洋参、三七粉、羚羊角粉、海马粉、熊胆、冬虫夏草、灵芝；一般药：生黄芪、当归、生杜仲、桑寄生、茯苓、生薏苡仁、仙鹤草、山药、丹参、焦三仙、生鸡内金、炙乳没、炒白术、白花蛇舌草；酌加药：各病种的首选中药）。贵重药单独研末，一般药和酌加药共研细末，同贵重药粉和匀，装入Ⅰ号胶囊，0.3g/粒，每天3次，每次10粒。

以上内容是沈老治疗恶性肿瘤的创新思路，常收提高患者生活质量、延长生存时间之效，可以概括为三法两要。三法：一是患者纳差、苔腻，则先以温胆汤或保和丸祛痰湿、开胃气，待胃开纳可，继以杞菊地黄汤补肾，此为常法；二是患者纳差、苔不腻，则用香砂六君子汤健脾开胃，继用杞菊地黄汤补肾，此为变法；三是祛除痰瘀热毒邪气，则仅用白花蛇舌草、生薏苡仁、蒲公英、野菊花、丹参等渗湿活血解毒而不伤正气之品，此为佐法。有两个要点：一要治有先后，先祛实后补虚；二要祛邪不伤正，扶正不恋邪。

三、案例分析

膀胱癌脾肾两虚，水关失固案

郭某，60岁，2000年12月15日初诊（大雪）。

病史：1999年11月因间断发作无痛性血尿就诊，当时行膀胱镜检查发现膀胱右侧壁约4cm×3cm大小的肿物，取活检病理报告为移行上皮细胞癌，同月行膀胱部分切除及盆腔淋巴结清扫术，术后未做特殊治疗。

刻下症见：晨起尿有异味，尿频量少，腰膝酸软，神疲乏力，夜寐欠佳，纳食不香。

检查：舌淡白，苔薄黄，脉沉细，面色萎黄。

辨证：患者腰膝酸软、神疲乏力、舌淡白、苔薄黄、脉沉细为肾虚之证；尿频量少，小便异味为水关失固；纳食不香系脾不健运所致。其病位在脾肾，证属脾虚湿困，肾虚失固。

诊断：淋证。脾肾两虚，水关失固证；膀胱移行上皮细胞癌术后。

治法：健脾升清，益肾固关。投《小儿药证直诀》异功散合《医级》杞菊地黄汤化裁。

处方：枸杞子10g，野菊花10g，生地黄10g，黄精10g，灵芝10g，生黄芪15g，生杜仲10g，桑寄生10g，蛇床子10g，女贞子10g，泽兰10g，党参10g，炒白术10g，陈皮10g，仙鹤草10g，生薏苡仁10g，白花蛇舌草30g。

结果：上方每日1剂，水煎，分两次服。连服14剂后，腰酸膝软缓解，神疲尿频减轻，尿味依存，纳谷不香，夜寐仍差，舌脉如旧。脾肾之虚未复，仍应守法易药续进，益气血加扁豆衣、当归；温肾阳加菟丝子、川续断；养心神加炒酸枣仁、夜交藤；渗湿毒，加桑白皮、冬瓜仁、车前草、金钱草。加减连续服用4年余，偶感腰酸，膀胱镜复查未见复发，仍在门诊服药、随访中。

处方策略ABC分析：

膀胱癌属于中医"尿血""癃闭""淋证"等病范畴，其虚损多在脾与肾。

A：舌淡白，苔薄黄，脉沉细，腰膝酸软，选择杞菊地黄汤。

本案沈老以杞菊地黄汤合异功散化裁，补肾固关以复气化，健脾升清以正健运。方中蛇床子、菟丝子温肾化气，与生杜仲、桑寄生、川续断合入杞菊地黄汤中调补肾中阴阳，既复气化，又疗腰痛。

B：通用方，仙鹤草10g，生薏苡仁10g，白花蛇舌草30g。泽兰、白花蛇舌草、生薏苡仁、冬瓜仁、桑白皮、金钱草、车前草利湿泄毒而不伤胃。

C：补气以生精，可用黄芪、灵芝、党参、白术、陈皮。癌症患者凡见失眠，多系精神负担所致，必须重视安眠，炒酸枣仁、夜交藤是有效药对。

第 **79** 讲　肿瘤第三

通白仙苡莱蒌丹，恶性肿癌有首选

一、歌诀阐释

【歌诀】

通白仙苡莱蒌丹，恶性肿癌有首选。

【阐释】

沈老自组的通治各种恶性肿瘤的解毒通用方：白花蛇舌草30g，仙鹤草10g，生薏苡仁10g，莱菔子10g，全瓜蒌30g，丹参30g。其中，生薏苡仁、白花蛇舌草渗湿解毒，可引痰毒诸邪从小便而解；莱菔子、全瓜蒌祛痰通腑，可导诸邪痰浊从大便而出；丹参养血活血，合生薏苡仁、白花蛇舌草则为痰瘀同治；仙鹤草益气，合前诸药则是扶正祛邪。

二、临床应用

治疗肿瘤的大法及通用方，参考歌诀"通白仙苡莱蒌丹，恶性肿癌有首选"。

方中6味药合用，痰瘀同治，渗湿解毒而给邪以出路，活血益气而不伤正气，可通用于各种恶性肿瘤。且经现代药理研究表明，6味药物均有广谱的抗肿瘤作用。

1. 白花蛇舌草清热解毒，且利小便，可引痰毒诸邪从小便而解

清热解毒法是根据"热者寒之""温者清之"的治疗原则，针对肿瘤患者的热毒、温热、火毒、血热等证候而拟定的治疗方法，具有清热、解毒、泻火、凉血等功效，属于"八法"中的清法。

肿瘤中晚期或有并发症的患者，临床常有发热、疼痛、肿块增大、局部灼热疼痛、口渴、便秘、尿黄、脉数等症状，表现为毒热内蕴或邪热瘀毒的证候，故应以清热解毒法治疗。清热解毒药能清除或控制肿瘤周围的炎症和感染，减轻临床症状。同时清热解毒药又具有较强的抗肿瘤活性，所以清热解毒法是恶性肿瘤治疗中较常用的方法之一。

肿瘤患者一般体质较差，邪热更易损伤正气，除邪则有利于正气的恢复。如热邪炽盛，耗损津液，则应将清热解毒药与养阴生津药合用；如热邪伤气，则应将清热解毒药与益气扶正药合用。

辨证选药根据毒热蕴结的不同部位和不同表现，选择恰当的清热解毒药物，如黄芩清上焦热、黄连清中焦热、黄柏清下焦热、山栀子清三焦热、龙胆草泻肝胆之湿热、大黄泄肠胃之腑热等。

恶性肿瘤通用白花蛇舌草清热解毒。该药清热不碍胃，且能渗湿，给邪出路。其他药物，还可以选择金银花、连翘、半枝莲、七叶一枝花、山豆根、板蓝根、大青叶、虎杖、紫草、紫花地丁、蒲公英、鱼腥草、夏枯草、败酱草、穿心莲、牡丹皮、苦参、石上柏、土茯苓、马齿苋、牛黄、羚羊角、水牛角等。

2. 莱菔子、全瓜蒌祛痰通腑，可导诸邪痰浊从大便而出

化痰除饮法是针对肿瘤"痰""饮"的病证而拟定的治法。

化痰除饮法不仅可以减轻肿瘤患者的症状，而且可使某些肿瘤得到控制。

临床常见的脑肿瘤、鼻咽癌、甲状腺癌、肺癌、食管癌、乳腺癌、纵隔肿瘤、淋巴瘤、骨肉瘤、卵巢癌等肿瘤，以及肿瘤淋巴结转移皆可见因痰饮病邪所致的证候，所以在肿瘤治疗中以"痰"论治者较多。

临床常用的化痰方剂有三子养亲汤、温胆汤，中药有葶苈子、半夏、陈皮、胆南星、瓜蒌、山慈菇、象贝母、海浮石、前胡、杏仁、橘红、百部、紫菀、桔梗、白前、远志、石菖蒲、竹茹等。

3. 薏苡仁、白花蛇舌草利水化湿

利水化湿法是针对肿瘤水湿之证而拟定的治法。

"水湿"之邪既是恶性肿瘤的病理产物，又是致病因素。在诸多肿瘤中都常

常伴有水肿、淋浊、水饮、泄泻、癃闭等病证，所以水湿为患也是肿瘤的基本病机之一。

临床中常用的化湿利水药物有薏苡仁、黄芪、茯苓、茯苓皮、猪苓、泽泻、车前子、大腹皮、瞿麦、滑石、萹蓄、桑白皮、萆薢、玉米须、白茅根、苍术、藿香、佩兰、羌活、防风、川牛膝、赤小豆、木瓜、通草、茵陈蒿、厚朴等。

4. 丹参养血活血，合生薏苡仁、白花蛇舌草则为痰瘀同治

活血化瘀法是根据"结者散之""留者攻之""逸者行之"的治疗原则，针对肿瘤瘀血留滞、血行不畅的血瘀证候而拟定的治法，以达到通畅血行、祛除瘀滞的目的。

瘀血既是恶性肿瘤的主要病因之一，也是肿瘤病邪深入侵袭的后果。

实体肿瘤为有形肿块，历代医家认为癥积、石瘕、痞癖、噎膈以及肚腹结块等均与瘀血有关。

非实体肿瘤如白血病，既有出血的症状，也存在瘀血的病因、病机变化，所以治疗上常常需要使用活血化瘀法。

治疗肿瘤常用的活血化瘀药物有丹参、牡丹皮、赤芍、桃仁、川芎、红花、郁金、延胡索、乳香、没药、五灵脂、王不留行、蒲黄、斑蝥、水红花子、石见穿、当归、虎杖、血竭、穿山甲、水蛭、蜂房等。

5. 仙鹤草益气，合之前所述诸药则可扶正祛邪

扶正培本法是根据"虚则补之""损则益之"的治疗原则，针对肿瘤患者正气虚弱、脏腑功能虚损等证候而拟定的治疗法则，属于治疗"八法"中的补法。

《黄帝内经》曰"邪之所凑，其气必虚""正气存内，邪不可干"，肿瘤发病都有正虚邪实的病机变化。正如古人所云："积之成也，正气不足，而后邪气踞之。"《活法机要》亦谓："壮人无积，虚人则有之。"正气虚是癌症发生的重要因素，癌症的发生发展是一个邪正相争的过程，特别是晚期肿瘤患者正虚更著、邪实更甚。扶正培本法治疗肿瘤是中医学的一大特色。

常用的补气类方剂有四君子汤、补中益气汤、生脉散等，补血类方剂有四物汤、当归补血汤等，气血双补类方剂有八珍汤、归脾汤等，补阴类方剂有六味地黄丸、大补阴丸等，补阳类方剂有金匮肾气丸、右归丸等。

常用的补气药有仙鹤草、人参、黄芪、党参、白术、山药、茯苓、甘草等，补血药有当归、阿胶、白芍、鸡血藤、熟地黄、桑椹、枸杞子、紫河车等，补阴药有生地黄、龟甲、鳖甲、旱莲草、女贞子、天冬、麦冬、沙参等，补阳药有附子、肉桂、杜仲、淫羊藿、补骨脂、肉苁蓉、仙茅、巴戟天等。

三、案例分析

本讲分析《沈绍功验案精选》第293页肺癌痰毒蕴肺，肃降失司案。

张某，男，68岁，2003年12月26日初诊（冬至）。

病史：患者于2003年7月6日因胸痛、偶有痰中带血就诊于某医院，经胸部X线及CT扫描等检查均提示胸部占位性病变4cm×3cm，痰细胞学检查为鳞状细胞癌，西医诊断为中心型肺癌。经放疗、化疗治疗，疗效不理想。

刻下症见：咳嗽频作，痰多白黏，胸痛胁满，咯血但无发热，纳食不佳。

检查：舌质红，苔黄腻，脉弦细。血压120/80mmHg。

辨证：患者咳痰白黏、苔黄腻是痰毒阻肺的表现；胸痛胁满，食纳不佳系痰阻气滞之象；咯血，由痰毒阻络、血不归经而致。其病位在肺。证属肺热痰毒，灼络阻滞。

诊断：息积。痰毒蕴肺、肃降失司证；原发性中心型肺鳞癌。

治法：祛痰解毒，清肺降逆。选择《千金方》苇茎汤合《三因极一病证方论》温胆汤化裁。

处方：茵陈15g（后下），泽泻10g，竹茹10g，枳壳10g，茯苓10g，陈皮10g，石菖蒲10g，郁金10g，苏子10g，莱菔子10g，炒葶苈子10g，全瓜蒌30g，鱼腥草15g，仙鹤草10g，白花蛇舌草30g，生薏苡仁10g，杏仁10g，桃仁10g，芦根15g。

结果：上方每日1剂，水煎分2次服。连服14剂后，咯血停止，胸痛咳嗽减轻，痰量转少，纳食增加，略感疲乏，舌淡红，苔黄腻，脉沉细。其痰毒未清，正气渐衰。前方去茵陈、泽泻，加焦三仙、生黄芪益气和胃，以助正气。连续服用 30 剂后，偶咳无痰。痰毒已清，肃降仍见失司，去三子养亲汤，加紫菀、川贝母、北沙参等润肺之品。再服 30 剂，患者偶有咳嗽，胸痛胁满已除，食纳已调。改用杞菊地黄汤合苇茎汤加白花蛇舌草、全瓜蒌、鱼腥草、焦三仙、生鸡内金等药固本。治疗 1 年，CT 扫描复查，提示肺部癌灶缩小为1cm×2cm，患者偶感气短，生活如常。汤药改为每晚 1 煎，上午、下午各服杞菊地黄胶囊 5 粒，至今已存活年余。

【按语】

肺癌之病机，以气滞、血瘀、痰阻、毒结为主。沈老治痰毒善投苇茎汤，其方在《千金方》中原治肺痈证，肺痈与肺癌均系痰毒为患，系异病同治。另选用鱼腥草、全瓜蒌、白花蛇舌草等，清热不伤胃，解毒不伤正，忌用以毒攻毒、寒凉伤胃之品。

本案特色用药，一是桃仁，既可化瘀以助祛痰，又可润肠通腑而泄肺毒；二是炒葶苈子，易白芥子而使三子养亲汤成为清化有形热痰之剂；三是仙鹤草既止咯血，又能补气抗癌。

处方策略 ABC 分析：

A：患者咳痰白黏、苔黄腻，是痰毒阻肺的表现，用温胆汤。

B：肺癌之病机，以气滞、血瘀、痰阻、毒结为主。沈老治痰毒善投苇茎汤。咳痰，用三子养亲汤。通用方，"通白仙苈莱蒌丹"。

C：通白仙苈莱蒌丹，给邪出路。

第 80 讲　肿瘤第四

> 食道夏蒌赭威三，胃癌藤梨莪树碱
>
> 肠癌藤梨苦参榆，肝癌金板鳖甲丹
>
> 胰藤半军三七肿，肺癌腥蒌半枝莲
>
> 鼻癌蛇莓蜂房半，膀胱龙莓半枝土
>
> 乳癌英橘路慈枯，宫颈莪英芡柏术

一、歌诀阐释

【歌诀】

> 食道夏蒌赭威三，胃癌藤梨莪树碱。
>
> 肠癌藤梨苦参榆，肝癌金板鳖甲丹。
>
> 胰藤半军三七肿，肺癌腥蒌半枝莲。
>
> 鼻癌蛇莓蜂房半，膀胱龙莓半枝土。
>
> 乳癌英橘路慈枯，宫颈莪英芡柏术。

【阐释】

本讲主要介绍常见恶性肿瘤的首选用药。此类药物，未必一定用到，需以证为凭。有其证则斟酌选取 1～2 味，加入证类所定方中。但必须中病即止，勿使伤正。

1. 食道夏蒌赭威三

食道癌，首选半夏、全瓜蒌、生赭石、威灵仙、三七粉。三七粉与诸降逆药同用，可以预防出血。还可选用急性子、山慈菇。

2. 胃癌藤梨莪树碱

胃癌首选藤梨根、莪术，还可选用喜树碱、肿节风、蛇莓。

3. 肠癌藤梨苦参榆

肠癌首选苦参、生地榆、藤梨根、肿节风、喜树碱。

4. 肝癌金板鳖甲丹

肝癌常用金钱草、醋鳖甲、板蓝根、丹参。如治疗肝癌，上药合于沈老经验方"茵陈四逆散"中，可以起到疏肝祛痰的作用。还可选用龙葵、莪术、藤梨根、半枝莲、喜树碱、苦参、川楝子。

5. 胰藤半军三七肿

胰腺癌首选藤梨根、半枝莲、大黄、三七、肿节风。

6. 肺癌腥蒌半枝莲

肺癌多用鱼腥草、全瓜蒌，还可选用山海螺、白英、半枝莲。

7. 鼻癌蛇莓蜂房半

鼻咽癌常用蛇莓、露蜂房、龙葵、鹅不食草、半枝莲、马勃。

8. 膀胱龙莓半枝土

膀胱癌多用龙葵、半枝莲、土茯苓，还可选用喜树碱、白英。

9. 乳癌英橘路慈枯

乳腺癌常用山慈菇、蒲公英、夏枯草，还可选用长春花碱、露蜂房、穿山甲。

10. 宫颈莪英芡柏术

宫颈癌常用黄柏、炒苍术、芡实，还可选用莪术、白英、墓头回。

二、临床应用

恶性肿瘤用药多选祛邪之品，但必须注意祛邪而不伤正气。

其一，攻毒之品，必见其证，所谓"有故无陨亦无陨也"；更要做到中病即止，须知"食养以尽之"。

其二，适当配伍，减轻毒损。如喉癌案，用山豆根"解咽喉肿痛"，但久服会导致腹泻，配伍木香、煨葛根升清及白花蛇舌草渗浊以防其泄泻；治疗甲状腺癌，可用山慈菇散结，配丹参养血活血，以防肝脏损伤。

其三，尽量选用解毒而不伤正之品，且注意配合使用扶正之品。如沈老解毒通用方中的生薏苡仁、白花蛇舌草解毒而不伤正，而仙鹤草可以益气扶正；又如治疗肝癌时，选用茵陈四逆散，其中生黄芪可以补气托毒，扶正祛邪。

三、案例分析

下面分析一下《沈绍功验案精选》第 277 页食道癌脾胃失和，痰阻上逆案。

王某，58 岁，2003 年 8 月 22 日初诊（大暑）。

病史：进食有梗塞感半年，曾多处求医，均未见效。经食道 X 线钡餐造影、CT 扫描检查，诊断为食道中段癌；食道脱落细胞学检查诊断为鳞癌，食道 X 线钡餐显示中段充盈缺损长 4.5cm，管壁蠕动消失，黏膜紊乱。临床分期为：中期 Ⅱa。

刻下症见：吞咽梗阻，食道疼痛，食纳不佳。

检查：舌质暗，苔黄腻，脉弦细。形体消瘦，精神憔悴。

辨证：脾胃失和，水谷停聚，化为痰浊，故见舌苔黄腻；痰浊阻碍气机，阴阳升降失衡而吞咽困难；痰毒损络，气机不畅，导致食道疼痛。其病位在脾胃。证属中土不和，升降失司。

诊断：噎嗝。脾胃失和，痰阻上逆证。食道鳞癌。

治法：祛痰降逆，调和脾胃。投以《三因极一病证方论》温胆汤加减。

处方：茵陈 15g（后下），泽泻 10g，竹茹 10g，枳壳 10g，茯苓 10g，陈皮 10g，石菖蒲 10g，郁金 10g，仙鹤草 10g，生薏苡仁 10g，全瓜蒌 30g，白花蛇舌草 30g，川楝子 10g，延胡索 10g，莱菔子 10g，丹参 30g。

结果：上方每日 1 剂，水煎分 2 次服。连服 2 周，吞咽困难、疼痛减轻，食纳不香，大便不爽，苔厚腻。前方加生牡蛎、生龙骨、海蛤壳，加强祛痰之力。再服用 2 周后，苔腻不甚。去三石，加三七粉、生赭石、焦三仙，加强和胃降逆之力。连续服用 3 个月，家人复诊代诉，无吞咽困难，食道疼痛已基本消失，食道钡餐显示：中段充盈缺损缩短为 2.1cm。嘱改为每晚服 1 煎巩固，已存活 2 年余，仍在门诊治疗中。

处方策略 ABC 分析：

A：从舌质暗、苔黄腻进行分析，食道癌与古代中医文献中的"噎膈"最为相似。此案病机为脾胃失和，痰浊阻碍，升降失司，治疗则用《三因极一病证方论》温胆汤加减，以祛痰浊为治疗的核心思想，痰浊去则气机可复。沈老用温胆汤治疗恶性肿瘤，常以竹茹、枳壳、茯苓、陈皮、石菖蒲、郁金为基本方。祛痰浊时，首加茵陈、泽泻渗湿祛痰；舌苔厚腻，顽痰难祛，可加生牡蛎、生龙骨、海蛤壳、三石以祛顽痰。此即为本案祛痰大法。

B：通用方，仙鹤草 10g，生薏苡仁 10g，全瓜蒌 30g，白花蛇舌草 30g，莱菔子 10g，丹参 30g。

止痛可用川楝子 10g，延胡索 10g。

沈老治疗食道癌常用半夏、全瓜蒌、生赭石、三七粉等降逆顺膈之品。此案中，舌苔色黄，为痰浊化热之象，故不用半夏；舌苔厚腻，先不用生赭石降逆、三七粉化瘀，仅用一味丹参痰瘀同治，以防重镇之品郁滞气机、化瘀之品徒伤气血，反不利祛除痰浊。待苔腻渐退，再加用全瓜蒌、生赭石、三七粉等药，可起到祛痰瘀、降冲逆的效果。

C：温胆汤，加生薏苡仁、白花蛇舌草、车前草渗利湿浊，使痰浊从小便而解；加莱菔子、全瓜蒌祛痰通腑，使痰浊从大便而泄。

第 81 讲　皮肤病第一

皮病虚实有两纲，扶正祛邪加一味

祛邪中路通佐止，滋补肝脾补血气

调中茵泽温胆汤，蕴热英翘芩栀子

透窍杷桔桑白皮，车泽莱蒌赤丹皮

寒佐英翘热桂姜，中病即止要护脾

一、歌诀阐释

【歌诀】

> 皮病虚实有两纲，扶正祛邪加一味。
>
> 祛邪中路通佐止，滋补肝脾补血气。
>
> 调中茵泽温胆汤，蕴热英翘芩栀子。
>
> 透窍杷桔桑白皮，车泽莱蒌赤丹皮。
>
> 寒佐英翘热桂姜，中病即止要护脾。

【阐释】

1. 皮病虚实有两纲，扶正祛邪加一味

皮肤病与杂病辨治相同，也以虚实为辨治的总纲。由于皮肤病多为慢性疾病，本虚标实，缠绵难愈。要注意实性邪气表现之下正气虚损的基础，治疗遇到祛邪而邪不尽时，加一味生黄芪 15g，或者党参 10g，或者阿胶珠 10g，扶正以祛邪。

2. 祛邪中路通佐止，滋补肝脾补血气

祛除邪气，适用杂病祛邪六要，"中路疏通佐引止"；补益虚损，重在补益肝脾气血。

3. 调中茵泽温胆汤，蕴热英翘芩栀子

皮肤病多属湿热为患。应调理中焦脾胃以祛湿热，多用茵陈、泽泻，以及温胆汤。即温胆汤加减法中，将"三竹茵泽三石布"中的茵陈 15g（后下）、泽泻 10g，加入温胆汤中，以加强祛湿热的作用。痰湿食阻最易蕴热，湿热蕴结偏于热重，可以选用蒲公英 10g，连翘 10g，黄芩 10g，或生栀子 10g，加强清热作用。

4. 透窍杷桔桑白皮，车泽莱萎赤牡丹皮

皮肤病要利湿祛痰，更主要的是要给邪以出路。可以通过宣肺使邪气从肌表出，如用枇杷叶、桑白皮、桔梗宣肺疏风清热，透邪外出；通过淡渗从小便出，尿中排邪最为安全，而且排出量大，可用车前草、泽泻、竹叶、生薏苡仁，使湿热之毒从小便而解；通过缓泻，使邪气从大便出，如用制大黄、全瓜蒌、草决明、菊花合当归，但忌峻下，以防伤正，特别是伤脾胃之正气；通过凉血使邪气从营血出，如用丹参、牡丹皮、赤芍活血凉血，使瘀毒从营血得解。

5. 寒佐英翘热桂姜，中病即止要护脾

要重视反佐。祛邪之品，常有偏性，反佐者可缓其烈性，防止偏差。如用热药时，寒性反佐，选加蒲公英、连翘、栀子、白花蛇舌草、苦参、野菊花、败酱草、黄柏；用寒药时，热性反佐，选加肉桂、乌药、仙灵脾、高良姜、干姜、川椒。

治疗时也要中病即止、顾护脾胃。祛邪药量大，久服常易伤正，故应中病即止，以防伤正，掌握三个原则：一是投药时避免攻伐太过之品，如法半夏、苍术之燥性，附片、肉桂之热性，龙胆草、白头翁之寒性，虫类药之毒性；二是清热解毒的土茯苓、苦参、板蓝根、败酱草，凉血消斑、消痈散结的紫草、红藤、三棱、莪术，这些药物虽然有利于丘疹消退及溃疡面收敛，但清热解毒之品苦寒易伤胃，凉血之品易伤正气，应取效即止，不能久用长服；三是以和胃收功善后，如餐后服保和丸 3g。

这些原则与治疗内科疾病相同。

二、临床应用

1. 皮肤病的全身状态与间接治疗等原则

皮肤病的全身状态与间接治疗等原则与前面讲的内科疾病是一致的，如苔腻温胆、不腻杞菊、胃气为本的开手法，祛邪的中路疏通佐引止、寒热反佐、中病即止等。皮肤病尤其要透窍、透表并给邪出路，可参考歌诀"透窍杷桔桑白皮，车泽莱蒌赤牡丹皮"。

具体应用的时候，用药要结合皮肤病的皮损特点。

2. 皮肤病的主症特点

皮肤病的主症从三个方面分析。

其一，皮肤损害是皮肤病辨证的突破口，通过不同的皮损可以判断疾病的邪气特点与性质。

其二，通过某些皮肤病好发部位来判断疾病所在的脏腑部位。

其三，痛与痒的证治既有区别，又有内在联系。当然，这三个方面需要综合考虑。如皮肤损害是突破口，皮肤损害是辨别皮肤病最直接的客观存在，辨析这些皮肤损害产生的原因、色泽、部位、形态、数目、软硬、大小等将会为准确辨证提供第一手客观资料。

例如红斑病在气分，治宜从胃，药用生石膏、大青叶、绿豆衣、知母、白茅根、金银花、连翘、生栀子、黄芩等。红斑在血分，治宜从心，药用红花、桃仁、仙鹤草、紫草、大青叶、水牛角、绿豆衣；紫斑热瘀阳明，药用紫草、茜草、豨莶草等；黑斑治宜从肾，阳虚者用制附块、肉桂、巴戟天、肉苁蓉，阴虚者用熟地黄、制首乌等；白斑治宜从肝，药用柴胡、当归、白芍、乌药、白蒺藜、川楝子等。

又如鳞屑，干性鳞屑系血虚风燥，药用制首乌、玉竹、天麦冬、石斛、百合等。油腻性鳞屑系湿蕴肌表，药用茯苓皮、炒薏苡仁、赤小豆、蚕砂、土茯苓等。糠皮状鳞屑，偏于风燥，药用天麻、杭菊花、白附子等；偏于血燥，药用天麦冬、巨胜子、百合等；落叶性鳞屑系阴血亏损，药用石斛、玄参、杏仁、黑芝麻等。鱼鳞状鳞屑系血瘀孙络，药用桃仁、苏木、红花、三棱、莪术等，日久多由气血亏虚，药用黄芪、党参、当归、制首乌等。

三、案例分析

《沈绍功验案精选》第 328 页痤疮肺经风热，郁毒上炎案。

张某，女，17 岁，2002 年 7 月 18 日初诊（小暑）。

病史：患者 2 个月前开始出现颜面肤色潮红，并见散在丘疹，1 周后出现黑头丘疹，挤压后可见白色粉质物，有扩散倾向，曾在某医院门诊治疗 1 个月，但疗效不显，甚至出现散在脓疱，局部微肿，十分苦恼，经人介绍前来求治。

刻下症见：丘疹色红，散在黑头，口渴喜饮，小便短赤，大便秘结。

检查：舌质红，苔薄黄，脉弦数。

辨证：肺经有热，复感外风，郁而化热，热伤血络，故见丘疹色红，散在黑头；郁热影响脾胃运化，则见口渴喜饮，小便短赤，大便秘结；舌质红，苔薄黄，脉弦数，为肺经蕴热之象。其病位在肺脾。证属风热蕴肺，毒火上攻。

诊断：粉刺。肺经风热，郁毒上炎证。痤疮。

治法：疏风清热，凉血解毒。投《医宗金鉴》枇杷清肺饮加减。

处方：枇杷叶 10g，桑白皮 10g，桔梗 10g，茯苓 10g，陈皮 10g，黄柏 10g，蒲公英 10g，败酱草 30g，牡丹皮 10g，丹参 30g，赤芍 10g，当归 10g，菊花 10g，白花蛇舌草 30g。

结果：上方每日 1 剂，水煎分 2 次服。连服 7 剂后，丘疹颜色略变浅，口渴减轻，小便短赤已除，但仍便干不爽，肺热渐退，前方加大黄、全瓜蒌，通腑清肺。再服 14 剂，皮损逐渐恢复，口渴已止，小便已清，大便转调。每天改服 1 次，1 月后诸症消除，皮损恢复正常。嘱患者如有反复，仍服上方，未再复诊。

《彤园妇人科》记载："鼻起碎疙瘩，形如黍屑，色赤肿痛，破出粉汁，日久成白屑，或成黍粒，皆由肺经血热而成。内服枇杷清肺饮。"

肺风粉刺肺经热，面鼻疙瘩赤肿疼，

破出粉汁或结屑，枇杷颠倒自收功。

【按语】

此证由于肺经血热而成。每发于面鼻，起碎疙瘩，形如黍屑，色赤肿痛，破出白粉汁，日久皆成白屑，形如黍米白屑。宜内服枇杷清肺饮，外敷颠倒散，缓缓自收功也。

枇杷清肺饮组成：

人参（三分），枇杷叶（刷去毛，蜜炙，二钱），甘草（生，三分），黄连（一钱），桑白皮（鲜者佳，二钱），黄柏（一钱）。

水一盅半，煎七分，食远服。

处方策略 ABC 分析：

A：实证，可见苔腻，用温胆汤。本案仅用茯苓、陈皮。

B：枇杷叶、桑白皮泻肺，本案加了桔梗和菊花；黄连、黄柏清热解毒，本案去黄连，加蒲公英、败酱草、白花蛇舌草，凉血解毒散结。

C：扶正祛邪，用人参、甘草；本案去掉人参、甘草，加牡丹皮 10g，丹参 30g，赤芍 10g，当归 10g。

第 82 讲　皮肤病第二

痒郁瘀虚要对症，葶莱车肤蛇五子

一、歌诀阐释

【歌诀】

> 痒郁瘀虚要对症，葶莱车肤蛇五子。

【阐释】

皮肤病要注意处理主症瘙痒。皮肤瘙痒可以由风、寒、湿、热、毒、食等多种邪气郁遏而成，也可以由瘀血，以及气血阴阳亏虚引起。

止痒需要辨别虚实，虚补、实泻，可以通用"五子饮"，即葶苈子、莱菔子、车前子、地肤子、蛇床子 5 味药，各 10g 组成，功能为利湿排毒，专治湿毒证。其组方要点：

其一，祛邪解郁，蛇床子散风寒；地肤子散风湿热；车前子清热利湿。清热解毒选加苦参、生薏苡仁、制大黄；祛风止痒选加白鲜皮、防风。

其二，脏腑调整、调节整体状态。祛湿毒，要肺胃同治，用葶苈子泻肺，用莱菔子治胃。

其三，间接治疗，配合通利二便、凉血。用车前草利尿祛邪，和血散风选加丹参、赤芍、川芎。利尿排毒选加白花蛇舌草、泽兰、泽泻、冬瓜仁。

祛邪共有 5 条路：第一条是出汗，但祛邪能力有限，且过汗会伤心阳；第二条是通过中焦，用和胃的方式来排邪，但是和胃会影响胃阴，影响食欲；第三条是通便，但通便也会伤正，所以要润肠通便，不能峻下，用当归、白菊花、草决明、全瓜蒌、桃仁，"莱蒌归菊桃草军"；第四条是凉血，血分有热要凉血，用犀角地黄汤，现在犀角不能用了，可以用水牛角 3g，但凉血不能太凉，太凉会有较多副作用；第五条是利尿，淡渗，此法没有副作用，通过小便排尿量很大，排邪量也大，所以实邪要给其出路，最好的出路、排量最多的就是利尿法，尤其是车前草，还有白花蛇舌草、冬瓜仁，利尿作用非常好。

总之，皮肤病最易瘙痒，五子饮祛风止痒，是治疗一切皮肤瘙痒的特效药。

二、临床应用

1. 皮肤瘙痒辨治的关键在于辨别虚实

邪郁、血瘀是实性瘙痒的主要成因，而气血阴阳的虚损为虚性瘙痒的主因。实证瘙痒，多见腻苔，可以用温胆汤为基础方；虚损则苔薄不腻，可以用杞菊地黄汤为基础方。

2. 瘙痒的局部治疗，重视风、湿、热、燥、瘀、虚

一般急性皮肤病的瘙痒多由外风所致，故其症状有流窜不定、泛发而起病迅速的特点，可有风寒、风热、风湿的不同。风寒所致瘙痒，遇寒加重而皮疹色白，兼畏寒、脉浮紧等；风热所致瘙痒，皮疹色红，遇热加重，兼恶风、口渴、脉浮数等；风湿所致瘙痒，抓破有渗液，或起水疱，或起苔藓等症状。慢性皮肤病的瘙痒原因比较复杂，瘀血所致瘙痒可伴见紫斑、色素沉着等；瘀血夹湿所致瘙痒剧烈，皮损结节坚硬，顽固难愈；痰浊所致瘙痒则常呈结节；血虚风燥所致瘙痒常有血痂或脱屑，皮肤干裂，苔藓样变等。

（1）风痒——苍耳子、蚕砂、蝉蜕

痒的部位，通常发生在头面、耳、鼻等处，甚则遍布全身。痒感颇重，以致难以忍受。偏于热，痒感常是突然发生，并能见到形如针帽、大至粟米的红色丘疹，抓破则有少许鲜血渗出，随破随收，结有血痂，很少有化腐的现象，遇热瘙痒更剧，若遇凉风吹拂则痒感稍有缓解。偏于寒，痒感的部位主要在头面、耳郭和手足等暴露部位，其痒感发生有一定的季节和时间性，一年之中冬重夏轻，一天之内，早晚气温偏低时较之中午气温偏高时痒感要重得多，在皮肤上还能见到错综交织的网状白色抓痕、淡红色丘疹、风团等。

治疗时宜祛风止痒。方书云："诸疮宜散。"药用杭菊花、防风、羌活、苍耳

子。偏于热，加牡丹皮、牛蒡子、浮萍、连翘、薄荷、绿豆衣、蚕砂；偏于寒，加麻黄、桂枝、独活、白芷、细辛、辛夷、威灵仙等。

酌加清热凉血的牡丹皮、生地黄、连翘、绿豆衣通瘀清心，以断风热内炽的后路，更助祛邪止痒之功；蚕砂祛风清热，主治风热瘙痒，若配合蝉蜕同用，功效更捷。

（2）湿痒——地肤子，藿香，薏苡仁

痒的部位主要在下肢、阴囊、女阴和趾缝间。皮损以丘疱疹、水疱、黄痂、糜烂为主。自觉浸淫作痒，抓破则有较多的滋水渗出，滋水糜烂，浸淫四窜，并感越腐越痒，越痒越腐，常缠绵难愈。兼有热邪，则皮肤焮红，略有肿胀，腐痒并重；兼有寒邪则皮肤肥厚，状如牛领之皮，肤色暗红或紫红，痒重于腐。

理湿止痒：用于治疗皮肤瘙痒，不外乎芳香化湿、辛温散湿和淡渗利湿三类。

芳香化湿：藿香、佩兰芳香化浊，湿热郁蒸作痒，恃为要药。

辛温散湿：苍术芳香力雄，外解风寒，内化湿浊。

淡渗利湿：薏苡仁上清肺热，下理脾湿，凡湿热流窜肤腠作痒，皆可理之；地肤子清热化湿，主要用于皮肤湿疮，周身瘙痒，内服、外洗皆有良效。

兼有热者选用茵陈、滑石、白鲜皮、萹蓄、金钱草、豨莶草、土茯苓；兼有寒者选用萆薢、槟榔、路路通、海桐皮。

（3）热痒——连翘、黄连、生石膏

痒无定处，时而在头面，时而在肢体。其皮疹以红色丘疹、红斑为主，多数呈播散性分布，部分融合成片。自觉灼热刺痒，状如芒刺针扎，搔破皮表鲜血渗出，结有血痂。偶尔也可化腐生脓，酿成疖肿。

治疗时宜清热止痒。主要指邪在气、营之间，外透，邪易走表，痒感更重；内凉，引邪入里，或留滞不去，痒亦难除，唯用清法较为合适。药用生石膏、知母、寒水石、玄参、黄芩、黄连、连翘。

热重化毒则加栀子、野菊花、蒲公英、金银花、紫花地丁；热夹湿毒则加黄柏、车前子、萆薢、海金沙、金钱草；热而夹风则加青蒿、蝉蜕、木贼草、青葙子、桑叶等。不过在具体应用中要注意各自的不同之处。大凡偏清心热用水牛角、黄连、连翘；偏清肝热用黄芩；偏清胃热用生石膏、寒水石；偏清肾热用知母、玄参。对于性味苦寒较重的黄连、龙胆草、栀子之类，一是用量要轻，唯恐戕伤生发之气；二是要妙用，以减轻苦寒之性，并要顾及病人嫌苦，难以下喉之虑。

（4）燥痒——山药、合欢皮、阿胶珠

在秋冬之际，或者老年人患温热病后，阴血内损，生风化燥。症见皮肤干燥发痒，其痒感往往时轻时重，呈阵发性发作，搔后有细如糠秕状鳞屑脱落。

燥痒虽有内伤阴血，外受燥邪所袭之殊，但润燥止痒的根蒂乃在肝、肾两脏。常用制何首乌、天冬、麦冬、山药、沙苑子、枸杞子、干地黄、百合、合欢皮、钩藤、龙眼肉、东阿胶、小胡麻、白芍、地骨皮、夜交藤等。

润燥止痒：用山药、合欢皮、阿胶珠三药较佳。山药，诸书皆云乃补脾胃的佳品，唯《别录》谓其主治"头面游风"，《本草纲目》也说"润皮毛"。可见山药确是润燥止痒的上品。合欢皮（花）解郁，活血止痒，对妇人燥痒多验；阿胶为补血养阴要药，对男女阴血耗伤所致瘙痒尤为适合。

（5）瘀痒——益母草

痒感发作时，不抓破皮损直到血液溢流不能止痒。皮损为暗红色的丘疹、结节，有的散在性分布于全身；有的凝聚结块，深埋皮内；有的融合成片，状如席纹。

化瘀止痒：气滞血瘀，凝聚结块，使经气不畅而痒。瘀而兼热用生地黄、蒲黄、牡丹皮、凌霄花、甲珠、桃仁、大蓟、茜草、地榆、丹参、赤芍、郁金、山茶花、益母草、败酱草；瘀而兼湿用马鞭草、路路通、花蕊石；瘀而兼寒用三七、当归、乳香、泽兰、川芎、石菖蒲、皂角刺、王不留行、刘寄奴、苏木、血竭等。

益母草，《神农本草经》谓其"主隐疹"。凡瘙痒与血瘀兼热，或月经不调而致的瘙痒本品确为良药。

（6）虚痒——阴虚用沙参，阳虚用生杜仲，气虚用生黄芪，血虚用制首乌虚痒发作时，全身瘙痒不止，如虫行皮中。宜补虚止痒，方书谓："诸痛为实，诸虚为痒。"因虚致痒并不少见。用补虚以止痒，要分清阴、阳、气、血虚的不同而施治，较为贴切。

兼血虚则皮肤干燥，痒感在夜间尤重。可选用当归、熟地黄、阿胶、桑椹、何首乌等。制首乌不寒不燥，为滋补良药，功在地黄、天冬之上，故凡血虚发痒皆可用之。

兼气虚则不耐六淫外邪，在寒热变迁时，均可明显诱发或加重瘙痒。可选用黄芪、山药、白术、党参、冬虫夏草、甘草、人参。人参、黄芪、甘草三味同用，是退虚热的圣药，更是治中气不足之人瘙痒的佳品。

兼阳虚则痒感多发生在秋末冬初，以中老年男性多见。可选用紫石英、肉桂、补骨脂、山茱萸、沉香、巴戟天、淫羊藿、仙茅。沉香、杜仲性沉而降，善治男女阴下湿痒；淫羊藿、山茱萸补阳益气，凡真阳不足的老年性皮肤瘙痒症，功效颇良。

兼阴虚则干燥不休，皮肤干枯而不润泽，搔后有较多的细小鳞屑脱落。既往有阴伤病史患者多见。可选用石斛、天冬、麦冬、沙参、鸡子黄、干地黄。沙参甘淡而寒，专补肺气、清肺火，故对阴虚内热所致身痒最宜。

3. 瘙痒的间治

其一，要和血以疏风。赤芍、丹参、当归、川芎活血行血，疏风止痒，取"治风先治血，血行风自灭"之意。

其二，要给邪出路。

其三，要安神。

三、案例分析

【银屑病案】

王某，女，49 岁。确诊"银屑病"20 余年。全身除双手均见地图状红色皮疹，表面覆盖银白色鳞屑，强行剥离后，底部出现筛状出血点，伴咳痰耳鸣，腰痛便结。舌暗红，苔薄白，脉细数。

辨证：滋阴养血，涵木和血。

处方：杞菊地黄汤加减。

枸杞子 10g，菊花 10g，生地黄 10g，当归 10g，丹参 30g，泽泻 10g，茯苓 10g，陈皮 10g，生薏苡仁 10g，苏子 10g，莱菔子 10g，炒葶苈子 10g，蛇床子 10g，白鲜皮 10g，全瓜蒌 30g。

结果：上方每日 1 剂，水煎分 2 次服。连服 14 剂，咳痰减少，皮损减退，腰痛未除，减苏子、葶苈子，加生杜仲、桑寄生，再服 14 剂，腰痛减轻，大便通畅，肤红减轻，头皮仍见鳞屑，瘙痒未减，加地肤子、鸡血藤，再进 14 剂，皮损又退，瘙痒减轻，微感口干思饮，加天花粉，再服 14 剂，皮疹基本消退，皮肤趋于正常，瘙痒解除，再服 30 剂，改为每天 1 煎，加服杞菊地黄胶囊，随访 1 年，未见复发。

【按语】

久病伤阴耗血，化火化燥，先祛邪，后扶正，祛邪不伤正，扶正不恋邪。用三子养亲汤，葶苈子易白芥子；枸杞子、生地黄、当归，滋阴凉血；丹参，活血止痒；茯苓、泽泻、薏苡仁，淡渗利湿，除湿不伤阴；陈皮、莱菔子，消导和胃，化生气血，补而不滞；菊花合当归、全瓜蒌，润肠通便，解毒止痒；白鲜皮、地肤子、蛇床子、葶苈子，除湿解毒止痒，是治疗瘙痒的特效药。

处方策略 ABC 分析：

A：舌暗红，苔薄白，脉细数，投杞菊地黄汤。

B：红斑脱屑，用生地黄 10g，当归 10g，丹参 30g，凉血活血养血；止痒用莱菔子 10g，炒葶苈子 10g，蛇床子 10g，白鲜皮 10g。

C：苏子 10g，莱菔子 10g，炒葶苈子 10g，全瓜蒌 30g，可祛痰、通大便，泽泻 10g，茯苓 10g，陈皮 10g，生薏苡仁 10g，可利小便。

第 83 讲　皮肤病第三

解郁柴胡郁金附，活血三丹补归芪

一、歌诀阐释

【歌诀】

解郁柴胡郁金附，活血三丹补归芪。

【阐释】

这是三个皮肤病的间接治疗常用的治法与药物。

其一，解郁。皮肤病患者心情抑郁，精神压力较大，易致肝气郁结，郁而化火，故应加入疏肝解郁的柴胡、郁金、香附等。

其二，活血。治疗皮肤病需要利湿祛痰时，要加丹参、牡丹皮、川芎、赤芍活血散瘀，痰瘀同治。

其三，补气血。用生黄芪、仙鹤草既可补气，又可托毒外出，增强抗病祛邪之力。再用当归补血，就与生黄芪构成了当归补血汤，可以补益气血。

二、临床应用

本讲我们学习湿疹的 ABC 诊疗方案。

湿疹是一种常见的过敏性炎性皮肤病，其特征为皮疹具有多形性，易于渗出，自觉瘙痒，常对称分布和反复发作。中医学文献中记载的"浸淫疮""旋耳疮""绣球风""四弯风""奶癣"等类似急性湿疹、耳周湿疹、阴囊湿疹、肘膝窝部湿疹及婴儿湿疹等。如《医宗金鉴·外科心法》浸淫疮记载："此证初生如疥，搔痒无时，蔓延不止，抓津黄水，浸淫成片。"

1. 湿疹的全身状态

本病常因饮食失节或过食腥发动风之品，伤及脾胃，脾失健运，致使湿热内蕴，造成脾为湿热所困，复感风、湿、热邪，内外两邪相搏，充于腠理，浸淫肌肤，发为本病。"湿"性重浊黏腻，病久又可耗血伤阴，化燥生风，故缠绵不已，反复发作。

湿疹实证以中焦湿热、温胆汤证为典型，多见于急性湿疹；苔薄不腻、兼脾虚，多见于亚急性湿疹，可以香砂六君子汤为基础方；而阴血亏虚、苔薄不腻的杞菊地黄汤证，多为慢性湿疹，可合用四物汤。

2. 三种湿疹的局部症状与相应的治疗

急性湿疹初起局部发生红斑水肿，自觉灼热瘙痒，继之在红斑上出现散在或密集的丘疹或小水疱，经搔抓或摩擦后，水疱破裂，形成糜烂面，有浆液渗出，干燥后结成黄色痂皮。

若渗液混有血性，结痂常呈暗红色或黑色。

若继发感染，渗液为脓性，结痂则为污秽黄褐色或黄绿色。

皮疹经过治疗或自然缓解后，颜色逐渐变成暗红色或淡红色，渗出减少，水肿消失，结痂脱落，表面附着细碎鳞屑，新生之皮肤纹理较明显。

慢性湿疹是由于皮疹在同一部位经久不愈或反复发作，使皮肤逐渐增厚，纹理加深，表面有抓痕血痂，色素沉着，有时呈灰褐色或暗红色，遇刺激易有渗出液。

（1）急性湿疹，热重于湿型，以清热为主、利湿为辅，佐以凉血。

其核心病机为"热胜则肿"，特点为发病急，病程短，局部皮损初起皮肤潮红焮热，轻度肿胀，继而粟疹成片或水疱密集，渗液流津，瘙痒无休，身热，口渴，心烦，大便秘结，小溲短赤。舌质红，苔薄白或黄，脉弦滑或弦兼数。

其一，清热为主，龙胆草清肝胆热，黄芩热肺热，生石膏清胃热。

歌诀：　　　　　　火邪上炎气有余，内火虚火外表热。

泻肺泻白桑地芩，泻心导赤地竹车。

清胃降火芦连地，清肝泻肝丹栀泽。

清热泻肺，主方是泻白散，主药是桑白皮、地骨皮，可加黄芩。

导赤清心，适用于口舌生疮，面赤心烦，口渴饮冷，小便短赤，尿时刺痛，苔薄黄，舌尖红，脉弦数的心热移肠证。主方是导赤散，主药是竹叶、生地黄、甘草梢和车前草。车前草替换原方中的木通，还可以加萆薢、生薏苡仁、连翘、知母、黄柏、肉桂。

降火清胃，适用于龈肿红痛，口气热臭，口干龈血，苔黄舌红，脉滑大数的胃火灼阴证。主方是清胃散，主药是生地黄、黄连、牡丹皮、当归、升麻炭，可以用芦根替换牡丹皮、当归、升麻炭，以芦根、生地黄、黄连为主药，还可以加银花炭、制大黄、生石膏。

泻火清肝，适用于胁痛目赤，口苦耳鸣，小便淋浊，带下稠黄，阴肿且痒，苔薄黄腻，脉象弦滑的肝胆实火证。主方是龙胆泻肝汤，主药是栀子、牡丹皮、泽泻，保留原方清气分热的栀子，热重时再加龙胆草、黄芩；保留原方清热利水的泽泻，湿重时加车前草、蒲公英、瞿麦；用牡丹皮凉血，替代原方的生地黄、当归，阴虚损伤较重时再加回。

其二，利湿为辅，用车前草、六一散利湿清热。具体用药可参考歌诀："利湿茵泽苡车前，奇药桑皮留泽兰。"

其三，佐以凉血，用白茅根、生地黄凉血清热，大青叶清热解毒。

（2）亚急性湿疹，湿重于热型，利湿为主、清热为辅，佐以健脾。

其特点为发病较缓慢，皮疹为丘疹、丘疱疹及小水疱，皮肤轻度潮红，有瘙痒，搔后糜烂渗出较多。伴有纳食不香、身倦等症，大便不干或溏，小便清长。舌质淡，苔白或白腻，脉滑或弦滑或缓。

其一，利湿为主，茯苓、泽泻、茵陈利湿清热；可参考歌诀："利湿茵泽苡车前，奇药桑皮留泽兰。"

其二，清热为辅，黄芩、栀子苦寒泄热。

其三，佐以健脾，生白术健脾渗湿，扶正祛邪；生地黄、甘草、竹叶、灯心草清心利水。

（3）慢性湿疹，脾虚血燥型，治疗宜健脾、养血、润燥。

其特点为病程日久，皮损粗糙肥厚，有明显瘙痒，表面可有搔痕、血痂、颜色暗或呈色素沉着。舌质淡、体胖，苔白，脉沉缓或滑。

其一，健脾，选用香砂六君子汤。

其二，血燥，用四物汤，加丹参10g，鸡血藤15g。

其三，用陈皮调中和胃，瘙痒明显者，加苦参、白鲜皮。

3. 间接治疗及其他治疗策略

其一，慢性湿疹，注意本讲歌诀"解郁柴胡郁金附，活血三丹补归芪"的使用。

其二，给邪出路，通腑宜"莱菔归菊桃草军"，利小便宜"利湿茵泽苡车前，奇药桑皮留泽兰"。

其三，注意调整祛邪与扶正、清热与利湿、补气与补血之间的强度关系。

4. 补充

局部治疗。

（1）红斑丘疹无渗出者，外扑止痒粉、六一散、松花粉。

（2）糜烂渗出者，以马齿苋水剂、龙葵水剂湿敷，然后以植物油调祛湿散。

（3）慢性湿疹皮损肥厚、角化不明显者，可用普连软膏、止痒药膏各半混匀，或用大风子油、普榆膏。

（4）慢性湿疹肥厚、角化、粗糙者，可用黑豆溜油软膏、稀释新拔膏或癣症熏药。

三、案例分析

下面介绍一下《沈绍功验案精选》第338页湿疹脾胃湿热发于肌肤案。

胡某，女，30岁，2001年7月21日初诊（小暑）。

病史：1年前左手指皮肤发痒，搔后出现红色丘疹且瘙痒不止，到小区医院诊断为皮肤过敏，予扑尔敏、肤轻松等治疗3天后症状好转，但停药两天后丘疹扩散至胸、面部及四肢，症状逐渐加重，又到另一家大医院诊断为"急性湿疹"，经中西医治疗，效果均不理想，朋友介绍前来就诊。

刻下症见：全身皮肤散在红色丘疹，溃烂处渗出黄色黏液，搔痒难忍，伴烦躁难眠，口黏纳差，时有腹胀，尿黄便干。

检查：舌苔白腻，脉象滑数。颜面、四肢和躯干有红色丘疹及水疱，部分皮疹融合成片，有少量渗出液，双下肢部分糜烂有脓性分泌物，周边皮肤增厚，皮肤粗糙，可见搔痕血痂。

辨证：红色丘疹，溃烂处渗出黄色黏液，瘙痒难忍，舌苔白腻，脉象滑数为脾胃湿热，发于肌表之象；口黏纳差，时有腹胀，为脾胃湿热，运化失司；热扰心神，则烦躁难眠；热移下焦，则尿黄便干。其病位在中焦，证属中焦湿热，阻遏肌肤。

诊断：湿疮。脾胃湿热，发于肌肤证。湿疹。

治法：清利湿热，祛风止痒。宗《三因极一病证方论》温胆汤加减。

处方：竹茹 10g，枳壳 10g，茯苓 10g，陈皮 10g，石菖蒲 10g，郁金 10g，白鲜皮 10g，苦参 10g，莱菔子 10g，炒苍术 10g，丹参 30g，川牛膝 15g，败酱草 15g，生薏苡仁 10g，草决明 30g，车前草 30g。

结果：上方每日 1 剂，水煎分 2 次服。连服 7 剂后，皮肤疼痛瘙痒减轻，丘疹呈隐退之象，食欲好转，腹胀减轻，大便转调。效不更法，前方加板蓝根、紫草，清热解毒，凉血消疹。再服 14 剂后，全身丘疹渐退，瘙痒缓解。前方去白鲜皮、莱菔子，加土茯苓、白花蛇舌草，加大清热解毒之力。四诊时，搔痒已止，皮疹开始大量脱痂，皮肤颜色逐渐恢复，为巩固疗效，改为每天 1 煎，再服 14 剂。嘱饮食清淡，忌服油腻辛辣之品。

处方策略 ABC 分析：

A：舌苔白腻，脉象滑数，投温胆汤。

B：颜面、四肢和躯干有红色丘疹及水疱，部分皮疹融合成片，有少量渗出液，双下肢部分糜烂有脓性分泌物，周边皮肤增厚，皮肤粗糙，可见搔痕血痂。

方药组成为四妙丸去黄柏加苦参；用白鲜皮、炒莱菔子止痒；用败酱草解毒。

C：凉血，在牛膝的基础上加丹参；给邪出路，加莱菔子、草决明通大便，加生薏苡仁、车前草利小便。

第 84 讲　妇科第一

调周四期前后排，五脏充足经自来

一、歌诀阐释

【歌诀】

调周四期前后排，五脏充足经自来。

【阐释】

妇人以经调为无病。调经不仅是在月经期用药，还需要根据月经周期进行整体调整。中药调整月经周期，有多种划分阶段的方法。我们选择简单的四期划分法，即月经期、月经后期、月经前期和排卵期。这个划分方法与一年四季的阴阳消长转化一致，便于理解，也是其他划分方法的基础。

傅青主云："经水出诸肾。"《素问·上古天真论》云："肾者主水，受五脏六腑之精而藏之，故五脏盛，乃能泻。"全身脏腑气血充盛，将剩余的精气输送到肾，肾的精气才能充足、化生为月经。这是五脏六腑全身状态与月经的关系。治疗月经类疾病，需要从全身、肾-子宫生殖轴以及月经周期等多个层次分析。

二、临床应用

本讲以月经过少为例，介绍月经类疾病的 ABC 整体方案的要点。

月经过少即月经周期基本正常，经血量排出明显减少，甚至点滴即净；或行经时间过短，不足 2 天，经量也因而减少。

1. 月经过少的全身状态

月经量的多少，主要受三个因素的影响。一是全身情况。五脏充足经自来。《素问·上古天真论》云："肾者主水，受五脏六腑之精而藏之，故五脏盛，乃能泻。"这是讲月经的来源是肾，而肾中精气来源于五脏六腑。五脏六腑任何一个功能欠佳，都有可能导致月经经量过少。二是经水出诸肾。肾水，也就是卵巢分泌雌激素可以促进子宫内膜的生长、血室的充盈。卵巢功能早衰、单纯性性腺发育不全等卵巢疾病也可以导致月经过少。三是血室不充足，也就是子宫内膜增殖、发育得不够充分，子宫发育不良，子宫内膜结核，刮宫术过深等原因可以导致月经过少。

从处方策略ABC来分析，第一点、第二点为全身状态A，全身原因可导致月经过少；第三点为局部原因B，为子宫、内膜局部的原因。也就是说，调整月经有三个层面，调整子宫气血、调整肾中阴阳以及调整五脏的虚实。

五脏实证以痰浊闭阻为主，虚损以肾中阴血亏虚为主。故月经过少适用"苔腻温胆，不腻杞菊"的原则。痰浊闭阻，多形体肥胖，素多痰湿，或脾失健运，湿聚成痰，痰阻经脉，故血不畅行而经行量少；肾阴血虚，多不胖或偏瘦，素体血虚，或久病伤血，营血亏虚，或饮食、劳倦、思虑伤脾，脾虚化源不足，冲任血海不充；禀赋素弱，或少年肾气未充，或多产（含人工流产、屡孕屡堕），房劳伤肾，以致肾气不足、精血不充，冲任血海亏虚，经血化源不足，均可致经行量少。

其他脏腑方面，要注意心气亏虚与肝郁的鉴别。现代女性生活和工作节奏加快，心理持续紧张及迟睡、失眠等不良生活习惯均可干扰月经，导致月经过少，而且这些不良的生活习惯在逐渐增多，在不孕、先兆流产等病症中也常见此类疾患，故应引起重视，尽早给予诊治。在中医辨证中，部分患者会被误诊为肝郁。因为患者多表现为急躁易怒、抑郁忧郁。"心气虚则悲"，实际上这种情况的基础状态为心的气血不足。二者的鉴别要点，主要是在舌象上鉴别，肝郁需要见到苔薄腻，而心气亏虚为苔薄不腻。心气血亏虚的治疗可以参考本书心系疾病的诊治；肝郁，考虑使用柴胡疏肝散或者逍遥散。

传统认识认为月经的先天天癸出于肾，而后天气血由脾胃化生。如《妇科心法要诀》记载："先天天癸始父母，后天精血水谷生，女子二七天癸至，任通冲盛月事行。"此知识在总括、开手法中已经包含，这里不再重复。

心气虚严重时会表现为心阳虚，这是月经量少寒化的全身基础。血寒，经期产后感受寒邪或过食寒凉，寒客胞宫，血为寒凝，冲任受阻，血行不畅，致经行量少。温通的方剂首选艾附暖宫丸或温经汤。

2. 月经过少的主症特点及治疗

（1）临床表现

月经周期正常，经量少，甚或点滴即净，或行经时间缩短，不足 2 日即净，排泄的经血总量少于以往。

月经过少有轻重之分：重者经量减少一半以上，经行 1～2 天，经量仅为护垫量，甚至点滴即净；轻者经量稍微减少，仍能行 5～7 天，经色、经质改变不明显。

月经过少有急慢性之别：急性者起病突然，常有突发病史，如失血、服药、手术等；慢性者或因延误治疗，或有慢性病史（如结核病），导致月经量逐渐减少。

月经过少的并发症：有时与周期异常并见，如先期伴量少、后期伴量少，后者往往为闭经的先兆。

（2）检查

妇科检查：盆腔器官基本正常或宫体偏小。

辅助检查：①内分泌激素测定：对性腺功能低下引起月经过少的诊断有参考意义。② B 超：了解子宫发育状况。③诊断性刮宫：可发现子宫内膜炎、子宫内膜结核等病变。④宫腔镜检查：或可发现宫腔粘连。⑤子宫造影：了解宫腔是否有粘连。

（3）治疗

月经过少治疗重在血室，也就是子宫局部，主要有两个方面。

一是经期调血，祛瘀生新。调经可以用四物汤，量少宜通利，分虚实治疗。实证为瘀血阻闭，舌质暗有瘀斑，可以用四物汤倍川芎，加桃仁、红花；虚证为气血亏虚，宜四物汤倍当归，加四君子汤及阿胶珠等药物补养气血。如有宫腔粘连，宜祛瘀活血，可以在辨证用方中适当合入海藻 6g，水蛭 3g。

二是治疗兼夹证，主要包括肾虚、痰浊、肝郁与血寒。肾虚，合入杞菊地黄汤、加阿胶珠 10g；若有痰浊，用四物汤去地黄、芍药，合二陈汤或苍附导痰汤；肝郁，用四物汤倍川芎，加柴胡、香附；血寒，用四物汤倍当归，加桂枝、乌药、小茴香、续断。

月经过少的治疗，基本框架为"量少桃红与八珍"，即血瘀导致的量少，腹部不凉，用四物汤倍川芎，加桃仁、红花；血虚导致的月经量少，多由腹部凉，用四物汤倍当归，合四君子汤。

兼夹：阴虚，杞菊地黄汤合四物汤、阿胶。痰浊，二陈汤加当归、川芎为基本方，即四物汤去芍药、地黄，合二陈汤，或苍附导痰汤加泽兰、益母草、当归。肝郁，四物汤倍川芎，加柴胡、香附。血寒，四物汤倍当归加桂枝，合桂枝汤，加乌药、吴茱萸、小茴香、续断等，类似温经汤的结构。

3. 月经过少的间接治疗及风险防范

（1）调气以调经：经期需要加制香附、炒橘核等疏肝之品疏肝调气以调经；平时注意补养气血。

（2）防范药物损伤：判断虚实，不可滥用破血之品。

（3）调整月经周期："经水出诸肾。"月经结束以后调补肾脏的虚损以化生月经，治疗可以用杞菊地黄汤化裁。具体用药见 86 讲"滋阴归芍地黄汤，蛇菟兰断可温阳"。

总之，全身原因可以导致月经过少，如心脾两虚，后天水谷不能化生气血，全身气血不足，不能泻精于肾，可以导致月经量少；经水出诸肾，肾水不足，不能促进血室充盈，也会出现月经量少；血室损伤，或痰浊、瘀血阻闭，也会导致月经量少。

三、案例分析

尤某，女，24 岁。闭经。

患者自幼体弱多病。14 岁初潮后，月经很少。近半年来，因工作紧张，导致闭经。

刻下症见：心悸，失眠，紧张焦虑，血压 110/70mmHg，呃逆泛酸，胃胀便溏，月经 6 个月未至，舌苔薄白，脉沉弱。

处方：异功散合酸枣仁汤化裁。

党参、陈皮、茯苓、焦麦芽、川芎各 10g，炒酸枣仁、生牡蛎各 15g，紫苏叶、黄连各 5g。

处方策略 ABC 分析：

A：舌苔薄白，呃逆泛酸，胃胀便溏，选加党参、陈皮、茯苓、焦麦芽各 10g，生牡蛎 15g，紫苏叶、黄连各 5g。

B：心悸，失眠，紧张焦虑，选加党参、茯苓、川芎各 10g，炒酸枣仁、生牡蛎各 15g。

C：五脏充足经自来。

第 85 讲　妇科第二

量少桃红与八珍，多热栀芩凉胶艾

一、歌诀阐释

【歌诀】

量少桃红与八珍，多热栀芩凉胶艾。

【阐释】

经期调血，见红时便进入经期，有"三则""四类""五加味"之分。

1. 三则

经期调血的三个原则。其一，问量定向（量多者补摄，量少者通利）；其二，问凉定性（寒者温之，热者凉之）；其三，必须调肝（女子以肝为本，宜加香附、柴胡、炒橘核等调肝之品）。

2. 四类

经期调血用四物汤，根据主症性质用四物汤倍加法。

量少桃红与八珍：经量少者通利。其中，量少腹凉，为气血亏虚的虚证，宜用四物汤合四君子汤、八珍汤，养气血以通利；量少腹不凉，为血瘀的实证，宜用桃红四物汤，活血、破血以通利。

多热栀芩凉胶艾：经量多者补摄。其中，量多腹凉，为阳虚不摄的虚证，宜用胶艾四物汤，补血、温阳摄血；量多腹热，为血热迫血妄行的实证，宜用栀芩四物汤，和血与清热凉血止血。

根据主症性质，重用或者倍用四物汤中的相应药物，必要时再加一两味增强作用的药物，称为四物汤倍加法。

"量少桃红与八珍"中的桃红四物汤为四物汤倍川芎加桃仁、红花，八珍汤

363

为四物汤倍当归合四君子汤；"多热栀芩凉胶艾"中的栀芩四物汤为四物汤倍芍药加栀子、黄芩，胶艾四物汤为四物汤倍熟地黄加阿胶、艾叶。

3. 五个随症加味

腹痛——延胡索、郁金、蚕砂、五灵脂、地龙、益母草。

便溏——生龙骨、生牡蛎、炒白术、山药、煨葛根、禹余粮、补骨脂、金樱子、五倍子。

浮肿——防风、防己、桑白皮、生黄芪、泽泻、冬瓜皮、茯苓、车前草。

腰酸——鸡血藤、老鹳草、狗脊、桑寄生、川续断。

不孕——蛇床子、菟丝子、金樱子、肉苁蓉、黄柏、川楝子、龟甲、泽兰。

二、临床应用

本讲我们以月经过多为例介绍四物汤倍加法的具体应用。

1. 月经过多的全身状态

月经过多，即月经量较正常明显增多，而周期基本正常。月经过多既是病名，又是症状。西医学排卵性功能失调性子宫出血、子宫肌瘤、子宫肥大症、盆腔炎、子宫内膜异位症等疾病以及宫内节育器等都可以引起月经过多。

就临床资料分析，月经过多有以下特点：

（1）发病年龄从青春期至围绝经期不限。

（2）临床除常见于功能失调性子宫出血、盆腔炎、子宫肌瘤、子宫肥大症、子宫内膜异位症等疾病外，还可出现于全身性疾病过程中，如血液病（血小板减少性紫癜、再生障碍性贫血、白血病等）及其他内分泌疾病。

（3）本病可与周期、经期异常合并出现，如月经先期量多、月经后期量多、经期延长伴量多等，以月经先期量多为多见。如不及时治疗，可继发贫血。

本病中医又称为"经水过多"，部位在冲任二脉，常见证型有瘀热、郁火、气虚以及湿热等。临床虽有虚实之分，但以虚实兼夹证居多。本病如及时治疗，一般能获愈，预后良好。局部的瘀热、郁火，可以导致全身的气水血瘀滞化热，可见到"苔腻温胆"的实性的全身湿热状态，若兼夹下焦湿热的赤白带下，则全身湿热状态会更为明显。瘀热源于肾阴亏虚，久病也会耗伤气阴，故月经过多可以见到脾肾亏虚、肾阴虚、脾气虚甚至脾肾阳虚，见此状态者可以在杞菊地黄汤的基础上合补中益气汤。

2. 月经过多，邪气迫血妄行与气虚不能固摄

经期调血，量多者补摄，量少者通利。无论量多、量少都有虚实之分，也要区分具体情况，例如子宫局部的气血盛衰、卵巢的阴阳盛衰，以及全身脏腑的虚实等原因。

为了便于记忆，本讲把月经过多与月经过少的用药进行了归类、对比。

"量少桃红与八珍，多热栀芩凉胶艾"，是血室、子宫的原因。

其一，瘀血导致的月经量少、有块，伴有腹部疼痛，为典型的桃红四物汤应用指征；而瘀血导致的月经量多，典型的方剂为四物汤合失笑散，或加三棱、莪术。

其二，血虚导致的月经量少，可以用四物汤合四君子汤，补气以生血；血虚导致的月经量多，伴有阳虚，用胶艾四物汤。

其三，血热导致的月经量多，典型的方剂为栀芩四物汤，其他清热药物可以选择地骨皮、牡丹皮、青蒿、绿萼梅、知母、黄柏；血热而量少，用地骨皮饮，于四物汤中加牡丹皮、地骨皮，或者加玄参、麦冬、阿胶珠，或者加墨旱莲、女贞子、乌梅炭。

其四，气虚导致的月经量少，用八珍汤，即四物汤合四君子汤；气虚不摄导致的月经量多，用四物汤倍当归，加人参、黄芪、香附，也可以用"芪杜仙牡茜"，合入杞菊地黄汤中。

其五，湿浊火热导致月经量少用四物汤，参考歌诀"利湿苓兰桑苡前，疏肝香附固肾断"加减用药，酌加茯苓、泽兰、蜜桑白皮、生薏苡仁、车前草等药物；湿热导致的月经量多，用四物汤合四妙丸燥湿。

3. 间接治疗与风险防范

（1）经期必须疏肝，可以加入制香附、炒橘核等。

（2）本病经期以辨证止血固冲为主，目的在于减少出血量，防止失血伤阴；

平时则应根据辨证，采用益气、清热、养阴、化瘀等法以治本。全程均需慎用温燥动血之品，以免增加出血量。

（3）平时调肾：血热多源于阴虚，阴虚易火旺，火旺自然导致阴虚血热。瘀浊多源于阳虚，阳虚则瘀浊不得化解，或化解不彻底，以致不易脱落，导致子宫出血。阴虚、阳虚性质虽不同，但可在肾虚的基础上统一起来，且阴阳本身就有消长转化的关联性。

调肾需要以杞菊地黄汤为基础方。月经结束后3～5天内用归芍地黄汤，然后逐渐加生杜仲、桑寄生；在排卵期过后，加"蛇菟兰断"。具体用药，见下一讲"滋阴归芍地黄汤，蛇菟兰断可温阳"。

三、案例分析

月经量多，肝肾亏虚，阳虚不摄案。

张某，女，38岁。月经量多，经期7～10天，腹凉，气短乏力，腰酸寐差，舌淡白、苔薄不腻，脉沉弱。

处方：杞菊地黄汤合胶艾四物汤化裁。

枸杞子10g，野菊花10g，生地黄10g，山茱萸10g，生杜仲10g，桑寄生10g，当归10g，白芍10g，阿胶珠15g，艾炭10g，肉桂炭10g，赤石脂15g，生牡蛎30g，荆芥炭10g，生黄芪15g，茜草10g。

处方策略ABC分析：

A：苔薄不腻，投杞菊地黄汤。

B：量多腹凉，投胶艾四物汤。

C：生黄芪、仙鹤草补气以生血；生牡蛎收敛止血；茜草化瘀止血。

第 86 讲 妇科第三

滋阴归芍地黄汤，蛇菟兰断可温阳

一、歌诀阐释

【歌诀】

滋阴归芍地黄汤，蛇菟兰断可温阳。

【阐释】

在月经周期的中药调整中，平时调肾。平时，即此次月经彻底结束以后，到下次出现月经反应前这一段时间；调肾，有丸药与汤药两个方案。

丸药，可以利用肾的阴阳互根，交替服用两种丸药。

通用——白凤丸、八珍益母丸、六味地黄丸、杞菊地黄丸。

偏寒——配艾附暖宫丸、女金丹。

偏热——配加味逍遥丸、得生丹。

汤药调肾，可以进行较为细致的调整。从此次月经来潮以后，至下次月经来潮之前，宜补肾，而补肾从偏向于滋阴，逐渐转向滋阴、温阳并重。

即月经结束后，滋肾阴为主，可以用归芍地黄汤，即沈氏女科杞菊地黄汤去生杜仲、桑寄生，加当归、白芍；其后，逐渐加入生杜仲、桑寄生，每 3 日加一味药物；至排卵期，再加入"蛇菟兰断"，即蛇床子、菟丝子、川续断，以及肉苁蓉、金毛狗脊等温润的药物，滋肾阴与温肾阳的力量大致平等。可配伍活血、利水的泽兰，如蛇床子、菟丝子、川续断，配伍泽兰，合入杞菊地黄汤，即"蛇菟兰断"杞菊地黄汤。平时补肾的过程，起于"滋阴归芍地黄汤"，终于"蛇菟兰断可温阳"。

二、临床应用

本讲我们以月经先期为例，介绍平时调肾的应用。

1. 月经先期的全身状态

月经先期，即月经周期提前 7 天以上，甚至 10 余日一行，达连续两个周期以上者。月经先期既是病名，又是症状，属于西医排卵性功能失调性子宫出血的范畴。若周期仅提前数天，无其他不适，则属正常范畴，如偶尔一次超前，亦不作疾病论。

月经先期，其病变部位在冲任二脉，常见证型有血热、郁热、虚热、气虚、血瘀等。临床虽有虚实之分，但以虚证居多。本病如及时治疗，一般多能获愈，预后良好。其全身状态，血热、郁热、血瘀多见于实证，伴随水液运行不畅而见苔腻，可以用温胆汤为基础方 A；虚热、气虚，为肾阴虚有热，或者脾肾气虚不能固摄，可以用杞菊地黄汤为基础方 A。

如血热，素体阳盛，或嗜食辛辣，或感受热邪，热入血分，热伤冲任，迫血妄行，冲任子宫失于固藏，故月经先期而至。此属实证，可见舌红苔腻，有应用温胆汤的机会。

血热日久，可兼有郁热、血瘀，演变为虚热、气虚。而血热本身也多由肾阴不足引起。因此，本病更多见到的是虚损，实证也可以转化为虚证。

2. 月经先期经期调血要分虚实

本病的主要病机在于血热，"血热者，迫血妄行也"。此外，尚有气虚、血瘀者。气虚与脾虚有关，常称为脾气虚，与劳倦过度、饮食失调、思虑过多、坐卧较久、缺乏运动等关系密切。脾虚气弱，不能协助子宫冲任之固藏，故见月经先期，但大多与心肝郁火有关，所以属于兼证。血瘀导致月经先期，更与心肝郁火有关，亦属于兼夹证。

月经先期的治疗，主要分经期调血与平时调肾两部分。

月经前期的经期调血，量多者补摄，量少者通利。无论量多、量少都有虚实之分，也要分具体情况，例如子宫局部气血盛衰、卵巢的阴阳盛衰，以及全身脏腑的虚实原因。经期调血，见红时便进入经期，有"三则""四类""五加味"。注意参考"量少桃红与八珍，多热栀芩凉胶艾"的用药总纲。具体用药，可以复习前一讲。

3. 月经先期宜调周治本

（1）经期疏肝，调血辅以调气，选加制香附、炒橘核等药物。

（2）本病以血热证型为主，治疗以清热凉血为要，但清热不宜用大苦大寒的药物，以防滞血留瘀。如兼夹有血瘀，宜活血化瘀，促使瘀血下行，但不宜破血伤正，以免损耗阴血。

（3）调周治本。即经后卵泡期重在滋阴补肾，常用二至地黄汤、归芍地黄汤等；经间排卵期宜阴中求阳，调理气血，以促进重阴转阳，常用补肾、活血促排卵，选用杞菊地黄汤加"蛇菟兰断丹"，即蛇床子、菟丝子、续断、泽兰、丹参；排卵后即经前黄体期，重在温补肾阳，常用杞菊地黄汤加"蛇菟兰断"；经前期用丹栀逍遥散或温经汤。

三、案例分析

李某，女，30 岁，已婚，中学教师。

2017 年 3 月 10 日初诊。月经频发 1 年。患者既往月经正常，2014 年先后行 2 次药物流产，2016 年出现月经频发，月事 21 日一至，经量中等，色红夹块，经行 7 天净，伴形体瘦弱，腰膝酸软，性情急躁，夜寐盗汗等。

经西医雌孕激素序贯治疗、促排卵治疗未果。妇科检查未见异常。B 超检查未见子宫附件异常。经间期锦丝状带下偏少，舌质偏红，苔薄黄腻，脉弦细数。

诊断：月经先期（阴虚血热兼心气亏虚）。

治疗：

其一，经期调经，用四物汤化裁：当归、川芎、赤芍、生地黄、牡丹皮、地骨皮、制香附、续断各 10g，炒酸枣仁 15g。

其二，平时补肾调周法，用杞菊地黄汤合三参饮加川芎、炒酸枣仁化裁。

经后加当归、白芍；排卵期以后，加蛇床子、菟丝子、川续断、泽兰各10g；经前，改用丹栀逍遥散。

处方策略ABC分析：

A：全身状态，照顾心肾亏虚、夜寐盗汗，经期用续断、炒酸枣仁，平时用杞菊地黄汤合三参饮加川芎、炒酸枣仁。

B：经期调经用四物汤；经后用杞菊地黄汤加女贞子、墨旱莲；排卵期以后，加蛇床子、菟丝子、川续断、泽兰各10g；经前，改用丹栀逍遥散。

C：经期调经，加香附调气，续断补肾，防止活血损伤。

第 87 讲　妇科第四

温阳和血促排方，调气温经逍遥良

一、歌诀阐释

【歌诀】

温阳和血促排方，调气温经逍遥良。

【阐释】

在月经周期的重要调整中，要注意平时调肾，经净后至反应前属平时阶段，利用肾的阴阳互根，交替服用两种丸药调肾。

通用——白凤丸、八珍益母丸、六味地黄丸、杞菊地黄丸。

偏寒——配艾附暖宫丸、女金丹。

偏热——配加味逍遥丸、得生丹。

必要的时候，也可以进行较为细致的处方。从此次经后，至下次经前，补肾从偏向于滋阴，逐渐转变为滋阴、温阳并重的方向。经期结束，开始滋阴，可以用归芍地黄汤，即沈氏女科杞菊地黄汤去生杜仲、桑寄生，加当归、白芍；其后，逐渐加入生杜仲、桑寄生，每 2～3 日加一味药物，至排卵期达到滋阴与温阳平等的程度。促进排卵，可以在温补肾阳的基础上酌加活血药物，如当归、川芎、泽兰、伸筋草、鸡血藤等药物。温阳的药物，可选择蛇床子、菟丝子、川续断、肉苁蓉、金毛狗脊等温润的药物。温阳活血的典型配伍为"蛇菟兰断"合入杞菊地黄汤。

下次月经前 2～3 天，为月经前期。此期治疗，宜调理肝气，如胀、烦、肿、痛者为月经前期反应。因反应不同而分两类：

其一，肝郁。乳胀胁满，少腹引痛，烦怒不安，舌苔薄黄，脉象弦细。宜疏肝为治，投丹栀逍遥散，选用柴胡、白术、赤芍、白芍、当归、鸡血藤、石菖蒲、郁金、益母草、蒲公英、川楝子、牡丹皮、生栀子，再加调整内分泌的泽兰、茜草、龟甲、鳖甲、川续断、女贞子。

逍遥散的歌诀：逍遥散用当归芍，柴苓术草加姜薄；肝郁血虚脾气弱，调和肝脾功效卓。

其二，宫寒。腹凉下坠，隐痛筋挛，形寒乏力，苔薄白，舌质淡，脉沉细。宜暖宫，投温经汤，选用党参、阿胶、当归、白芍、桂枝、炮姜、炒橘核、乌药，再加调整内分泌的枸杞子、蛇床子、菟丝子、仙灵脾、河车粉、鹿角、补骨脂。

温经汤的歌诀：温经归芍桂萸芎，姜夏牡丹皮麦冬，参草扶脾胶益血，调经重在暖胞宫。

二、临床应用

本讲以月经后期为例，介绍调周法的应用。

1. 月经后期的全身状态

经行后期即月经周期延长 7 天以上，甚则两个月至三个月一行。经行后期既是病名，又是症状，属于西医有排卵性功能失调性子宫出血的范畴。一般认为，经行后期要连续出现两个周期以上。若仅延迟 7 天以内，无其他症状出现，或偶尔一次周期延后，均不作本病论。此外，青春期月经初潮后 1 年内或围绝经期周期时有延后而无其他症状者，亦不作疾病论。

就临床资料分析，月经后期有以下特点：

（1）可发生于月经初潮至绝经间的任何年龄，感寒饮冷、情志不遂、多食肥甘或肥胖女性多见。西医的功能失调性子宫出血伴月经延后，可参照本病治疗。

（2）青春期女性患本病者多乳房发育略差，子宫略小，双侧卵巢可略小或略大，B 超可见卵泡，BBT 单相或低温相偏长；更年期妇女患本病者子宫正常或略大，卵巢无特殊异常。血 FSH、LH 水平偏低或正常。

（3）月经后期如伴经量过少，常可发展为闭经。

经行后期，病变部位在冲任二脉，常见证型有肾虚、血虚、血寒、瘀滞、痰湿等。本病不外虚实两端，然虚实常相互兼夹。

就全身状态而言，形肥、痰浊者，见苔腻，可以用温胆汤加苍术、香附，即苍附导痰汤；形体偏瘦、苔薄不腻，为肾虚，可以用杞菊地黄汤为基础方治疗。

体型偏瘦，就全身的寒热性质而言，有心肾阳虚与肝郁化热两种。其本质都是肾阴虚导致的肾阳不足。年龄偏小的患者，心肾阳气虚而不甚，阳虚不能温化内膜而见郁热，或肝郁化热；年龄偏大的患者，心肾阳虚较重，温化内膜给心肾阳气造成更大的压力，故而阳气更虚，出现心肾阳虚、血寒。

2. 月经后期调经宜辨别虚实、寒热

月经后期的主要原因是阴精不充，多责之于先天，同时与后天摄生不慎亦密切相关。如很多年轻女性长期熬夜上网，或女学生学业繁重，挑灯夜读，长期缺乏睡眠；或长期睡懒觉到中午，导致生物钟紊乱，肾 - 天癸 - 冲任 - 胞宫生殖轴功能失调；或嗜食洋快餐等高脂食品，导致痰湿内壅，阻塞经络，血海不能按期盈满而发为月经后期。

本病临床常见到 B 超提示双侧卵巢多囊样改变，BBT 低温相延长，但尚未发展成闭经。因此，在辨证方面，对期、量、色、质的辨别颇为重要。如月经后期量少，色淡红，质稀，多属阴血虚或偏阳虚；后期量少，色暗，质稀黏不一，多属血寒；后期量少，色紫黑，有血块，多属瘀滞；后期量少，色淡红，质黏腻，多属痰湿。

月经后期调经宜辨虚实、寒热。用药可参考歌诀："温阳和血促排方，调气温经逍遥良。"月经后期，要判断寒热、虚实。如果已经到了经前期，要区分肝郁化火和阳虚血寒，肝郁化火用丹栀逍遥散，阳虚血寒用温经汤。

要注意区分虚实。血瘀，可参考"过期血滞物桃红，附莪桂草木香通"，用过期饮，即桃红四物汤加香附、莪术、肉桂、甘草、木香、木通。血虚，可参考"血虚期过无胀热，双和圣愈及养荣"，用四物汤倍当归，加人参、黄芪，如圣愈汤，或者双和饮、人参养荣汤。

肾虚、肾阴虚，可用四物汤去当归、川芎，加麦冬、甘草、牛膝、丹参，即一阴煎（《景岳全书》）。心烦者，加龟板胶；多汗不眠者，加炒酸枣仁、五味子；血少者，加当归；潮热者，加地骨皮、银柴胡；大便秘结者，加知母、玄参。

痰浊，可用四物汤去生地黄、芍药，合苍附导痰汤。

总之，治疗经期调血时，月经量多、量少与前两讲相同。要坚持经期调血，见红时便进入经期，有"三则""四类""五加味"之别。

3. 月经后期宜调周治本

（1）经期疏肝。

（2）本病总的治疗原则以调整周期为主，重在平时。治法应本着"虚者补之，实者泻之"的原则，分别施治。虚证治以补肾养血或温经养血，实证治以理气行滞。虚实夹杂者，当分别主次而兼治之。本病属寒、属虚者多，故不宜过用辛燥及破血之品，以免劫阴伤津或损伤气血。

（3）"调经必须调周"，调周才能恢复和建立正常的月经周期。

本病的主要病理在于阴虚。阴不足则带下少，经后期大大延长，故而月经周期延后。调周着重在经后的滋阴养血，以归芍地黄汤或二至地黄汤为基础方。

阴虚之所以形成，首先在于肾虚，与劳累、烦躁、紧张、长期睡眠偏少、睡眠过迟有关。治疗时注意归芍地黄汤或二至地黄汤合用养心安神的炒酸枣仁、柏子仁以及三参饮等。本病治疗重点在于经后期补充阴阳消长转化的物质基础，即以补阴养血为主，佐以补阳，夹寒的患者佐祛寒药物，气郁的患者佐理气药物，痰湿的患者佐化痰药物，将辨病的特殊性与辨证的普遍性结合起来，才能获得较好的疗效。

三、案例分析

程某，女，30岁，已婚，北京市。

2016年3月3日初诊。月经周期延后已15年。患者自15岁初潮后一直月经周期不规律，短则 2 个月，长则 6 个月，经量中等，经色暗红，时夹血块，经行 7 天净。平素带下黏腻，锦丝状带下偏少，情绪抑郁，悲伤欲哭，形体偏胖，腰酸畏寒，纳少便溏。

妇科检查：宫体偏小，其余未见异常。舌质淡胖，苔薄白腻，脉弦细沉。

诊断：月经后期（月经失调）。

中医辨证：肾阳偏虚，痰湿内生，血海不能按时盈满，故月经后期；心肝气郁，瘀浊壅阻胞宫。

治疗：

其一，经期调血，用四物汤合苍附导痰汤。

当归，川芎，制香附，柴胡，炒苍术，竹茹，炒枳壳，茯苓，陈皮，石菖蒲，郁金，续断。

其二，平时补肾调周。平时补肾调周法，用杞菊地黄汤化裁。经后，加当归、白芍；排卵期以后，加蛇床子、菟丝子、川续断、泽兰各 10g，生黄芪 30g；经前，改用四物汤合苍附导痰汤。

处方策略 ABC 分析：

A：纳少便溏，舌质淡胖，苔薄白腻，投苍附导痰汤。

B：经期调血，投当归、川芎。

C：疏肝固肾，调周，投制香附、柴胡、续断。

第 88 讲　妇科第五
利湿苓兰桑苡前，疏肝香附固肾断

一、歌诀阐释

【歌诀】

利湿苓兰桑苡前，疏肝香附固肾断。

【阐释】

经期调血，也要利湿排浊。

通过气血活动、月经的顺利排泄，排除子宫冲任有关部位的陈旧性有害物质，称为排瘀。排出的这些物质中，虽以血为主，但也包括多种其他物质在内。排瘀为了生新，生新必须排瘀，瘀去则新自生，留得一分瘀，就将影响一分新生。子宫内膜的新生与恢复，有待于清除或剥脱陈旧性的内膜，所以调经祛瘀目的就在于生新。

根据经量的多少、腹凉的程度，可在四物汤的基础上进行加减，即"量少桃红与八珍，多热栀芩凉胶艾"，这句歌诀及其用药是调经的基础用药。

相当一部分患者，脾胃较弱，或贪凉饮冷、嗜食辛辣，易腹胀便溏；或肾阳亏虚，癸水之阳亦有所不足，BBT 高温相偏短偏低，火不生土，脾阳不足，会出现经行大便偏溏，或大便溏泄。这种情况，本方中的当归不适合。因为当归辛润，润肠通便，为润肠通便常用药物"莱菔归菊桃草军"中的核心。临床上常用丹参代替当归。"丹参一味，功同四物"，这是前人之说，且丹参活血调经，不会引起腹泻。

同时，还要加强利湿排浊的作用。利湿排浊非常重要，因为月经的内含物质，除血之外，湿浊占有重要地位。利湿可参考"利湿苓兰桑苡前"，四物汤中欠缺利湿排浊之品，在临床上使用时，尚需加入茯苓、泽兰、蜜桑白皮、生薏苡仁、车前草，必要时需加入马鞭草、蚕砂等品，不仅有助于利湿排浊，而且亦有助于活血调经。

疏肝可参考"疏肝香附固肾断"，气血本为一体。经期调血，也要配合疏肝理气之品，常用药物有制香附、柴胡、木香、荔枝核、炒橘核等药物。

同时，经水出诸肾。调经、疏肝，利湿排浊，不可以损伤肾中天癸对内膜生长的促进作用。即在调经方药中，不仅要考虑活血调经、子宫行泄的作用，而且还要考虑防止好血下泄，要重视泄中寓藏的意义。可以在四物汤中，选加川续断、生杜仲、桑寄生等调补肾中阴阳之品。

二、临床应用

本讲介绍经期延长的 ABC 诊疗方案。

1. 经期延长的全身状态

经期延长即月经周期基本正常，但行经时间超过 7 天，甚则淋沥半月始净。经期延长既是病名，又是症状，与西医的排卵性功能失调性子宫出血的黄体萎缩不全相符合。

就临床资料分析，经期延长有以下特点：

（1）发病年龄从青春期到围绝经期不限，以育龄期妇女计划生育手术后及盆腔炎患者为常见。

（2）经期延长是以经期异常为主的病症，多为功能性病变，常见于黄体未能及时全面萎缩，或月经来潮后雌激素水平偏低者。

（3）月经周期基本正常，可伴有经量增多或腹痛腰酸，白带增多。

本病中医又称为"月水不断""经事延长""月水不绝"等，病变部位在冲任二脉，常见证型有瘀热、肾虚、湿热等。临床虽有虚实之分，但以虚实兼夹证居多。治疗可以选择先祛邪、后扶正的治疗策略。湿热、瘀热等实证，见苔腻，用温胆汤；肾虚，苔薄不腻，用杞菊地黄汤为基础方。本病如及时治疗，一般能获愈，预后良好。

2. 月经延长为阳有余阴不足，瘀热、肾虚，继发湿热

本病的主要病机在于瘀热，且以瘀为主。瘀者，阻塞不通也。本病排经不畅，也就是崩漏中所谓"瘀结占据血室，致血不归经也"。本病有周期性，但阳偏弱，阳长维持时间偏少偏短，故瘀浊虽有溶解，但溶解不尽，以致脱落不全，时间延长。

血热亦是本病常见的因素，正如《叶天士女科证治·调经》谓："经来十日半月不止，乃血热妄行也，当审其妇曾吃椒姜热物过度。"热与瘀相合，形成瘀热，是本病常见的病理变化。此外，本病尚可兼夹肾虚、湿热。肾虚常是最主要的病理变化，但在出血期间，只能作为兼夹因素予以照顾。湿热可能有两方面的原因：一是原有的湿热因素在出血期可能加剧瘀热，使经期更加延长；二是继发因素，由于经期延长，子宫血室有泻无藏，湿邪下侵上行，亦可使经期延长，病情变得更为复杂和顽固。

经期延长多属血瘀为患，其变化机制多为肾虚→肝郁→血瘀。

辨证上，妇科特异性症状占有重要地位。凡经期延长，经血紫红，有血块者，属血瘀；经量偏多，经色红，有血块者，乃血瘀兼血热；经期延长，色紫红，质黏腻，有痰状血块者，乃血瘀夹湿热也；仅见经色红，质稀无血块者，乃阴虚血热也。

治疗上，固经止血有一定的重要性，但排除子宫残存的血瘀更为重要。只有血瘀排除，子宫才能固藏，因而控制出血在于化瘀，杜绝瘀血的产生又在于补肾调肝。

（1）瘀热：素性抑郁，或愤怒伤肝，气郁血滞，或外邪客于子宫，邪与血相搏成瘀。瘀而化热，瘀热阻滞冲任、子宫，经血妄行而致经期延长。

月经淋沥不净，量或多或少，色暗红，质黏稠，有血块，小腹胀痛或有不舒之感，胸闷烦躁，口渴咽干，夜寐甚差，尿黄便艰，舌质紫暗有瘀点，苔黄或腻，脉细数或弦涩。

基本治法：活血化瘀止血。

方药运用：四物汤去地黄、川芎，倍当归，加五灵脂 10g，蒲黄 6g(包煎)，

茜草 15g；"利湿苓兰桑苡前"，选加祛湿的茯苓、泽兰、桑白皮、生薏苡仁、车前草，或益母草 15g，鹿衔草 15 ～ 30g，马鞭草 15g。湿热偏甚者，加败酱草 15g，马齿苋 10g。

（2）肾虚：禀赋不足，或久病伤肾，或多产房劳致肾中气阴亏耗，封藏失司，冲任不固，经血失约，故经期延长。

证候：月经量少，淋沥不净，色淡红，质稀，无血块，腰酸头昏，神疲乏力，形体或有畏寒，小便较频，夜寐不佳，舌质淡红，脉沉弱。

基本治法：补肾固冲。

方药运用：四物汤倍熟地黄，加阿胶珠 10g，艾叶炭 6g；还可参考"疏肝香附固肾断"，倍续断，加鹿角霜、生杜仲、补骨脂、山药。或者四物汤合"芪杜仙牡茜"。

（3）湿热：多为继发炎症。

证候：月经量少，淋沥不净，色红，质黏稠，或夹小血块，小腹胀满，或伴有腹痛，肢体倦怠乏力，纳谷不佳，舌质红，苔黄腻，脉细濡。

基本治法：清热化湿。

方药运用：四物汤去生地黄、芍药，加炒蒲黄 6g（包煎），炒五灵脂、茜草各 10g；"利湿苓兰桑苡前"，合四妙丸，炒苍术 6g，炒黄柏 6g，薏苡仁 12g，牛膝 10g，加马齿苋、椿根皮各 12g，陈皮 10g。

总之，本病治疗重在排出瘀血，也要照顾肾虚和湿热，其他则遵守"三则四类五加味"的原则与用药。

3. 经期延长的调周要点

（1）本病一般预后尚好，虽出血时间较长，但因出血量不多，故对身体健康影响不大。但行经时间较长，对生活造成不便，甚至影响受孕或发生自然流产。若合并月经过多，或持续半月不净者，则有转为崩漏之势，应予重视。

（2）本病主要依据妇科症状进行辨证。血瘀常是出血期的主要证型，故治疗上着重化瘀止血，控制经期。总的治疗原则，应以固冲止血调经为大法，重在缩短经期，以经期服药为主。气虚者，宜益气摄血；阴虚血热者，宜滋阴清热，安冲宁血；瘀损脉络者，宜化瘀止血。本病不可滥投固涩之品，防止留瘀为患。平时则应根据辨证以治本。

（3）本病宜平时治本。经后期重在滋肾养血，佐以疏肝理气；经间期补肾调气血，促使重阴转阳；经前期养血补肾助阳与疏肝理气并重，稍化其瘀，乃本中顾标，能迅速获效。

三、案例分析

经期延长（月经失调），肾虚血瘀案。

辛某，女，40岁，农民。

2017年6月1日初诊。行经期偏长5月余。患者14岁初潮，既往月经5～7/28～30天，量一般，色质正常，无痛经。平时带下量多，色黄质稠。经间期锦丝状带下中等。上节育环9年，因出血较多而取出。近5个月来行经期明显延长，12～15天方净。初诊时经行13日未净，第1～2天量多色红，有较多血块，小腹坠痛，继则量少淋沥不净，持续13日。

伴有纳差脘腹不适，头昏腰酸，舌质偏红，苔黄腻，脉细弦。

诊断：经期延长（月经失调），肾虚血瘀。

中医辨证：房劳多产，肾阴不足，虚热内生，与瘀相结，冲任失调，发为本病。初诊时治拟清肝利湿，化瘀止血，投温胆汤合四物汤化裁。

竹茹、炒枳壳、茯苓、陈皮、石菖蒲、郁金、当归、赤芍、白芍、炒五灵脂、血余炭、炒川续断、旱莲草各10g，蒲黄炭6g（包煎），泽兰10g，大小蓟各12g，茜草炭10g，马鞭草15g，马齿苋15g，制香附10g，柴胡5g。

处方策略ABC分析：

A：纳差脘腹不适，头昏腰酸，舌质偏红，苔黄腻，投温胆汤。

B：调经，祛瘀止血，清利湿热，投四物汤合失笑散加血余炭、大蓟、小蓟、茜草炭、旱莲草、泽兰、马鞭草、马齿苋。

C：炒川续断。

第 89 讲　妇科第六

瘀重桃红加乳没，止痛肉桂延胡索

一、歌诀阐释

【歌诀】

瘀重桃红加乳没，止痛肉桂延胡索。

【阐释】

"三则四类五加味"中"五加味"的第一个加味方法就是止痛。

妇女在经前、经期或经后，小腹及腰部疼痛称为痛经。痛经是妇科常见多发病，也是中医治疗独具优势的病证之一。经行腹痛，也就是痛经，可以酌加延胡索、肉桂、郁金、蚕砂、五灵脂、地龙、益母草等。瘀血偏重时，血行不畅、量少，可以加桃仁、红花化瘀止痛，严重时酌加乳香、没药祛瘀止痛。

二、临床应用

本讲介绍原发性痛经的 ABC 诊疗方案。

1. 原发性痛经的全身状态

痛经即女子经期或行经前后出现的周期性小腹疼痛，或痛引腰骶，甚则剧痛难忍，并伴有恶心呕吐、头昏厥逆等症状。痛经既是病名，又是症状。如行经初期感觉下腹部轻微的胀痛，或腰部酸胀，是一种生理现象，不以痛经论治。

痛经发生于初潮后的几年内，生殖器官无器质性病变者，称为原发性痛经或功能性痛经。其中经行小腹疼痛剧烈，甚则恶心呕吐，四肢厥冷，并伴经量过多，掉下腐肉样血片（即子宫内膜片状脱落）者，叫作膜样痛经或脱膜性痛经。因生殖器官的器质性病变而发生的痛经，如子宫内膜异位症、急慢性盆腔炎症等引起的痛经，称为继发性痛经。本讲主要阐述原发性痛经。

就临床资料分析，痛经有以下特点：

（1）原发性痛经以青少年女性多见，继发性痛经则常见于育龄期妇女。

（2）痛经多发生在有排卵月经周期中的经期，在无排卵月经周期的经期则多无痛经。

（3）痛经程度分为轻、中、重三度。重度痛经主要表现为小腹疼痛难忍，冷汗淋漓，不能坚持工作和学习，甚至昏厥；中度痛经主要表现为小腹疼痛难忍，四肢不温，采用止痛措施可缓解；轻度痛经则多为小腹疼痛明显，尚可坚持工作和学习，有时需服止痛药。

痛经又称"经行腹痛"，病变部位在子宫、冲任。原发性痛经常见证型有肾虚血瘀、气滞血瘀、寒湿凝滞、肝郁化火、气血虚弱、肝肾不足等。全身以肾虚、气血虚弱、肝肾不足等为主，可以用杞菊地黄汤为基础方，而阳虚寒凝，可以合桂枝汤加乌药、鹿角霜、续断等；实证，除了兼夹的内科病证外，本病的局部肝郁、血瘀影响全身气水血运行，水湿停聚而见苔腻，可以用温胆汤为基础方 A。

2. 痛经需要温通，也需要辨别寒热

原发性痛经有急慢性之别：急性者多因寒冷等因素诱发，慢性者多因长期摄生不当等因素导致痛经逐渐出现。

原发性痛经的并发症主要是经前期紧张综合征。

本病经前、经期疼痛者属实，或虚中夹实；经后疼痛者属虚。临床常见三种情况：一为经前始痛，经行痛减；二为经行即痛，经净痛止；三为经行无苦，经将净时或经后疼痛。其中尤以前两者为多见。

从疼痛部位来看，痛在小腹正中者，多为血瘀或血虚；痛在小腹两侧者，多为气滞；腰骶部疼痛者，多为肾虚。

从疼痛的性质来看，拒按者属实，喜按者属虚；得热痛甚者属热，得热痛减者属寒；胀甚于痛者，多以气滞为主；痛甚于胀者，多以血瘀为主；刺痛者多为瘀血相攻；绞痛者多为寒瘀交阻；持续抽掣性疼痛，多以瘀血为主；阵发性剧痛，多为气滞血瘀。

本病的治疗原则以调理子宫冲任气血为主，常分为两个阶段：一为行经期，可分别采用寒者温之、热者清之、虚则补之、实则泻之的方法，重在调经理气，活血止痛，及时控制或缓解疼痛，治其标；二为平时，辨证求因以治本。本病重在经间排卵期治疗，对于子宫发育位置异常或宫颈狭窄等造成的痛经，可根据实际情况，选择最佳的治疗方案。

经期调血，以四物汤为基础方，辨别量多、量少，判断腹凉、腹不凉，再疏肝固肾，与前面几讲相同，据证增减止痛的作用。

"瘀重桃红加乳没"，瘀血偏重时，血行不畅、量少，可以加桃仁、红花化瘀止痛，严重时酌加乳香、没药祛瘀止痛。

"止痛肉桂延胡索"，止痛，可以酌加延胡索、肉桂、郁金、蚕砂、五灵脂、地龙、益母草等。当然一般止痛药物，如"轻痛延胡索川楝子，重痛苏兰楂三丹"，都可以选用。痛经的特殊用药，注意选择生山楂 15g，徐长卿 10g，晚蚕砂 10g。

也要注意辨别寒热。血寒宫寒和肝郁化火常是不通的主因，故治疗痛经要抓住温通和解郁两法。阳虚血寒、宫寒宜温通，用桂枝汤加炮姜、乌药，甚者用温经汤；肝郁化火化热，宜疏肝清肝止痛，用金铃子散加香附、柴胡、乌药，甚者用丹栀逍遥散加减。

活血止痛可以加鸡血藤 15g，三七粉 3g（冲），琥珀粉 3g（冲）；湿浊较为明显者，可以加蚕砂 15g（包煎）。

3. 原发性痛经的综合治疗

（1）疏肝、固肾：可参考"疏肝香附固肾断"。

（2）安神：酌加炒酸枣仁 15g，柏子仁 10g。此外，由于原发性痛经患者以学生居多，服药时宜进行心理疏导，引导其注意经期卫生，避免饮冷着凉，才能达到较为理想的效果。

（3）补肾调周：在治本方面，原发性痛经肾阳不足是根本，故补肾调周是治本之法。

加强排卵功能可以恢复和提高阳长的功能和水平，从而推动血行，排除瘀浊，客观上可促进子宫等生殖器官的生长发育，提高癸水水平，从根本上治愈原发性痛经，是治本之道。补肾促排卵，即"温阳活血促排卵"，用杞菊地黄汤加"蛇莬兰断丹"及当归、川芎、鸡血藤。黄体期用杞菊地黄汤加"蛇莬兰断"、制香附等，一直服至月经来潮时。服药后只有 BBT 高温相处于稳定，或高温相达到 13 天左右，才能控制或减轻痛经。

（4）外敷止痛法：除内服外，痛经还可外敷，按虚实不同来组方。

虚证：桂枝 30g，鹿角霜 30g，山药 30g，白芍 60g，生黄芪 60g，当归 30g。

实证：丹参 60g，生栀子 30g，川楝子 30g，延胡索 30g，乌药 60g，乳香 30g，没药 30g。

以上共研细末，陈醋调成厚糊状（过敏者改用浓茶调），每晚睡前用布敷于神阙、关元、双三阴交、双涌泉，晨起取除。

三、案例分析

本讲分析痛经（气滞血瘀，寒凝胞宫）案。

胡某，女，19 岁。2013 年 6 月 6 日（谷雨）初诊。

主诉：痛经 5 年。

病史：素性内向，经常忧郁。14 岁初潮，经行腹痛，影响学习和生活，甚则需打止疼针，方能暂时缓痛。两天前生气不快，今晨经潮，小腹冷痛，喜温拒按，经少瘀块，胁胀心烦。

检查：苔薄白，质紫暗，脉弦细。

中医诊断：痛经（气滞血瘀，寒凝胞宫）。

西医诊断：原发性痛经。

治法：疏肝化瘀，暖宫止痛。

方药：柴胡疏肝散合桃红四物汤化裁。

柴胡梢 10g，赤芍 10g，川芎 10g，丹参 30g，桂枝 10g，乌药 10g，鸡血藤 10g，香附 10g，红花 10g，当归 10g，川楝子 10g，延胡索 10g，徐长卿 10g，晚蚕砂 10g（包煎），炮姜 10g，苏木 10g。

上方每日 1 剂，水煎分 2 次服。

二诊：连服 3 剂，经行较畅，瘀块减少，腹凉已除，腹痛显减，胁胀不显，情绪好转，瘀血寒凝渐解，上方去炮姜，加地龙 10g 增化瘀之力。再服 7 剂，经净痛止，苔薄白，脉弦细。嘱稳定情绪，开朗性格，如经潮腹痛，再服上方，未再复诊。

处方策略 ABC 分析：

A：疏肝，温通，投柴胡疏肝散合桂枝汤、良附丸加乌药。

B：调经止痛，投四物汤去生地黄合入金铃子散加味。鸡血藤、香附用于治疗痛经，无论虚实均系有效药对；丹参一味，功同四物，与当归合用，药理证实可缓解子宫痉挛，也是解痛经的有效药对；苏木化瘀，蚕砂、徐长卿定痛；蚕砂应当包煎。二诊加地龙系活络之品，增强化瘀之力，尤利于祛胞宫之瘀。

C：疏肝，祛湿，投柴胡疏肝散，加一味蚕砂，祛风除湿，和胃化浊，活血通经。

第 90 讲　妇科第七

脱膜莪棱血不增，阵痛全蝎琥珀灵

一、歌诀阐释

【歌诀】

脱膜莪棱血不增，阵痛全蝎琥珀灵。

【阐释】

膜样性痛经，即经行小腹疼痛剧烈，甚则恶心呕吐，四肢厥冷，并伴经量过多，掉下腐肉样血片（即子宫内膜片），又称脱膜痛经，亦属于功能性痛经的范畴。其特点是疼痛剧烈，并伴经量过多，而一般活血化瘀止痛的药物会增加出血量。故治疗该病，推荐莪术、三棱，这两个药物止痛并且不增加出血量；伴有阵发性剧痛，可以选加全蝎 3～5g，琥珀粉 3～5g。

二、临床应用

本讲介绍膜样痛经的 ABC 诊疗方案。

1. 膜样痛经的全身状态

膜样痛经，即经行小腹疼痛剧烈，甚则恶心呕吐，四肢厥冷，并伴经量过多，掉下腐肉样血片（即子宫内膜片状脱落），又称脱膜痛经，亦属于功能性痛经的范畴。本病在临床上颇为常见，具有一定的特点。

就临床资料分析，膜样痛经有以下特点。

（1）本病表现为子宫内膜整块剥脱，以致排出不畅，引起痉挛性痛经，属重度痛经。

（2）本病多发生在初潮后 2～3 年，病情随年龄递增逐渐加重，可伴有月经过多、不孕等。

（3）本病中医药治疗效果显著，预后良好。

在中医学的书籍中，虽无膜样痛经的记载和专论，但在朱丹溪的著作中，已经有"脂膜闭塞胞宫"的描述。《叶天士女科证治》中更有"经行下牛膜片"的记录，而且认识到本病证不同于一般痛经。

【病因病机】

本病的主要原因在于肾或脾的阳气不足，冲任子宫中的膜瘀和湿浊无法化解，凝成内膜状。痛经发作时虽出现较重的瘀浊证，但根本的原因在于肾阳与脾气的不足，偶尔也见肝郁夹瘀。

子宫系于肾，冲任隶属于肝肾，又隶属于脾胃，脾肾阳气不足，肝气郁阻，势必影响冲任子宫的经血流通。《妇人大全良方》曾经说过："肾气全盛，冲任流通。"冲任不得应时流通，必然导致瘀阻子宫。湿浊依赖脾肾阳气之运化和肝气之疏泄，若肾、脾、肝之气机失调，必将导致湿浊蕴阻，与瘀血相合，凝结于子宫内。经行之时，瘀阻于内，好血不得归经，是以形成腹痛、出血、内膜片脱落等。

肾虚、脾肾阳气不足为全身虚损，以杞菊地黄汤为基础方，加人参、黄芪健脾，"蛇菟兰断"温阳；肝郁为实证，可选用逍遥散或者柴胡疏肝散，湿浊重者，合温胆汤。

2. 膜样痛经局部瘀血的处理

本病表现为经行第 2～3 天腹痛加剧，呈阵发性，出血量多，色紫红，有大量血块，并夹有大片腐肉样血块，血块下后疼痛减轻，出血减少，同时伴腰酸腿软，胸闷烦躁，或有乳房胀痛等。

膜样痛经有轻重之分：轻者小腹疼痛虽剧烈，但经量不多，能很快排出，血块小且少，并且血块排出后痛经即除，可坚持工作和学习，不需服止痛剂；重者小腹疼痛难忍，坐卧不安，兼有呕吐、泄泻、肛门坠胀、面色苍白、冷汗淋漓、四肢厥冷、低血压等，月经量多，血块大，不易排出，排出后痛经亦不能立刻缓解，不能坚持工作和学习，甚至昏厥，用止痛剂无效。

膜样痛经有急慢性之别：急性者常因寒冷等诱因而突发痛经；慢性者多因长期摄生不慎，或原有痛经、月经不调延治失治，痛经渐重。

膜样痛经的并发症：严重的经前期紧张综合征、不孕。

本病治疗常分为两步：一为急则治其标，月经期以化瘀、脱膜、止痛为第一要义；二为经间排卵期论治，是治本的方法，更为重要。

化瘀、脱膜、止痛，即以原发性痛经治疗为基础，着重脱膜的处理。该病出血量多，有大量血块，用四物汤加莪术、三棱各10g，增加止痛作用而不增加出血量；阵发性剧痛，可以选加全蝎3～5g，琥珀粉3～5g。即本讲歌诀"脱膜莪棱血不增，阵痛全蝎琥珀灵"。

加减：小腹冷痛明显者，加艾叶9g，吴茱萸3g；小腹胀痛明显者，加制香附9g，乌药6g；出血特多者，加血竭6g（分吞），炒蒲黄6g（包煎）。

总之，经期调血，月经量多、量少的治疗原则与前两讲相同。在"三则四类五加味"的基础上，突出活血止痛而不增加出血的关键问题的处理。

3. 膜样痛经的调周要点

中医药治疗膜样痛经有较好临床疗效。若及时、有效治疗，常能痊愈。若病程缠绵，难获速效，辨证施治具有较好地消减疼痛作用，坚持治疗亦有治愈之机。失治延治，可诱发严重的经前期紧张综合征、继发器质性痛经、不孕等。

膜样痛经绝大多数属肾虚血瘀。肾虚者，多属阳虚；血瘀者，实际上是由脂膜、瘀血、湿浊三者相合。本病多数为肾阳虚冲任子宫失运所致；少数系脾胃虚弱，瘀浊交结；个别由肝郁痰瘀凝结所致。临床见月经量多，有较多较大血块，腹痛必须等烂肉样血块排出后方能停止，可见瘀滞蕴结较深，非癸水之阳不能溶解。

本病治疗上分为两步：第一步，急则治标，即月经来潮时以化瘀脱膜为主。第二步，经间排卵期论治较逐瘀脱膜更为重要，是治本之法。肾阳偏虚，以温补肾阳为主，可选用杞菊地黄汤加"蛇菟兰断"，或选加鹿角霜15g、紫石英10g等药物。

脾胃虚弱者，以健脾补肾为主，再合参苓白术散；肝郁血瘀者，仍当以补肾调气血为主，但需加入丹栀逍遥散。服药期间注意，需要经间期开始服药，至经行前 3 天停药。

三、案例分析

本讲分析膜样痛经（功能性痛经，肾虚瘀浊阻滞）。

蒋某，女，33 岁，教师。

2016 年 5 月 10 日初诊。患者经行腹痛 18 年。患者 15 岁初潮，5/28～32 天，量多色红。初潮后半年即患痛经，疼痛剧烈，经行第 3 天有烂肉样大血块排出，痛经才可缓解。平时带下不多，经间排卵期锦丝状带下亦偏少，结婚 5 年，痛经未改善。女方妇科检查和 B 超显示子宫略小，余未见异常。形体丰腴，毛发浓密，面部多脂，有轻度痤疮。初诊时月经即将来潮，小腹隐痛，胸闷烦躁，乳房作胀，腰酸形寒，舌质暗红，苔薄白，脉细弦。

诊断：膜样痛经（功能性痛经）。

中医辨证：肾虚瘀浊阻滞胞宫，不通则痛。

初诊时正值经前后半期，根据经前期和行经期的症状反应，治疗偏向于行经期用药，亦是急则治标之意，予理气活血，温经止痛，稍佐补肾助阳，方取四物汤化裁。

处方：炒当归 10g，赤芍 10g，白芍 10g，炒牡丹皮、延胡索、莪术各 10g，钩藤 15g（后下），广木香 10g，肉桂 5g（后下），蚕砂、川续断、生山楂各 15g，生杜仲 10g。

处方策略 ABC 分析：

A：补肾温阳，投川续断、生杜仲。

B：调经止痛，投四物汤去生地黄，加莪术、炒牡丹皮、延胡索、生山楂、蚕砂、肉桂、钩藤、广木香。

C：平时调周，投杞菊地黄汤化裁。

复诊时经水乍净，告知药后痛经大减，烂肉样血块减少。目前头晕腰酸，大便溏薄，治疗用健脾补肾、利湿化浊的方法，投以归芍地黄汤合参苓白术散加减。

服药 7 剂后腰酸减轻，大便转实，且出现少量锦丝状带下。考虑经间排卵期来临，当着重补肾助阳，调气活血，用杞菊地黄汤加"蛇菟兰断"及鹿角霜、红花。

服药 7 剂后 BBT 升入高温相，乳房轻微胀，额头痤疮不明显，略腰酸腹坠，按经前期论治，予温补肾阳，疏肝调经，佐以利湿，杞菊地黄汤加"蛇菟兰断"，加制香附，选加"利湿苓兰桑苡前"，服药 10 剂。

第 91 讲　妇科第八

化瘀止血失笑散，通因通用荆蓟炭

一、歌诀阐释

【歌诀】

化瘀止血失笑散，通因通用荆蓟炭。

【阐释】

化瘀止血，指活血化瘀与固经止血两种方法合用，适用因瘀出血病证。

代表方剂有失笑散、逐瘀止血汤等。

失笑散用五灵脂（酒研）、炒蒲黄各等份，为细末，食前温服，功能为活血化瘀，散结止痛，原方用于治疗血瘀阻于心包络，神魂失宁，以致嬉笑不休，服此则瘀去笑止，故名之曰失笑，因其为散剂，是以名其方为失笑散。

妇科用此方治疗因瘀出血的病证，如月经过多、经期延长、痛经量多等病证。心内科用此方治疗冠心病、心绞痛等病证。

妇科调经，用四物汤去生地黄、川芎，只用当归、赤芍、白芍，加益母草活血化瘀，取通因通用之意；合失笑散化瘀止血，加大小蓟各 10g、血余炭 10g、荆芥 5g 止血。

二、临床应用

本讲介绍子宫内膜异位症的 ABC 诊疗方案。

1. 子宫内膜异位症的全身虚实状态

子宫内膜异位症是指具有活性的子宫内膜组织（腺体和间质）出现在子宫内膜以外部位。异位内膜可侵犯全身任何部位，但绝大多数位于盆腔内，最常见于卵巢、宫骶韧带，其次为子宫、直肠子宫陷凹、腹膜脏层、阴道直肠膈等部位，所以通常称作盆腔子宫内膜异位症。

本病主要见于生育年龄的妇女，约76%的患者年龄在25～45岁，生育少、生育晚的妇女发病率明显高于生育多者，绝经妇女若用激素替代治疗也容易发生本病，且近年来发病率明显增高，是常见的妇科疾病之一。

子宫内膜异位症在病理形态上属良性病变，但具有类似恶性肿瘤的种植、侵蚀和远处转移的能力，可引起持续加重的盆腔粘连、疼痛和不孕，严重困扰着广大妇女的身心健康。就临床资料分析，子宫内膜异位症具有以下特点：

（1）本病是继发性痛经中常见的一种疾病。在卵巢内分泌影响下，这些异位的子宫内膜组织呈周期性改变，特别在经期或行经前后出现相应部位剧烈腹痛，故亦称为子宫内膜异位性痛经。

（2）本病患者的不孕发生率高达40%，引起不孕的原因复杂，与卵巢功能、精卵结合及运行、盆腔的内在环境、免疫功能等均有联系，中重度患者可因卵巢和输卵管周围粘连而影响受精卵的运输。

（3）由于病情反复发作，疼痛进行性加剧，并引起不孕，故属于难治性疾病。

本病病机为肾虚瘀结。肾阳虚弱，经行感寒，或于经行不净之际进行宫腔操作，导致血行不畅，积于子宫，逆流于子宫之外，蕴结于脉络之间，形成瘀血。在病情演变过程中，有偏于肾阳虚弱者，有偏于瘀结者。兼气滞者，情志不畅，肝气不舒，经行不利，经血积滞于子宫胞络，不通则痛；兼气虚者，体质不足，脾胃薄弱，或流产后正气虚弱，气虚下陷，瘀浊郁结于胞宫；亦有兼阳虚者，脾肾阳虚，可致痰湿内阻，或经期产后胞脉正虚，湿热之邪乘虚而入，稽留冲任或蕴结胞中，湿热与经血相搏结，瘀滞不畅而发为痛经。湿热内阻者，病变更为复杂。

总之，本病全身状态的特点是肾虚气弱，正气不足；局部病机为肾虚气弱导致经、产过程中瘀血浊液流注于胞脉、胞络之中，泛溢于子宫之外，并随着肾阴肾阳的消长转化而发作。异位的子宫内膜不易吸收，不易消散，其所致之痛经是一种比较难治的疾患。至于气滞、气虚，常是病情发展过程中的兼夹因素。

肾虚是全身因素，瘀结为局部因素。肾虚兼夹气滞、痰浊，可以先用温胆汤祛痰湿、开胃气；肾虚兼夹气虚，可以用杞菊地黄汤加生黄芪为基础方。

2. 子宫内膜异位症局部瘀血的处理

子宫内膜异位症局部瘀血，要根据疼痛发生的时间、性质、部位、月经的情况、结块的大小、部位，以及体质和舌脉辨别虚实寒热。

在月经周期的不同阶段，子宫内膜异位症的病机在一定程度上随冲任胞宫阴阳盛衰而变化，证候属性略有差异。一般而言，月经后期阴衰血少，多属正虚血瘀；经间期阴精充实，阳气内动，多属正盛邪实；经前期阴阳两旺，瘀血又蓄，邪正搏结；行经期胞宫由实转虚，瘀血部分泄越，但新血受瘀血阻滞，离经停蓄又成新的瘀血。因此，月经周期的不同阶段，病机亦有所区别。

经前或经期小腹冷痛，经血色黑，面色苍白，四肢不温，舌苔白腻，多属寒凝血瘀；经前或经期小腹胀痛拒按，经行不畅，色暗有块，块出痛减，伴胸闷乳胀，脉弦，多属气滞血瘀；病程较长，腹痛喜温，肛门坠胀，便意频作，神疲乏力，舌质淡胖有齿痕，多属气虚血瘀；腹痛频作拒按，带下色黄量多，经血秽浊如絮如带，舌红苔黄腻，多属湿热瘀结；月经不调，伴腰骶酸痛，形寒肢冷，头晕耳鸣，颧红口干，眼圈暗黑，舌淡胖有齿痕，脉沉细，多属肾虚血瘀。

本病治疗以"急则治标，缓则治本"为原则，一般经前以调气祛瘀为主，经期以活血祛瘀、理气止痛为主，经后则以益气补肾、活血化瘀为主。

其一，经前以调气祛瘀为主，辨别寒热，肝郁化热，宜用丹栀逍遥散，在该方当归、赤芍、白芍的基础上，加益母草、生山楂、晚蚕砂各15g；宫寒血寒，宜用温经汤，在当归、川芎、赤芍的基础上，加泽兰、鸡血藤、制香附。

其二，经期以活血祛瘀、理气止痛为主，可以在膜样痛经的基础上，注意通因通用，排出瘀浊。即用四物汤，去生地黄、川芎，只用当归、赤白芍，加益母草活血化瘀，通因通用；加三棱、莪术，或合失笑散化瘀止血，及大小蓟各 12g，血余炭 10g，荆芥 5g 止血。

3. 子宫内膜异位症调周要点

经后则以益气补肾、活血化瘀为主。

其一，经后，益气补肾。投归芍地黄汤合参苓白术散，酌加生杜仲、桑寄生、鹿角霜温阳；排卵以后，选用杞菊地黄汤加"蛇菟兰断"及鹿角霜温阳，酌加参苓白术散健脾。注意维持 BBT 的高温相，使 BBT 高温相与低温相之间拉开较大的差距。调周补肾，始终注意健脾温肾。

其二，活血化瘀，使癥瘕结块得以消散，散结消癥，可以选择桂枝茯苓丸，酌加"英橘路慈枯牡丹"，即蒲公英、炒橘核、路路通、山慈菇、夏枯草、生牡蛎及牡丹皮。

三、案例分析

《沈绍功验案精选》第 215 页痛经（脾肾阳虚，寒凝胞宫证；子宫内膜异位症）案。

李某，女，33 岁，2001 年 7 月 27 日初诊（大暑）。

病史：经行腹痛 2 年，西医诊断为子宫内膜异位症。多方求治无效，前来就诊。

刻下症见：患者经行第一天，小腹疼痛，喜按，得热则舒，经量少，色暗淡。平素怕冷，纳谷不香，腰酸腿软，大便溏薄。

检查：舌质暗，苔薄白，脉弦迟。

辨证：本案经行腹痛为阳虚内寒，血失温煦，运行无力，滞于胞中所致。得热痛减、喜按、量少色暗亦为寒凝胞宫之象；肾阳不足，腰失所养，腰酸腿软；脾阳不足而纳谷不香、大便溏薄；舌暗，脉弦迟为寒凝之征。其病位在胞宫。证属阳虚内寒，寒凝气滞。

诊断：痛经。脾肾阳虚，寒凝胞宫证；子宫内膜异位症。

治法：温经散寒，暖宫止痛。以《金匮要略》温经汤化裁。

处方：桂枝 10g，鹿角霜 15g，生地黄 10g，酒黄精 10g，生杜仲 10g，桑寄生 10g，蛇床子 10g，菟丝子 10g，当归 10g，白芍 10g，丹参 30g，泽兰 10g，川续断 10g，制香附 10g，川楝子 10g，延胡索 10g，木香 10g，乌药 10g，高良姜 10g，焦三仙各 10g。

结果：上方每日 1 剂，水煎分两次服。连服两个月经周期，经行疼痛减轻，腰酸腿软明显好转。继续加减服用 3 个月经周期，经行腹痛消失，经期仅感少腹微胀。

处方策略 ABC 分析：

A：脾肾阳虚，宜温补脾肾，投杞菊地黄汤去枸杞子、菊花，加"蛇菟兰断"，着重温肾阳，加高良姜温脾阳。

B：调经止痛，投四物汤去川芎，合金铃子散、良附丸、丹参、泽兰。

C：制香附、木香、乌药疏肝理气，焦三仙消食。

第 92 讲　妇科第九

一个主导脾生湿，两个纲领是虚实
三种邪气风寒湿，五脏相关五色施
两个纲领是虚实，燥湿苦参三妙苡
蛇鲜公英车鲜草，渗湿苡萆桑白皮

一、歌诀阐释

【歌诀】

> 一个主导脾生湿，两个纲领是虚实。
>
> 三种邪气风寒湿，五脏相关五色施。
>
> 两个纲领是虚实，燥湿苦参三妙苡。
>
> 蛇鲜公英车鲜草，渗湿苡萆桑白皮。

【阐释】

带下俱是湿，为脾失健运所致，有虚实之分。脾失健运的产生，多由风、寒、湿三种邪气导致；邪气可化热，可入气分、水分、血分，可入五脏化五色，为五色带下。

带下病分为虚实两证，实者多见湿热下注，湿热之生，一则在脾，失健而困；二则在膀胱，不渗而留。其治法为清热利湿，具体有两法：燥湿选用苍术、黄柏、椿根皮、苦参，即"燥湿苦参三妙苡"；渗湿选用生薏苡仁、萆薢、蜜桑白皮，还可以选择角药白花蛇舌草、白鲜皮、蒲公英，或者角药车前草、白鲜皮、萆薢。

二、临床应用

本讲学习带下过多的 ABC 诊疗方案。

1. 带下病的全身状态

（1）定义：女子阴道内流出的分泌物超过正常生理量，同时出现色、质、气味异常，并伴有全身及局部症状者，称为带下过多。在前人的论述中，有白带、黄带、赤带、赤白带、青带、黑带、五色带及白崩、白淫、白浊之分。临床上以白带、黄带、赤白带为多见，五色带大多见于宫颈癌晚期，白崩是带下重症。带下过多有炎症性和非炎症性之别。炎症性带下一般由细菌、滴虫、假丝酵母菌以及人形支原体、解脲支原体等感染所导致，宫颈炎、子宫内膜炎、盆腔炎等也可以出现带下过多。非炎症性带下过多与内分泌失调、盆腔充血及精神因素等有关。

（2）带下过多在临床发病过程中具有如下特点：①阴道炎、宫颈炎等疾病也可以导致带下增多，同时伴有外阴瘙痒。由于病原体的不同，带下的性质、质地及气味均有所不同，临证应进行全面的妇科检查以区分感染类型。②本病具有多发、常发、混合、反复发作和易传染五大特点，临床常难以彻底治愈，严重危害女性的健康。③本病要内外同治、男女同治，才能达到理想效果。

（3）病因病机：带下过多的原因很多，就一般的炎症而言，主要与湿浊有关。正如《傅青主女科》在带下门中所说："带下俱是湿证。"湿有内湿、外湿之别。内湿为脏腑功能失调所产生，其中脾、肾两脏尤为重要。脾者属于中土，有运化水湿的作用，为水液代谢的主要脏器之一。前人谓土能制水，脾土虚弱，不能运化水湿，湿浊内阻，下犯子宫、任带等，致使任带失约，从而形成带下。肾属于下焦水脏，亦有分化水湿的作用，也是水液代谢的主要脏器之一。肾气不足，任带脉及子宫等亦将失于"藏""约"，从而导致内湿带下。肝郁气滞，克伐脾胃，亦可导致内湿。

外湿指湿邪由下部乘虚而入侵，大多发生于经行产后子宫血室开放之际。带下过多的病因主要取决于所感之邪的程度，在急性期或亚急性期，多责之于外湿；体质下降而发病者，多属脏腑功能失调，并与任、带脉的气血不足有关。然而，外湿入侵亦常以内湿为前提，即外湿与内湿相应，致成带下。湿浊壅遏，常多转变为湿热，日久热去湿留，或素体阳气不足，转化为寒湿者亦有之。

（4）治疗：带下过多的辨治主要责之于湿浊为患。经行产后胞脉空虚，或用具不洁，或久居阴湿之地，导致湿浊之邪乘虚而入，损伤任带，发为带下。带下日久必影响到肾、肝、脾三脏，致虚中夹实。若脏腑整体功能失调，脾虚、肾虚、肝郁三者常互相影响，如肝郁脾虚相兼，脾虚肾虚相兼；肾阴虚与肝火旺相兼，即阴虚火旺。所以，炎症性带下有其复杂的一面。在非炎症性带下中，特别是慢性炎症反复发作时，湿热与湿毒亦常兼夹肝郁、脾虚、肾虚的变化，有的既有脾肾两虚，又有湿热内蕴。

概括而言，带下俱是湿证，湿邪有热化、虚化之异。

热化为下焦湿热，可引起全身的湿热状态，见苔腻，可用温胆汤治疗。主药为竹茹、枳壳、茯苓、陈皮，加生薏苡仁、莱菔子、泽兰分消二便，也可以加"三石"（生牡蛎、生龙骨、海蛤壳）与二布（海藻、昆布）。治疗肝郁，可以加柴胡、香附。

虚证，见苔薄不腻，可用参苓白术散、补中益气汤、香砂六君子汤，还可以用杞菊地黄汤。即生地黄、黄精、泽泻、茯苓、蛇床子、仙鹤草、生杜仲、扁豆衣、鹿角霜。

2. 带下局部主症及其治疗

（1）临床表现：带下量多，为色白或黄或白赤相兼，质清稀或黏稠，或无臭，或腥臭，或伴有腰酸、小腹坠痛等。

带下过多有急慢性之别：急性者主要与急性炎症有关，如急性宫颈炎、盆腔炎等，一般同时伴有腹部疼痛、腰酸坠或发热等症状；慢性者常表现为带下过多，可伴有容易疲乏等症状。

（2）检查：妇科检查时除注意分泌物的性状特点外，还应仔细观察阴道壁有无病变，如有无宫颈糜烂、息肉样改变及肿瘤自宫腔内脱出等，并结合分泌物涂片、悬液培养及癌细胞检查等，必要时可行病变局部的活组织病理检查及卵巢功能检查。

（3）辨证方面，一般首先在于辨别量、色、质、味四者。量多或时多时少者，一般多属实证；量少或甚多者，虚证居多。

色黄或黄绿或深黄者，湿热居多。

色淡黄者，脾虚为主；先白后黄，系湿郁生热之象；黄中夹赤，乃火旺伤络之征。

色白者，大多为虚、寒、痰湿之证也，亦有属湿热或湿毒之轻者。

色赤或赤白相杂，大多属湿热伤络，或血瘀伤络，亦有属于阴虚火旺者；五色杂下，多为湿毒所致。

带下质稀，属于虚证；带下质黏腻，属于实证。

带下有臭气者，属热证、实证；无臭气者，属虚证、寒证。明确了四方面病变的辨证意义，就可以把四者联系起来，得出初步的结论。然后结合全身症状、舌苔脉象以及检查，不难做出明确诊断。

（4）治疗：止带先辨虚实，以四妙丸为基础进行化裁。

方中苍术燥湿健脾；黄柏清热燥湿；牛膝活血通经络，补肝肾，强筋骨；薏苡仁祛湿热，利筋络。

湿重，倍苍术、薏苡仁，加重渗湿作用，选加"蛇鲜公英车鲜草，渗湿苡萆桑白皮"中的药物。热重，倍黄柏，加苦参、椿根皮及制大黄、金银花、玄参等。

血分毒热，倍牛膝，加大凉血解毒作用，选加紫花地丁、当归、赤芍、牡丹皮、生栀子、黄连。

脾虚则倍薏苡仁，去黄柏，加车前草，合入补中益气汤，则类似完带汤。

湿邪热化，治以清热祛湿，有两法：燥湿选用苍术、黄柏、椿根皮、苦参，即"燥湿苦参三妙苡"；渗湿选用生薏苡仁、萆薢、蜜桑白皮，还可以选择角药白花蛇舌草、白鲜皮、蒲公英，或者角药车前草、白鲜皮、萆薢。

止痒，要注意风、寒、湿这三个病因，要祛风、散寒、利湿。散风用炒苍耳子（现用葶苈子代替），祛寒用蛇床子，化湿用地肤子。

3. 带下病的间接治疗与综合治疗

（1）本病一般预后良好，但应注意防止病情迁延，警惕宫颈癌、宫体癌或输卵管癌的发生。

注意：加强妇女保健工作，避免长期涉水或在阴湿环境下作业。经常保持阴部清洁卫生，经期、产褥期、流产后尤其需要重视。注意饮食卫生，防止过食生冷、辛辣、油腻之品，以免助湿生热。

（2）带下过多的辨证重在量、色、质、气味的分析，亦需结合全身症状、舌苔、脉象而判定。本病临床虽以湿证为主，但虚实夹杂者也很多，如急性发作时伴有发热者，多以湿热或毒瘀为主。本讲着重讨论慢性带下过多，以兼夹证型为主，治疗当以祛湿为主，可遵前人提出的"治脾宜升燥，治肾宜补涩，治肝宜疏达"，伴有阴痒者可结合外治。

治脾宜升燥，虚者多见脾虚下陷，治宜健脾举陷，健脾选用党参、白术、山药、扁豆、茯苓、生薏苡仁，举陷选用升麻炭、荆芥炭、柴胡、蝉衣、生黄芪。这是补中益气汤和完带汤的结构。

治肾宜补涩，久带宜涩，选用乌贼骨、煅龙骨、煅牡蛎、补骨脂、芡实、金樱子、莲子肉、银杏。

治肝宜疏达，选加柴胡、香附等药。伴有阴痒者可结合外治。

外阴瘙痒和妇人淋证总由湿热下注造成，因此，外阴瘙痒应清利湿热。同时应内服、坐浴并进。

内服方：炒苍术10g，生薏苡仁10g，生黄柏10g，土茯苓15g，制大黄10g，蛇床子10g，萆薢15g，牡丹皮10g，车前草30g，白花蛇舌草30g。

坐浴方：苦参15g，野菊花10g，生地榆30g，炒苍耳子10g，土茯苓30g，蝉衣5g，萆薢30g，白鲜皮10g，川椒1g，地肤子10g。

煎水坐浴，每次15分钟，每天2次，3天换1剂，连用30天。

（3）应注意：给邪出路、胃气为本、治带为先，经带同治、湿瘀同治、男女同治、中西结合以及寒热反佐。黄柏等药清热，容易害胃，注意用苍术健脾和胃，合入温胆汤等开手法三个方剂；黄柏苦寒伤脾，容易导致腹泻，可以反佐干姜 6 ～ 10g；黄柏伤肾，可以用蛇床子温肾反佐。

治带离不开 3 个"子"：蛇床子、地肤子、葶苈子。不管虚实，治带用这 3 味药，能提高疗效。除了止痒，这"三子"还有反佐、间接治疗的作用。如蛇床子可以温阳散寒，反佐热药、防其伤阳；苍耳子祛风，风能胜湿。

三、案例分析

周某，女，28 岁，2007 年 6 月 9 日初诊（芒种）。

病史：近 1 年来带下量多，色白或微黄，质多清稀，偶有腥味，月经稀发，身形略胖，痰多泛恶，胸闷脘痞，神疲乏力，曾在某医院诊为"细菌性阴道炎"，服消炎药治疗，效果不显，故前来求诊。

刻下症见：带下色白，质多清稀，偶有腥味，胸闷脘痞，痰多恶心，纳少便溏，神疲乏力。

检查：舌质淡，苔白腻，脉沉滑。妇科检查：阴道分泌物量多色黄质稀，有异味。宫颈糜烂Ⅱ度。实验室检查白带常规示：脓细胞（+ ～ ++），清洁度Ⅲ度。

辨证：患者略胖，多痰多湿，脾虚之象，水湿内聚，流注下焦，伤及带脉，见带下量多、色白或微黄、质清稀，甚则绵绵不绝；痰湿内聚，阻滞气机，胃气上逆，则痰多泛恶，胸闷脘痞；脾失健运，运化无力，则又淡而黏，神疲乏力，纳少便溏。体肥，舌质淡，苔白腻，脉沉滑皆为脾虚湿盛之象。证属脾虚湿盛，带脉失约；病位在脾胃、肝、带脉。

中医诊断：带下。脾虚湿盛，带脉失约证。

西医诊断：细菌性阴道炎；宫颈糜烂。

治法：健脾和胃，除湿止带。

方药：《傅青主女科》完带汤加减。党参 10g，山药 10g，炒白术 10g，陈皮 10g，炒苍术 15g，茯苓 10g，法半夏 10g，芡实 10g，枳壳 10g，厚朴 10g，车前草 10g，柴胡 10g，生薏苡仁 10g，黑芥穗 10g，莲须 10g。

结果：上方每日 1 剂，水煎分 2 次服。配合外洗，方用蛇床子 10g、黄柏

10g、地肤子 10g、白鲜皮 10g，水煎冲洗阴道，每日 1 次。服药 7 剂后，二诊，带下减少，胸闷诸症好转，仍舌质淡，苔白腻，脉滑，加生黄芪、砂仁各 10g 健脾升阳，化湿醒脾，外用药同前。服用 14 剂，三诊，带下转正常，月经来潮，纳食增加，二便自调，舌质淡，苔白略腻，脉滑，加当归 10g、益母草 10g，再进 7 剂巩固疗效，外用药同前，未再复诊。

【按语】

《傅青主女科》曰："带下俱是湿症。"《女科经纶》引缪仲淳言曰："盖以白带多属气虚，故健脾补气要法也。"本案患者形体略胖，病程较长，脾虚不能胜湿，中气下陷而带下，治宜大补脾胃之气，稍佐疏肝之品，用完带汤健脾化痰，除湿止带，使脾气健而湿气消，自无白带之患矣。

本案特色：①健脾化湿。党参、白术、茯苓补气健脾，杜湿之源；炒苍术、生薏苡仁、法半夏，燥湿化痰，助运除湿。②固涩止带。山药、乌贼骨、芡实、莲须，收涩止带。③调畅气机。虚证健脾固涩带下，但药物往往滋腻，用枳壳、厚朴、陈皮反佐，治而不腻，柴胡调畅气机，使湿邪易化。诸药合用，脾气健运，湿浊得化，肝气得疏，带下自止。

第 93 讲　妇科第十

健脾六君扁仙山，滋阴二至芦根地
升提荆蝉升麻柴，收涩二仙牡白贼

一、歌诀阐释

【歌诀】

> 健脾六君扁仙山，滋阴二至芦根地。
>
> 升提荆蝉升麻柴，收涩二仙牡白贼。

【阐释】

带下分虚实论治。带下色白、质地稀薄、苔薄不腻，为脾虚下陷，冲任不固而绵绵如带。即所谓"十女九带，十带九虚"。其治宜健脾举陷，有两法：脾气虚，健脾化湿，用参苓白术散、补中益气汤或香砂六君子汤，选用党参、白术、茯苓，以及扁豆、仙鹤草、山药，以及薏苡仁、生黄芪等药物；举陷，可以在香砂六君子汤的基础上，选用升麻炭、荆芥炭、蝉衣、竹柴胡，即"升提荆蝉升麻柴"，方剂结构为补中益气汤或完带汤。脾气陷，当升提，用补中益气汤，其中小剂量的风药可升提阳气，用荆芥、蝉蜕、柴胡、升麻等。

"滋阴二至芦根地"，肾阴虚，典型症状如黑带，用二至丸，即旱莲草、女贞子，加芦根、白茅根等。

"收涩二仙牡白贼"，带下日久，必伤脾肾，气陷滑脱，故久带宜涩，选用水陆二仙丹，即芡实、金樱子，加煅龙骨、煅牡蛎、白果、乌贼骨等。

脾虚而局部湿热明显时，可以在四妙丸的基础上，倍薏苡仁，去黄柏、加车前子，合入补中益气汤，类似完带汤结构。

二、临床应用

本讲介绍老年性阴道炎的 ABC 诊疗方案。

1. 老年性阴道炎的全身状态

绝经以后年老体衰，抵抗力薄弱，阴道抵抗力更弱，因此易感染细菌而致阴道炎，谓之老年性阴道炎，西医称为萎缩性阴道炎。

根据临床资料分析，老年性阴道炎有以下特点：

（1）常见于绝经以后。雌激素水平较低，阴道壁萎缩，黏膜变薄，上皮细胞内糖原含量减少，阴道壁 pH 值增高，局部抵抗力降低，因而病菌容易入侵。

（2）手术与放射治疗破坏卵巢功能，年龄虽未至老年，但卵巢的激素活性已不复存在，阴道抵抗力薄弱，亦易感染而致阴道炎。

本病主要由肾气衰，天癸竭，肝肾阴虚，冲任虚衰，湿热之邪入侵所致。

患者或年事渐高，肾气衰弱，天癸衰竭，或素体肝肾不足，冲任虚衰，湿热之邪易于入侵；或忧思伤心，劳倦伤脾，或素体心脾两虚，脾虚运化失职，湿浊内生；若兼外邪侵犯，更易导致下焦湿浊。

肾虚，用杞菊地黄汤化裁；脾虚，用香砂六君子汤或参苓白术散、补中益气汤化裁。若见苔腻、纳差，本病也有应用温胆汤的机会。

2. 老年性阴道炎的局部主症处理

（1）临床表现：阴道分泌物增多，外阴瘙痒，有灼热感。阴道分泌物稀薄，呈淡黄色，严重者呈脓血性白带。由于阴道黏膜萎缩，可伴有性交痛。

（2）妇科检查：阴道呈老年性改变，上皮萎缩，皱襞消失，变平滑。阴道黏膜充血，有小出血点，有时见浅表溃疡。溃疡面可与对侧粘连，严重时造成狭窄甚至闭锁，炎症分泌物引流不畅可形成阴道或宫腔积脓。

根据年龄、临床表现、分泌物涂片及阴道细胞学检查，必要时借助局部组织病理检查和分段诊刮等，可排除滴虫或霉菌性阴道炎、阴道及子宫颈恶性肿瘤等。

一般来说，老年性阴道炎属实证者甚少，大多属于虚证，或有虚中夹实，亦以虚为主，当从虚论治。虚者主要在于阴虚，即肝肾不足，常与干燥综合征相伴；或心脾不足，气血亏虚；或夹有湿热湿浊。

其一，带下俱是湿证。止带先辨虚实。脾虚而局部湿热明显时，可以在四妙丸基础上，倍薏苡仁，去黄柏，加车前草，合入补中益气汤，则类似完带汤。渗湿选用生薏苡仁、萆薢、蜜桑白皮，还可以选择药物组白花蛇舌草、白鲜皮、蒲公英，或者药物组车前草、白鲜皮、萆薢。其二，要注意风、寒、湿三个病因，要祛风、散寒、利湿。散风用炒苍耳子（现用葶苈子代替），祛寒用蛇床子，化湿用地肤子。治带离不开三个子：蛇床子、地肤子、葶苈子，不管虚实，治带用这三味药，能提高疗效。其三，带下病分色论治，能提高疗效。分辨四种带下的颜色：白色的关键药是白扁豆；黄色的关键药是萆薢；红色的关键药是生栀子；黑色的关键药是菟丝子。其四，久带宜涩，选用乌贼骨、煅龙骨、煅牡蛎、补骨脂、芡实、金樱子、莲肉、银杏。

3. 间接治疗与综合治疗

本病虽有湿热之证，但以体虚为主，清利之法只能居次要位置，治疗的重点在于补虚，即增强阴道抵抗力和抑制细菌生长。

治疗中要重视给邪出路、胃气为本、治带为先，经带同治、湿瘀同治、男女同治、中西结合。

（1）湿瘀为患，宜湿瘀同治。带下病因病机不离"湿""瘀"二字，诚如清初医家张石顽云："赤白带下，积久不愈，必有瘀血留于内。"虽治带法多，但久湿化瘀为先。盖妇人经、孕、产、乳以血为用，胞宫乃下焦阴湿之地，房室纵欲、药物、器械均可损伤胞脉，湿浊之邪即乘虚侵袭胞宫。湿为阴邪，其性重浊黏腻，易阻遏阳气，使脏腑气血失和，经脉不利，血行失畅，或湿与离经之血胶结为瘀，或瘀阻经络，三焦气机不畅，水津不能敷布施化而生湿。湿能生瘀，瘀能生湿，互为因果，均能阻遏气血流通，形成湿瘀为患。临证常见带下量多，或赤白相兼，少腹胀痛，痛经、癥瘕诸疾并作。临床应根据湿瘀的轻重主次，灵活采用化湿和血之法，湿偏重者，可选用完带汤（人参、白术、白芍、山药、苍术、陈皮、柴胡、黑荆芥、车前子、甘草）加杜仲、续断、芡实、乌贼骨、白果、益智仁、鸡血藤、益母草等；如湿热或湿毒壅盛，血受热灼成瘀者，则治以清热利湿为主，佐以凉血化瘀之法，常用止带方合龙胆泻肝汤加减（猪苓、土茯苓、车前子、茵陈、丹参、赤芍、牡丹皮、泽泻、苦参、浙贝母、栀子、败酱草、牛蒡子、鱼腥草等）；若因脏腑气机失调，瘀阻经脉，以致津液不能输布，反陷为湿者，治以活血化瘀行气为主，佐以利湿之法，常用桃红四物汤去熟地黄加生地黄、茜草、土茯苓、车前草、鸡冠花、马鞭草、泽兰等；若痛经，少腹坠胀，瘀象明显加水蛭、莪术、五灵脂等品，湿瘀并治，脾湿瘀俱化，带下悉除。

（2）止带特效治法：①艾条灸命门、神阙、隐白，每穴5分钟，隔日1次，10次为一个疗程。②直接灸带脉、中极、肾俞、脾俞、三阴交各3壮。③环跳强刺激，向下针感至足跟，留针20分钟，每5分钟刺激1次，隔日1次，10次为一个疗程。④四花穴（膈俞、胆俞），每日梅花针重叩1次，10次为一个疗程。⑤耳穴埋豆，取子宫、卵巢、内分泌、脾、肾、肾上腺，自行按压数次，5天更换一次。

三、案例分析

此处介绍《沈绍功验案精选》第225页脾虚湿困，寒凝带脉案。

赵某，女，32岁，2003年2月28日初诊（雨水）。

病史：因胎心停跳而终止妊娠1个月。现带下量多，色白质稀，小腹冷痛，食纳尚可，偶有恶心，腰酸腿软，四肢不温，困倦乏力。

检查：舌质淡，略胖大，苔薄白腻，脉缓尺弱。

辨证：脾虚湿困，寒凝带脉，水谷精气不得化生精微，反聚为湿而下陷，带脉失约，而为带下；脾虚失运则困倦乏力，恶心呕吐；寒滞带脉，胞宫失于温煦，而小腹冷痛；终止妊娠，必伤脾肾之阳，阳气不振则腰酸腿软，四肢不温；舌脉亦为脾虚湿困、寒凝带脉之象。其病位在带脉。证属湿困脾土，凝滞带脉。

诊断：带下。脾虚湿困，寒凝带脉证；盆腔炎。

治法：健脾除湿，温阳散寒。方用《小儿药证直诀》异功散加减。

处方：党参 10g，炒白术 10g，茯苓 10g，陈皮 10g，生黄芪 10g，当归 10g，生薏苡仁 10g，生杜仲 10g，桑寄生 10g，蛇床子 10g，川续断 10g，川楝子 10g，延胡索 10g，黄芩 10g，车前草 10g，蒲公英 10g。

结果：上方每日 1 剂，水煎分 2 次服；同服杞菊地黄胶囊，每次 5 粒，每日 2 次。服用 14 剂后，带下减少，恶心明显减轻，腹痛腰酸亦得缓解，唯觉小腹下坠。湿浊已化，阳气未复，上方去蒲公英、茯苓、陈皮，加狗脊、黄精、枸杞子，阴中求阳，振奋阳气。续服 14 剂后，带下已止，腰酸腹坠亦除，食纳增加，未见恶心，四肢已温，苔薄白，脉弦细。脾肾阳气已复，寒湿已除，上方每晚服 1 煎巩固，未再复诊。

【按语】

带下为妇科常见病，"阴中有物淋漓下降，绵绵而下，即所谓带下也"（《女科证治约旨》）。沈老认为，止带先辨虚实。"十女九带，十带九虚"，脾虚下陷，冲任不固所致的虚证带下在临床颇为多见，本案患者即是此类。故以党参、炒白术、茯苓、陈皮健脾，生黄芪健脾而升阳举陷，加当归养血而益气。上药合用使脾旺则湿无由生。此外，止带要抓住寒、湿、虚三因。本案患者小腹冷痛，腰酸肢冷，寒证明显，故以狗脊、蛇床子、生杜仲、桑寄生振奋肾阳，温阳祛寒，川续断温阳止腰痛，既符合证候，又无温燥之弊；生薏苡仁、车前草淡渗利湿，因势利导，祛除湿邪；川楝子、延胡索理气止痛；黄芩、苏梗理气而止呕；蒲公英反佐，苦寒和胃，利于消除恶心呕吐。二诊因小腹下坠，故去行气之药，加温阳之狗脊，同时加黄精、枸杞子，阴中求阳，利于脾肾之阳的恢复。

第 94 讲　妇科第十一

三种邪气风寒湿，苍防蛇肤葶四子

一、歌诀阐释

【歌诀】

三种邪气风寒湿，苍防蛇肤葶四子。

【阐释】

止带还要抓住风、寒、湿三邪。

带下常因六淫所传，风为其首，下部多湿，带色白量多，寒证明显。故风寒湿为带下主因，止带必投三子：散风者用炒苍耳子，祛寒者用蛇床子，化湿者用地肤子。再加炒莱菔子通腑泻胃，用炒葶苈子替换苍耳子泻肺，就组成了四子止痒饮，可祛风寒湿、止痒。四子止痒饮则重视风寒湿，可虚可实。湿疹等其他性质的皮肤瘙痒也可以用此方治疗。

散风用炒苍耳子，祛风活血止痒，选用荆芥、防风疏风，配合当归、白芍、鸡血藤、蒺藜、何首乌养血和血。

化湿用地肤子，清利湿热止痒，轻者用薏苡仁、萆薢、土茯苓，重者用三妙丸合苦参。

祛寒止痒用蛇床子，还可以用百部、路路通、鹤虱杀虫止痒。

四子止痒饮可以通用于各种带下病，除了止痒以外，还有反佐、间接治疗的作用。如蛇床子可以温阳散寒，反佐热药、防其伤阳；苍耳子祛风，风能胜湿。

二、临床应用

本讲介绍滴虫性阴道炎的 ABC 诊疗方案。

1. 滴虫性阴道炎的全身状态

滴虫性阴道炎，由阴道毛滴虫感染而引起，是常见的阴道炎之一。阴道毛滴虫适宜在温度 25℃～ 40℃、pH 值 5.2 ～ 6.6 的潮湿环境中生长，在 pH 值小于 5 或 pH 值大于 7.5 的环境中则不能生长。

就临床资料分析，滴虫性阴道炎有以下特点：

（1）容易通过性接触传播，或经公共浴池、游泳池及共用浴盆、浴巾等感染。临床应检查男性前列腺液，看是否有滴虫。若为阳性，须同时进行治疗。

（2）药物治疗后，滴虫的繁殖处于一个较低的水平，检查时不容易得到阳性结果。妊娠期及月经前后阴道内的 pH 值发生变化，隐藏在腺体及阴道皱襞中的滴虫易于繁殖，可引起炎症发作，因此一些患者常久治不愈。

中医学认为，本病多因脾肾不足，湿邪入侵，湿郁化热，蕴蒸腐败所致。

本病主要证型是湿热型。情志伤肝，肝气郁结，郁而化热，肝郁克脾，脾虚湿盛，湿热互结，流注下焦，日久生虫，虫毒侵蚀外阴肌肤，故痒痛不宁。见苔腻，可用温胆汤为基础方，合四妙丸清利湿热，合四子止痒饮止痒。

2. 滴虫性阴道炎局部主症的处理

（1）临床表现：阴道分泌物增多，呈稀薄脓性、黄绿色、泡沫状，并伴有臭味。阴道及外阴瘙痒，间或有灼热、疼痛、性交痛等。若尿道又有感染，可有尿频、尿痛，有时可见血尿。阴道毛滴虫能吞噬精子，并能阻碍乳酸生成，影响精子在阴道内存活，故可致不孕。

（2）检查：阴道黏膜充血，严重者有散在出血斑点，甚至宫颈有出血点，形成草莓样宫颈；后穹窿有较多白带，呈灰黄色、黄白色稀薄液体，或黄绿色脓性，或泡沫状。带虫者阴道黏膜可无异常改变。在阴道分泌物中找到滴虫即可确诊。

（3）鉴别诊断：本病应注意与湿疹进行鉴别。湿疹多对称分布，境界明显，反复发作，水洗或食鱼虾等可加重病情，且可发生于任何部位皮肤。

（4）辨证施治：本病的治疗以清利杀虫为要。

湿热证为典型证型。治疗以清热利湿、杀虫止痒为主，以四妙丸为基本方。

证候：带下量多，色灰黄或呈脓性泡沫状，质稀薄，伴有臭气，阴痒或剧痒难忍，心烦失眠，或有腰酸，舌苔黄白腻，脉细弦。

分析：肝经湿热，随经脉下注于前阴，日久生虫，湿热熏蒸，故局部瘙痒；湿热秽液下泄，故带下量多，色质味异常；心烦失眠为心肝火旺之征；舌脉为肝经湿热之象。

清热利湿：主方为四妙丸，参考"两个纲领是虚实，燥湿苦参三妙苡。蛇鲜公英车鲜草，渗湿苡萆桑白皮"。其治清热利湿，有两法。燥湿选用苍术、黄柏、椿根皮、苦参，即"燥湿苦参三妙苡"；渗湿选用生薏苡仁、萆薢、蜜桑白皮，还可以选择角药白花蛇舌草、白鲜皮、蒲公英，或者角药车前草、白鲜皮、萆薢。

杀虫止痒：四子止痒饮加百部、鹤虱各10g，以及牡丹皮10g凉血止痒。

3. 间接治疗与综合治疗

本病主要证型是湿热型，以带下黏稠、腥臭痒痛不宁为特征；见苔腻，可用温胆汤为基础方，合四妙丸清利湿热，合四子止痒饮止痒。

加减：脾胃虚弱者，加炒白术、党参各10g，陈皮6g；肾虚者，加川续断、桑寄生、怀山药各10g；肝郁者，加荆芥、柴胡各5g。

治疗时注意给邪出路，胃气为本、治带为先，经带同治、湿瘀同治、男女同治、中西结合。

如中西结合，滴虫性阴道炎的发病率居各种阴道炎之前位。在治疗上，疗效确切的西药有甲硝唑（灭滴灵）等。近年来，以西药甲硝唑杀虫，用中药改善内在环境，杜绝滋生滴虫之源，调整机体免疫力，降低西药的副作用，疗效更好。一般方法是：甲硝唑200mg，阴道深部上药，上药前用蛇床子散等杀虫止痒中药煎汤外洗，同时又服龙胆泻肝汤等。这种方法特别适用于服甲硝唑有不良反应或肝功能障碍的滴虫性阴道炎患者。

三、案例分析

此处介绍《沈绍功验案精选》第 223 页湿热下注, 热毒为患案。

张某, 女, 61 岁, 2003 年 6 月 7 日初诊 (芒种)。

病史: 患者自公共澡堂洗浴后, 近 2 个月来带下增多, 色黄秽臭, 外阴瘙痒。口干且苦, 小便黄赤, 大便干结, 自行服用消炎药, 未见好转, 前来门诊。

检查: 舌质红, 苔黄腻, 脉弦数。

辨证: 年老体虚, 湿热秽毒, 乘虚而入, 流注下焦, 见带下量多, 色黄秽臭, 湿热偏火, 热邪煎灼津液, 故见口干便结, 小便黄赤; 舌脉皆为湿热之象。病位在带脉, 证属湿热互结, 带脉不固。

诊断: 带下, 湿热下注, 热毒为患证。老年性阴道炎。

治法: 清热利湿, 渗湿降浊, 方用《成方便读》四妙丸加味。

处方: 黄柏 10g, 苍术 10g, 生薏苡仁 10g, 川牛膝 15g, 泽泻 10g, 萆薢 10g, 草决明 30g, 车前草 30g, 茯苓 10g, 陈皮 10g, 蛇床子 10g, 地肤子 10g, 炒苍耳子 5g。

结果: 上方每日 1 剂, 水煎分 2 次服, 第三煎放花椒 20 粒煎煮后放凉坐浴 15 分钟。连用 7 剂后, 大便转常, 口干口苦缓解, 阴痒减轻。湿热渐化, 加强渗湿, 去茯苓伍入白花蛇舌草 30g, 土茯苓 10g, 连用 40 余剂, 二便通畅, 纳食如常, 阴痒全消, 带下明显减少, 已无秽臭。

【按语】

湿邪外溢为带浊, 故"治遗浊者, 固不可仅以兜涩之能事也"(《沈氏女科辑要笺正》), 当因势利导治之。方中黄柏苦寒, 寒以清热, 苦以燥湿, 且偏入下焦而清下焦之湿热; 苍术苦温, 盖能燥湿; 川牛膝引热下行; 生薏苡仁淡渗利湿, 四药组成"四妙丸", 为治疗湿热下注之专方。加入泽泻、茯苓、萆薢、车前草, 清热淡渗利湿, 草决明润肠清热, 既解便干尿赤之苦, 也可分利二便而泄湿热, 陈皮行气以助湿热外泄。

止带投沈氏女科的三子 (蛇床子、地肤子、葶苈子), 蛇床子温肾壮阳, 燥湿祛风，杀虫止痒，《珍珠囊补遗药性赋》谓其"治风湿痒"；地肤子利尿清湿热，祛风止瘙痒，《别录》谓其"去皮肤中热气"；苍耳子祛风止痒，《日华子诸家本草》谓其"治疬疮疥及瘙痒"，因其有小毒宜炒用，内服剂量不能太大，以5g为妥。带秽壅阻，可成毒生"虫"，故在服药的同时，在第三煎加入花椒，煎汤坐浴，祛邪除秽。花椒不但可燥湿杀虫，还可增强药物的皮表透入效果，提高疗效。众药相伍，清热燥湿解毒，使热祛湿除，诸症缓解。

第 95 讲　妇科第十二

五脏相关分五色，赤带茜丹牛角凉
黄带制军柏栀芩，黑带二至能滋肾

一、歌诀阐释

【歌诀】

> 五脏相关分五色，赤带茜丹牛角凉。
>
> 黄带制军柏栀芩，黑带二至能滋肾。

【阐释】

带下俱为湿证。祛湿宜分虚实，亦需分色论治。"五脏相关分五色"：五色入五脏。五色乃绿、红、黄、白、黑，五行为木、火、土、金、水，依次属于肝、心、脾、肺、肾。带下病分色论治，调整相应的脏腑功能，可以提高疗效。

如白带属脾虚偏湿，治重化湿，以山药、薏苡仁、扁豆为主，关键药是白扁豆；"赤带茜丹牛角凉"，赤带热甚入血，治重凉血，以茜草、牡丹皮、水牛角粉、生栀子为主，赤色的关键药是生栀子；"黄带制军柏栀芩"，黄带湿热偏火，治重泻火，以黄柏、栀子、制大黄为主，黄色的关键药是萆薢；"黑带二至能滋肾"，黑带阴虚内热，治重滋肾，以生地黄、女贞子、知母为主，黑色的关键药是菟丝子。

当然，治带离不开 3 个子：蛇床子、地肤子、葶苈子，不管虚实，治带用这 3 味药，均能提高疗效；久带宜涩，可选用乌贼骨、煅龙骨、煅牡蛎、补骨脂、芡实、金樱子、莲肉、银杏。

二、临床应用

本讲介绍子宫颈炎的 ABC 诊疗方案。

1. 子宫颈炎的全身状态

（1）定义：子宫颈是抵御阴道内病原体进入宫腔的重要屏障，但其本身易受各种病菌的侵犯。子宫颈急性和慢性炎症统称为子宫颈炎，临床上以慢性子宫颈炎为多见。慢性子宫颈炎有轻度、中度、重度之别，又有糜烂、息肉、肥大、宫颈腺体囊肿之不同。由于宫颈的环境特殊，治疗虽有一定疗效，但常反复发作，有少数可发生恶变。因此，本病应引起医师的关注。

（2）根据临床资料分析，子宫颈炎主要有以下特点：①急性子宫颈炎大多为性传播疾病引起，最常见的病菌为淋球菌，其他病原体包括沙眼衣原体等。慢性宫颈炎可由急性宫颈炎治疗不彻底转变而来，或于分娩、流产时病原体侵入宫颈黏膜，潜藏于宫颈黏膜褶皱内，反复感染而发病。②慢性宫颈炎是宫颈癌的危险因素，临床应予以重视。对于年龄超过 18 岁、有性生活的女性，应当每年进行宫颈刮片检查。

（3）病因病机：慢性宫颈炎，虽然近年来提出一些生理性的问题，但是对于一些症状明显患者，仍应注意辨证论治。本病临床多属湿热下注，急性发作时以清利湿热为主；若反复发作，正虚难以恢复，则宜在扶正的前提下从健脾补肾入手，提高机体的抗病能力，同时祛除湿热等外邪，往往能提高疗效。本病全身状态适合应用"苔腻温胆，不腻杞菊"的原则，湿热下注引发全身湿热，见苔腻，可以用温胆汤为基础方；反复发作，正虚难以恢复，见苔薄不腻，宜健脾补肾，可以用香砂六君子汤或杞菊地黄汤为基础方。

2. 子宫颈炎的处理

（1）临床表现：大部分患者无症状，有症状者主要表现为阴道分泌物增多，呈黏液脓性，或阴道分泌物刺激引起的外阴瘙痒和灼热感。此外，还可有腰酸及下腹部坠痛、经间期出血、性交后出血等症状。若合并尿道感染，可出现尿急、尿频、尿痛。

（2）检查：宫颈充血、水肿、黏膜外翻，有黏液脓性分泌物附着，甚至从宫颈管流出，宫颈管黏膜质脆，容易出血。若为淋病奈瑟菌感染，尿道旁腺、前庭大腺受累，可见尿道、阴道黏膜充血、水肿及多量脓性分泌物。

（3）病机：本病多由于分娩、流产或手术损伤子宫颈，病原体侵入而引起感染，或产褥期、经期不注意卫生，以致风、寒、湿、热之邪，特别是湿浊之邪入侵，损及冲任，波及肝肾而致功能失调，阴道分泌物质和量的改变，宫颈受分泌物的刺激，上皮脱落而形成糜烂，属于湿蕴生热，湿热瘀腐所致。

炎症初期，糜烂面仅为单层柱状上皮所覆盖，表面平坦，称单纯型糜烂；病变日久，宫颈腺上皮过度增生并伴有间质增生，糜烂面凹凸不平，呈颗粒状，称颗粒型糜烂；如间质增生显著，表面凹凸不平更加明显，则称乳头型糜烂。后两者均为血瘀所致。

（4）治疗：本病治疗原则在于内外同治。内服多选清利湿热之品，局部外治亦较为重要。

其一，湿热瘀腐，治疗宜清热燥湿，用四妙丸化裁。四妙丸可以止黄带。元代《丹溪心法》组方"二妙散"，由黄柏、苍术两味药组成。明代《医学正传》加一味导药下行的川牛膝，以增其清热之力，名为"三妙丸"。临证应用再加一味利湿的生薏苡仁，则清热利湿之力更宏，名为"四妙丸"。临床可见湿热下注证，症见湿热走注之筋骨疼痛，或湿热下注，两足痿软无力；或足膝红肿热痛，或湿热带下；或下部湿疮，湿疹，小便短黄，舌苔黄腻。

《素问·生气通天论》云："湿热不攘，大筋软短，小筋弛长，软短为拘，弛长为痿。"湿热相搏，着于下肢而成湿热下注；阻于经脉、筋骨，易发筋骨疼痛，足膝红肿热痛。湿热不攘，筋脉弛缓，则两足痿软无力，而成痿证。若湿热下注带脉、前阴，则带下浑浊、腥臭，或下部湿疮。小便短黄、舌苔黄腻为湿热下注之象。

妇女黄带过多，多因湿热下注所致。另有"丹毒"，又称流火，多系湿热下注，热壅成毒，用"四妙散"有效。其加减如下：清热解毒，选加制大黄、金银花、玄参；清热燥湿，选加萆薢、土茯苓、竹茹；凉血解毒，选加紫花地丁、当归、赤芍、牡丹皮、生栀子、黄连。每剂煎 2 汁分服，再煎第 3 汁冷敷患部可以增效。

其二，血瘀宜活血化瘀，首选丹参 30g；抗癌，首选白花蛇舌草 30g。

其三，外治法。可以加 20 粒花椒，再煎煮第三煎，外洗。

3. 间接治疗与风险防范

慢性宫颈炎的治疗，"苔腻温胆，不腻杞菊"，尤其要注意扶助正气；局部湿热宜用四妙丸合丹参、白花蛇舌草，扶正祛邪宜加一味生黄芪补气，或山药、桑寄生补肾。

一般的原则，如给邪出路、胃气为本、治带为先、经带同治、湿瘀同治、男女同治、中西结合，都需要注意。

冲为血海，任主诸阴，督经诸脉，任督冲脉一源三歧，均起于胞中，而带脉起于少腹侧季肋之端，环身一周，约束诸脉，故冲、任、督三脉与带脉相通相济，任督病可致带脉病，带脉病亦可致任督病，从而经带同病。肝肾虚损，则冲任失固，督脉失统，带脉失约，不能制约经血，血与带相兼而下，或久崩耗血元阳，精反为浊，白滑之物下流不止，其中以湿热带下引起月经过多，痛经、闭经尤为多见。

盖湿热熏蒸，壅滞于胞宫，即可导致水精不化，湿热下注，带脉失约之绵绵带下，又可损伤冲任，以致经行失常，故治带要注意带病、经病之间的密切关系，分清带病、经病的孰轻孰重，灵活采用治带及经，或治带为先，或经带同治之法，在湿浊带下严重时，常通过治带调经，方能取效。而在月经期，可以利用瘀浊的排出而进一步排出炎性物质及湿热邪气。

如脾虚下陷，运化失职，统摄无权，常可因湿热不化，损伤任带而出现带下量多或质如米泔，月经超前，量多色淡。治可益气健脾，止带摄血，酌加辛温芳化、疏转气机之品，培中燥湿，以带治经，使经带同调。

三、案例分析

希某，女，32 岁，2013 年 6 月 20 日（芒种）初诊。

主诉: 带下增多 1 月。

病史: 出差不慎, 感染衣原体, 近月带下量多, 色黄秽臭, 外阴瘙痒, 口干且苦, 尿黄便干。于某医院检查衣原体阳性, 西药消炎效果不显, 遂来门诊求治。

检查: 苔黄腻, 舌质红, 脉弦数。

中医诊断: 带下 (湿热下注, 热毒为患)。西医诊断: 感染性阴道炎。

治法: 清利湿热, 解毒止痒。

方药: 四妙丸加味。

黄柏 10g, 炒苍术 10g, 生薏苡仁 10g, 川牛膝 15g, 萆薢 10g, 土茯苓 10g, 生黄芪 15g, 蒲公英 10g, 白菊花 10g, 当归 10g, 草决明 30g, 白花蛇舌草 30g, 地肤子 10g, 生栀子 10g, 莱菔子 15g。

上方每日 1 剂, 水煎分 2 次服, 药渣加花椒 20 粒, 温时坐浴 15 分钟。

二诊: 连用 7 剂, 带下明显减少, 外阴瘙痒、口干且苦已除, 仍有尿黄便干。湿热渐清, 加强分利之力, 上方去地肤子、蒲公英, 加大腹皮 10g, 车前草 30g。

三诊: 再服 7 剂, 白带已止, 两便已调。上方改为每晚服 1 煎。2 个月后陪病友求诊, 述白带未复发, 检查衣原体已转阴。

【按语】

带下多见湿热蕴结, "四妙丸" 是效方, 但要加味, 扶正有助于清利湿热。生黄芪补气, 当归养血, 气血双扶, 扶正乃祛邪, 当归配白菊花通腑为有效药对。除湿热, 分利系增效之策, 利尿的车前草、白花蛇舌草又可解毒; 润肠的大腹皮、莱菔子、草决明又可利湿。清利湿热最忌苦寒恋湿, 生栀子、蒲公英健胃, 地肤子为止阴痒妙药, 萆薢、土茯苓为止湿带妙药。

第 96 讲　处方策略 ABC 能够让《傅青主女科》易懂、易用

沈氏女科处方策略 ABC 是辨证论治八步法的简化版。

辨证论治八步法的建立取法于刘渡舟教授的"抓主症、辨病机、方证相应"，王庆国教授"三阶、四维、六治"的经方应用体系，以及沈绍功教授以舌定证、虚实为纲的杂病、妇科疾病决策体系。

经过八步法的理论论证、体系重构以及临床验证，再次简化的沈氏女科处方策略 ABC，应用原则更为明确、更为协调，也更为容易学习和掌握。

沈氏女科起源于明代，历经明清两代 650 年的发展，吸收、保存了这期间中医学家的理论创造、应用技巧，是当下中医临床的"活化石"。当然，在学习与继承的基础上，沈氏女科流传至今，关键在于这其中二十代沈氏女科传人的理论与知识的创新。

为此，以沈氏女科处方策略 ABC 为基础，研读《傅青主女科》一方面是容易入手、容易理解，另一方面是能够发展、创新原著的理论、方药的应用。

尤其是现代的中医理论过于强调整体观念，取整体而舍局部，在方法上落入"乏效"的陷阱。处方策略 ABC 则整体、局部并重，策略由整体局部关系提出，从方法上解决了这个缺陷，保证了临床疗效。

处方策略 ABC 能够让《傅青主女科》易懂、易用。

本讲我们就从易懂、会用两个方面阐释《傅青主女科》的易黄汤。

一、八步法及处方策略 ABC 与《傅青主女科》的关系

辨证论治八步法、处方策略 ABC 是从《伤寒论》《金匮要略》至今，经历近两千年一直应用在临床的中医决策体系。只是在这个体系的形成与发展的过

程中，每个历史时期具体的决策模式都各具特点。清代是这个体系发展最为成熟的时期。作为清代医学较高水平的代表作，《傅青主女科》已经系统应用八步法，将八步法作为每一个病症论述的基本结构，只是主症、病机、间治与策略，这四个要点为明确论述的显性知识，而针对主症、病机的治疗药物，以及针对病机的治法等隐含在论述中，需要挖掘出来。

例如第一个方证完带汤证。

主症特点：故妇人有终年累月下流白物，如涕如唾，不能禁止，甚则臭秽者，所谓白带也。

病机：夫白带乃湿盛而火衰，肝郁而气弱，则脾土受伤，湿土之气下陷，是以脾精不守，不能化荣血以为经水，反变成白滑之物，由阴门直下，欲自禁而不可得也。

治疗策略：治法宜大补脾胃之气，稍佐以舒肝之品，使风木不闭塞于地中，则地气自升腾于天上，脾气健而湿气消，自无白带之患矣。

方用完带汤。

白术（一两，土炒），山药（一两，炒），人参（二钱），白芍（五钱，酒炒），车前子（三钱，酒炒），苍术（三钱，制），甘草（一钱），陈皮（五分），黑芥穗（五分），柴胡（六分）。

分析间接作用：水煎服。二剂轻，四剂止，六剂则白带痊愈。此方脾、胃、肝三经同治之法，寓补于散之中，寄消于升之内，升提肝木之气，则肝血不燥，何至下克脾土；补益脾土之元，则脾气不湿，何难分消水气。至于补脾而兼以补胃者，由里及表也。非胃气之强，则脾之弱不能旺，是补胃正所以补脾耳。

这四个要点，就是八步法核心的四个要点。把每一个要点都体系化为判断和治疗两个步骤，就成了八步法决策模式的八个步骤。

二、八步法让《傅青主女科》易懂

难易是相对的。八步法让《傅青主女科》易懂，这是相对于现在通行的解读方法。

《傅青主女科》主症、病机、间治、策略四个要素齐全，与八步法及处方策略 ABC 在方法上是一致的。所以，用八步法解读《傅青主女科》，思路一致，更容易读懂。

而通行的只强调病机的辨证论治体系则相反。比如完带汤，通过以方测证，认为完带汤证为脾虚肝郁、湿浊带下，认为该方补脾疏肝，化湿止带。其中，重用白术、山药为君，意在补脾祛湿，使脾气健运，湿浊得消；山药并有固肾止带之功。臣以人参补中益气，以助君药补脾之力；苍术燥湿运脾，以增祛湿化浊之力；白芍柔肝理脾，使肝木条达而脾土自强；车前子利湿清热，令湿浊从小便分利。佐以陈皮之理气燥湿，既可使补药补而不滞，又可行气以化湿；柴胡、荆芥穗之辛散，得白术则升发脾胃清阳，配白芍则疏肝解郁。甘草调药和中，诸药相配，使脾气健旺，肝气条达，清阳得升，湿浊得化，则带下自止。

这个看似全面的分析，对于原文的理解有时是误导。其一，怎么理解"白带乃湿盛而火衰"？哪里湿盛？哪里火衰？其二，怎么理解山药补肾？怎么理解补中益气汤去升麻？这里加了黑荆芥穗，黑荆芥穗入血分、引血归经，而这个病不在血分。其三，怎么理解脾虚、祛湿？为什么这里用的是清热利湿的车前子，而不是淡渗利湿的茯苓之类？

这些问题，在八步法分析中都不会存在。

第一个问题出现的原因在于现在的病机分析太依赖以方测证。完带汤组成的核心药物有三组，一是四君子汤去茯苓，加山药，健脾；二是白芍、柴胡疏肝；三是苍术、车前子祛湿。这三组药物刚好与脾虚肝郁湿浊对应。而原文有"肝郁而气弱，则脾土受伤，湿土之气下陷"的论述，也就忽略了"白带乃湿盛而火衰"的具体含义的分析，或者想当然地认为"火衰"是脾阳虚衰。而从整个句子分析，"夫白带乃湿盛而火衰，肝郁而气弱，则脾土受伤，湿土之气下陷，是以脾精不守"，"湿盛而火衰"是"肝郁而气弱，则脾土受伤，湿土之气下陷"的原因。结合此段前面的论述，"湿盛而火衰"的定位应该在带脉、任脉甚至是督脉。"夫带下俱是湿证"，而以"带"名者，因带脉不能约束而有此病，故以名之。盖带脉通于任、督，任、督病而带脉始病。带脉者，所以约束胞胎之系也。带脉无力，则难以提系，必然胎胞不固，故曰"带弱则胎易坠，带伤则胎不牢"。带脉不束而"湿盛而火衰"。导致带脉不束的原因，"然而带脉之伤，非独跌闪挫气已也，或行房而放纵，或饮酒而癫狂，虽无疼痛之苦，而有暗耗之害，则气不能化经水，而反变为带病矣"。"行房而放纵，或饮酒而癫狂"，伤的是肾、命门，任脉、督脉连于肾、命门。所以这里"湿盛而火衰"的定位应该在带脉、任脉甚至是督脉，湿邪停聚的部位是标定女性生殖系统具体部位的带脉、任脉，而火衰是任脉、督脉的火衰，也是肾、命门的火衰。在这个基础上，"况加以脾气之虚，肝气之郁，湿气之侵，热气之逼，安得不成带下之病哉！""脾气之虚，肝气之郁，湿气之侵"是增加的因素。

"白带乃湿盛而火衰，肝郁而气弱，则脾土受伤，湿土之气下陷，是以脾精不守"，这样这个句子就好理解了。湿邪停聚在带脉、任脉、督脉，而肾、命门阳气衰弱，肾水不能生肝木，故"肝郁而气弱"；肝气弱不能疏利脾土、不能帮助脾土之气升发、向上升送清气，故"脾土受伤，湿土之气下陷，是以脾精不守"。

通行的解读依赖以方测证，方剂的结构限制了病机的分析，使得病机分析过于简单化而失去真实意义。

八步法、处方策略 ABC 不再要求病机与方剂结构对应，这就解放了病机分析。病机分析就可以全面、真实地反映疾病的全身、局部各种情况。

其二，怎么理解山药补肾？怎么理解补中益气汤去升麻？这里加了黑荆芥穗，黑荆芥穗入血分、引血归经，而这个病不在血分。明确"白带乃湿盛而火衰"为肾、命门火衰以后，这个问题也就好理解了。《妇科心法要诀》等妇科专著推荐用补中益气汤治疗白带下，而《傅青主女科》将补中益气汤中的黄芪换为山药，即为加强补肾的作用。黑荆芥穗，炒黑为了入肾而宣发肾气的郁遏。

其三，怎么理解脾虚、祛湿？为什么这里用的是清热利湿的车前子，而不是淡渗利湿的茯苓之类？带脉、任脉、督脉巡行在人体具体的部位，妇科主要指妇科生殖系统。这些局部部位的湿浊可以化热，这与整体脾肾气虚、火衰不矛盾。车前子在这里就是为了清利湿热的。它与苍术相配伍，结构上类似二妙丸。因为有命门火衰，所以不用黄柏清热，因为黄柏会损伤命火、肾阳。

总之，针对局部的湿热，可以用二妙丸去黄柏，加车前子；针对命门火衰且为湿邪郁遏，故而用山药补肾、黑芥穗宣发肾气；针对肝郁，用白芍平肝、柴胡疏肝；针对脾虚用白术、人参补脾，急则治其标。这个复杂的、针对病机的治疗，其重点与关键在于补脾与疏肝。原著云"治法宜大补脾胃之气，稍佐以舒肝之品，使风木不闭塞于地中，则地气自升腾于天上，脾气健而湿气消，自无白带之患矣"，补齐了针对主症、病机的治疗，原文关于间接治疗的论述也就容易理解了。

三、八步法、处方策略 ABC 让《傅青主女科》容易应用

解读不容易，应用就更不容易。肤浅的解读忽略了要点，不能抓住治疗的关键与重点，必然影响疗效。八步法，尤其结合了沈氏女科的处方策略 ABC，能够让《傅青主女科》的方剂应用时，要点全面且能抓住关键。

完带汤证，用处方策略 ABC 分析，A 全身为肾虚、肝郁、脾虚，B 局部为湿浊或湿热带下，C 治疗策略为祛除局部湿热，不能损伤脾气、肾阳，不能郁遏肝气，要用宣发肾气来生发肝气，利用疏肝、和胃来辅助脾气的生发。

完带汤为《傅青主女科》第一病第一方，广泛应用于妇科临床，治疗脾虚湿注的带下病，主要用于非炎性带下病，或炎性带下病趋于好转之时，当然也要结合局部及全身症状、病性应用。本方现代常用剂量及化裁如下。

党参、苍术、白术、山药各 10g，陈皮、甘草、柴胡、黑芥穗各 6g，车前子（包煎）9g。

服法：水煎分服，每日 1 剂。

其一，A 全身为肾虚、肝郁、脾虚。用沈氏女科舌象总纲，这个舌象偏向于脾肾两虚，舌质淡白、舌苔薄而不腻为典型舌象；肝郁或湿浊严重时，舌苔才会见到腻苔。其典型状态为总括"苔腻温胆，不腻杞菊，纳差六君"中的"不腻杞菊，纳差六君"。

本病全身表现以脾虚肝郁为主，症见体倦乏力，纳少便溏，舌淡苔白，脉

濡缓，治疗以四君子汤倍白术加山药，去茯苓，佐柴胡。以及逍遥散倍芍药，去当归、茯苓等为基本结构。脾虚气陷者，加黄芪 15g，升麻 5g；肾虚明显者，加炒川续断、杜仲、菟丝子各 10g。

本方现代典型应用范围为非炎性白带，或炎性白带恢复期，或炎性白带性疾病反复发作导致脾虚为主、兼湿浊下注者，如子宫内膜炎、宫颈炎、阴道炎等；见"甚则臭秽者"，则应排除盆腔恶性肿瘤。根据脾虚肝郁的病机，本方拓展应用于慢性胃炎、慢性结肠炎、肠易激综合征、慢性细菌性痢疾、慢性肝炎、慢性肾炎、慢性肾盂肾炎、蛋白尿、乳糜尿、肾积水、慢性前列腺炎、睾丸鞘膜积液、硬脑膜外血肿等，以及月经不调、泄泻、眩晕、鼻渊、水肿等疾病。

其二，B 主症为"终年累月下流白物，如涕如唾，不能禁止，甚则臭秽"。

其三，C 治疗策略，其间接治疗一是以柴胡、芍药疏肝，二是以陈皮和胃。防范损伤，主要是以山药补肾。

注意，本方为脾虚白带而设，若带下赤白或赤黄，稠黏臭秽，苔黄脉数，属湿热下注者，则非本方所宜。

本病以带下绵绵不止、清稀色白无臭为特点。若湿热偏重，带下兼黄色者，宜在苍术、车前子基础上再加黄柏、龙胆草各 6g，以清热燥湿；脾虚湿盛，加炒白扁豆、茯苓、薏苡仁各 15g；若湿邪寒化，小腹疼痛者，宜加肉桂 3g、小茴香 10g，以温经散寒止痛；病久白带如霜，可加鹿角霜 10g，以温肾涩带；病久滑脱者，宜加龙骨、牡蛎各 30g，以固涩止带。

总之，处方策略 ABC 能够在方法学上保证《傅青主女科》易懂、易用、高效。它在方法学与《傅青主女科》一致，所以用它解读会更加易懂、全面而有重点。

第 97 讲　处方策略 ABC 能够让《金匮要略》易懂、易用

辨证论治八步法及处方策略 ABC，以《金匮要略》为基础构建，可以让《金匮要略》易懂、易用。

一、处方策略 ABC 能够让《金匮要略》易懂

《金匮要略》原文以"全身状态 A- 局部主症 B- 未病辨治 C- 最后的决策"为基本叙述模式，挖掘、补齐相对应的治法、药物与策略选择，就可以构建完备的八步法决策思维过程。

例如：

太阳病，其证备（全身状态 A），身体强，几几然（局部主症 B），脉反沉迟，此为痉（未病辨治 C），瓜蒌桂枝汤主之（最后的决策）。

挖掘、补齐相对应的治法、药物与策略选择：

太阳病，其证备（全身状态 A，可以选择麻黄汤或者桂枝汤），身体强，几几然（局部主症 B，滋阴生津、舒筋，用瓜蒌根、天花粉），脉反沉迟，此为痉（未病辨治 C，为麻黄汤禁忌脉象，不可以用麻黄汤），瓜蒌桂枝汤主之（最后的决策，解表不可以过汗伤津；滋阴不可以妨碍发表。解表、生津，偏重解表）。

通行的解读方式依赖以方测证，这种方式不能揭示原著原本的决策思路，降低了原著的临床与理论价值。比如，瓜蒌桂枝汤证的通行解读需要以方测证，认为原文"太阳病，其证备"应该是太阳中风有汗证具备，其实这是误解。

通行的"常识"——"有汗用桂枝，无汗用麻黄"，其实并不绝对。"有汗用桂枝，无汗用麻黄"只考虑了病机与鉴别的主症，没有考虑未病、风险与治疗

策略。

　　用 ABC 简要分析麻黄汤证，A 是病机、全身状态，为外感风寒、营卫郁遏，太阳伤寒表实证；B 是主症，为发热；C 为恶寒、无汗、身体疼痛，脉浮紧有力，提示正气强盛，麻黄汤发汗导致损伤风险小。其中，无汗是正气充盛，正气能够与邪气交争于体表的典型表现。故以无汗、有汗来区别表实、表虚，分别采用麻黄汤与桂枝汤。即无汗提示正气强、风险小，有汗提示正气弱、发汗的风险大。这是典型情况。

　　非典型情况，介于二者之间，体质弱而无汗，或原本无汗而经过误治损伤正气，此时麻黄汤发汗的风险增大，也可以采用保守策略，用桂枝汤发汗。这个非典型情况临床不好处理，《伤寒论》原文中反复提出这种情况，可以提高医者临床处理能力。而通行的解读，以方测证，将这种情况误解为有汗证，显然降低了原著的实际应用价值。

　　总之，八步法、ABC 为原著思维模式，可以让《金匮要略》学习变得容易而透彻。

二、处方策略 ABC 能够让《金匮要略》易用

　　处方策略 ABC，A 为情景、全身状态、体质；B 为主症；C 为未病与策略。而 A、B 的定义不同，则经方的应用思路不同。

1. A 为体质、B 主症

　　瓜蒌桂枝汤则为桂枝体质见瓜蒌根、天花粉证，或者天花粉体质见桂枝证。

　　其一，桂枝体质见瓜蒌根证。桂枝汤体质、全身症状及主要的变异状态。桂枝体质见瓜蒌根证有以下三个问题：①解决桂枝汤证的形寒体质特点是什么？②常见全身病症有哪些？③在痉病状态下，常见的全身病机变化的情况有哪些？

　　桂枝汤体质的特点：桂枝汤证的形寒体质特点是从桂枝汤的典型应用、太阳中风证观察、推导、总结出来的。太阳中风的典型表现为外感风寒、营卫不调引起的发热、恶寒、汗出、脉浮缓等。这个证又称为表虚证，是因为患者素

体卫气不足，平素有轻微的阳虚性畏寒肢冷，体型偏瘦，皮肤偏白，动辄心悸、汗出。这种体质用叶天士的话称为"形寒"。

这种形寒的桂枝体质的人，在外感风寒、邪气阻闭在肌表、需要卫气聚集到体表对抗风寒邪气时，就会表现出卫气、阳气不足的表现，典型的表现是在有邪气阻闭见发热、恶风寒的前提下，又出现了卫气不固、营阴不守的汗出。

桂枝汤中桂枝、生姜、大枣、甘草辛甘化阳；芍药、大枣、甘草酸甘化阴。对于太阳中风表虚证，桂枝汤既可辛温发散在表的风寒邪气，又可以温卫阳、敛营阴而止汗。而对于桂枝体质的平素状态，没有外感风寒、营卫不调的时候，桂枝汤同样有温通血脉、外调营卫、内和阴阳的作用。这就是为什么形寒的桂枝汤体质的人，见了渴、咳、痛、痉等瓜蒌根证，不用必须表现为太阳中风有汗，也可以用瓜蒌桂枝汤的原因。

其二，天花粉体质见桂枝证。

这些病症，如果在形寒的桂枝体质基础上，又见有天花粉、瓜蒌根的渴、咳、痛和痉，都可以用瓜蒌桂枝汤治疗。有报道用瓜蒌桂枝汤加黄芪、黄连、麦冬、威灵仙等治疗糖尿病并发神经炎，显然，糖尿病消渴是天花粉证，而神经根炎的肢体麻木疼痛是桂枝证。有报道用瓜蒌桂枝汤加沙参、三棱、莪术、丹参等药治疗萎缩性胃炎，用天花粉、瓜蒌根养阴生津，治疗腺体萎缩，桂枝温中、补中气、降逆气而调补脾胃。

2. A 为舌象，B 为主症

舌象可以用来指示全身状态。瓜蒌桂枝汤证则有两个方面的应用，其一是瓜蒌桂枝汤证的典型舌症，其二是将瓜蒌桂枝汤证作为主症 B 的拓展应用。

其一是瓜蒌桂枝汤证的典型舌症。

A 桂枝汤证的舌象为舌质淡、苔薄白；天花粉的舌象为舌红少苔、少津。B 可以是桂枝证 + 天花粉证。有这个舌象作为保证，辨别会更为简单、明确。

其二是将瓜蒌桂枝汤证作为主症 B 的拓展应用。瓜蒌桂枝汤药物作用平和，既可以与补虚方药同用，也可以与泻实方药一同应用。

因此，沈氏女科总纲为"以舌定证，证分虚实；苔腻温胆，苔薄杞菊；纳差六君，暗斑血府；津少增液，效乏间治"。瓜蒌桂枝汤在不同舌象下，可以与温胆汤、杞菊地黄汤、香砂六君子汤、血府逐瘀汤及增液汤等各个方剂合方应用。

　　总之，八步法、处方策略 ABC 可以让四部经典之一的《金匮要略》学得容易、深透，应用简单、明了。

第 98 讲　处方策略 ABC 能够让《伤寒论》易懂、易用

八步法、处方策略 ABC，以《金匮要略》为基础构建，在《伤寒论》中完全适用，而且可以让《伤寒论》更为容易读懂、读透，更容易在临床中应用。

一、八步法、处方策略 ABC 能够让《伤寒论》易懂

1.《伤寒论》难懂的原因在于解读方法过于简单

通行的解读方法，只重病机，而抛弃了原著中本来就有的主症、未病、策略等内容，这使得《伤寒论》更为难懂，制造了无数争议问题。而八步法，由原著建立，主症、病机、未病与策略齐备，可以全面、深刻地揭示《伤寒论》临床决策思维过程，使得这部千古名著、医家必读之书更为容易读懂、读透。

例如，前一讲我们用八步法分析了"有汗用桂枝，无汗用麻黄"，认为"有汗用桂枝，无汗用麻黄"是从主症、病机分析这两个方剂应用的结果。若增加治未病、策略选择两个步骤，这个结论并不成立。考虑风险而选择保守策略，太阳病无汗，应用麻黄汤风险过大，则改用桂枝汤发汗。这个知识可以让我们理解很多没有明确说明有汗、无汗的桂枝汤原文。这些原文不必以方测证为有汗，可以是难处理的无汗而风险过大的状态。这更符合临床实际。

再如，小柴胡汤的应用原则"但见一证便是，不必悉具"。这是一个重要的原则，但是，理解起来却存在争议。

张仲景"伤寒中风，有柴胡证，但见一证便是，不必悉具"中的"一证"，指的是第 96 条"伤寒中风"条文里面病证的其中"一证"，包括有四大主证"往来寒热""胸胁苦满""嘿嘿不欲饮食""心烦喜呕"，以及七个或然证（"或胸中烦而不呕""或渴""或腹中痛""或胁下痞硬""或心下悸、小便不利""或

不渴、身有微热""或咳")。一共十一个病证，所谓病证繁多，张仲景怕后人对此无所适从，束缚小柴胡汤之用，故先明言"但见一证便是，不必悉具"。

四大主证——"往来寒热""胸胁苦满""嘿嘿不欲饮食""心烦喜呕"，与少阳经的主证、小柴胡汤证的适用证有直接的关系。而七个或然证，涉及广泛，并不具备少阳病的特异性。因此，"但见一证便是"，有学者认为只是指这四大主证。

实际上，四大主证——"往来寒热""胸胁苦满""嘿嘿不欲饮食""心烦喜呕"，也非少阳病独有。如"寒热往来"不仅可见于伤寒中风之证，亦可见于热入营血证、状如温疟的黄龙汤证和虚劳等。四大主证作为 B，需要"伤寒中风"这个前提，即情景 A。同样，"伤寒中风"这个前提，在情景 A 的基础上，七个或然证作为主症 B，也可以用小柴胡汤。

这样，《伤寒论》《金匮要略》30 余条小柴胡汤原文就容易理解了。如：

（1）A 太阳病，十日以去，脉浮细而嗜卧者，外已解也，B 设胸满胁痛者，与小柴胡汤。（37）

【按语】

这一条是典型的"伤寒中风，有柴胡证，但见一证便是"。"太阳病，十日以去，脉浮细而嗜卧者，外已解也"，是"伤寒中风"，这是情景；"设胸满胁痛"，这是主症。

（2）A 得病六七日，脉迟浮弱，恶风寒，手足温，医二三下之，不能食，B 而胁下满痛，面目及身黄，颈项强，小便难者，与柴胡汤，后必下重；本渴饮水而呕者，柴胡汤不中与也，食谷者哕。（98）

【按语】

这一条，也是这个结构。

（3）A 伤寒四五日，身热恶风，颈项强，B 胁下满，C 手足温而渴者，小柴胡汤主之。（99）

【按语】

这一条，也是这个结构。

（4）伤寒中风，有柴胡证，但见一证便是，不必悉具。凡柴胡汤病证而下之，若柴胡证不罢者，复与柴胡汤，必蒸蒸而振，却复发热汗出而解。（101）

【按语】这条是总结方法。

（5）A 阳明病，B 胁下硬满，不大便而呕，C 舌上白苔者，可与小柴胡汤。上焦得通，津液得下，胃气因和，身濈然汗出而解。（230）

【按语】这一条给出了小柴胡汤证的舌象，未见到阳明病的舌红苔黄，而是见到"舌上白苔"，这时也需要用小柴胡汤。

二、八步法、处方策略 ABC 能够让《伤寒论》易用

论述小柴胡汤。

组成：柴胡半斤，黄芩、人参、甘草（炙）、生姜各三两，切，大枣十二枚（擘），半夏半升（洗）。

方歌：小柴胡汤解少阳，胸满胁痛呕吐详，口苦咽干目眩是，柴芩参草枣半姜。

功用：和解少阳，扶正祛邪。

主治：邪入半表半里之少阳证。

方解：少阳主半表半里，凡病邪从外来，就要从外出，柴胡能从少阳而达太阳，半夏能提阴气上升，则阴阳相济，故有除病祛邪之功。少阳病属火病，又有黄芩以解气分之火热。人参、大枣、甘草能强壮脾胃，脾胃壮则可使病邪由内而达外。再加生姜发散宣通，诸药合用使病邪由内达外。

1. AB= 病机、主症

适应证：

（1）少阳病，口苦，咽干，目眩，胸胁苦满，心烦喜呕，默默不欲饮食，耳聋目赤，脉弦，舌苔白滑。

（2）妇人伤寒，热入血室，经水适断，寒热如疟，或有谵语，脉弦，苔白滑。

（3）伤寒头汗出，微恶寒，手足冷，心下满不欲食，大便硬的阳微结证。

刘渡舟教授对以小柴胡汤为主的柴胡汤类方的功效、主治体会颇深。他说："柴胡汤类，指的是以小柴胡汤为代表的一组方剂。柴胡汤是治疗少阳病的主方，它以口苦、咽干、目眩的少阳腑证和耳聋、目赤、头疼痛、胸胁苦满的少阳经证为治疗对象。邪客少阳之经，正邪相争于胁下，胁下属于表里之分界，位于太阳、阳明两经之间。邪气进而入阴则恶寒，正气胜邪出于阳则发热。由于邪有进退，正有胜负，故病人时而发热，时而恶寒，寒来热往，热来寒往，寒热交替出现，即为往来寒热。它既不同于太阳病的发热恶寒，也不同于阳明病的但热不寒，临证之时，务须分清。少阳属胆，而连于肝，性喜疏泄，而恶抑郁，故少阳为病，可出现胸胁苦满，默默不欲饮食等气郁之证。胆气内郁，若化火而迫胆汁上溢，则见口苦；火热伤津，则见咽干；风木为病，见目眩等证，而作为少阳病的提纲证。太阳脉浮，阳明脉大，少阳则脉弦，其舌苔则以白滑之象为准。"

2. AB= 体质、主症

患者体型中等或偏瘦，面色微暗黄，或青黄色，或青白色，缺乏光泽。肌肉比较坚紧。主诉以自觉症状为多，对气温等外界环境的变化敏感，四肢多冷，情绪波动较大，食欲易受情绪的影响。女性月经周期不准，经前多见胸满、乳房胀痛、结块等。胸胁部苦满感，或有压痛，易于恶心呕吐，易患发热性疾病、过敏性疾病、免疫性胶原性疾病、结核性疾病、内分泌疾病、肝胆系统疾病，以及精神神经系统疾病，疾病多反复往来，容易慢性化。

3. AB= 舌象、主症

A，舌象，其舌苔则以白滑之象兼见薄腻苔为准。

这与气滞见腻苔、薄腻苔的认识是一致的。如第 8 讲祛邪法四：要重视"升清降浊"。

气滞、气逆属于实证，属于"苔腻温胆"之类。

气滞、气逆属于实证，见苔腻、脉弦滑有力。气之病就是水之病，水之病就是气之病。气滞、气逆会导致水液停聚，形成痰湿，是气和水液郁积的状态，故见苔腻，可以用温胆汤作为基础方 A。沈氏温胆汤有竹茹、茯苓、石菖蒲祛痰，也有炒枳壳、陈皮、郁金行气血，是一个宣畅、通行气水血的方剂。以温胆汤为基础，再根据气滞、气逆的主症与病机选择主症处方 B，C 则包括给邪出路、处理饮食、睡眠等一般情况，以及利用升清降浊的方法来提高疗效。

气滞、气逆属于实证，属于"苔腻温胆"之类，这是一个十分重要的知识点。如肝郁气滞，一般的诊治过于关注该证在气机异常上的表现，忽略其对水液的影响，容易导致虚实混淆不分。气机郁滞，可见到胀满不适；气虚，运行不利，也会出现胀满不适的气机壅滞的表现。二者主症接近，不易辨别，但通过舌苔就容易辨认。前者，气滞属实证，气滞导致血瘀、痰湿，舌苔厚腻；后者，气虚属虚证，以舌淡苔薄为多见。

气滞、气逆属于实证，属于"苔腻温胆"之类，可以帮助我们理解很多知识，以便更为准确地掌握一些方剂的处方要点。如小柴胡汤在《伤寒论》的舌象叙述为"舌上白苔者"，我们知道应该是白腻苔；使用其他柴胡剂，如柴胡疏肝散，也应该是腻苔。即柴胡证不只是往来寒热、胸胁苦满等主症，也应该有苔腻这个指征，以气滞中有水湿停聚为病机特点。那么柴胡的作用，除了疏肝理气，还可以疏通水液。疏通水液，也就会消耗水液。这就是柴胡劫肝阴之说的基础。柴胡疏通气水的郁滞，治疗气滞兼水液停聚的病症。如果是阴血亏虚，血虚而肝气郁滞，柴胡疏散、耗损水液、阴液的作用，就会表现为对水液、阴液的损伤。也就是说，柴胡劫肝阴与小柴胡汤主治"舌上白苔者"，二者作用机制是一致的。

出现腻苔、肝郁气滞，柴胡剂与温胆汤可以合用，可以一方为主导，无效时要注意分析原因、及时调整。气滞痰阻并重时，二者可合用，如茵陈四逆散合温胆汤；气滞导致的痰湿阻闭，也可以用柴胡剂为主。

B，主症。

（1）发热，寒热往来，常用于外感或体虚劳热、热病后期、渗出性胸膜炎、肋间神经痛、传染性肝炎、急慢性胆囊炎、肠伤寒、急性肾盂肾炎、中耳炎、疟疾、急性附件炎、产后发热、睾丸炎、附睾炎等属于邪犯少阳，半表半里者。

舌苔需要见到白滑腻苔。

（2）肝胆寒热错杂证，以寒热往来，胸胁苦满，心烦喜呕为辨证要点。主要症状为寒热往来，胸胁满闷，默默不欲饮食，喜呕，烦躁易怒，口苦，咽干，目眩，口渴，咳，心下悸，腹中满，小便不利；舌苔薄白，脉弦细或数，或脉沉紧。

据统计，小柴胡汤证最常见的症状有 4 组：一是往来寒热或发热；二是胃肠症状，如食欲不振、恶心、呕吐等；三是胸胁部症状，如胸胁苦满、胁痛等；四是口苦、咽干、目眩。脉象多为弦细、弦数，舌苔多见薄白、薄黄。

裴永清教授论述了小柴胡汤的广泛临床应用。小柴胡汤出自《伤寒论》，是一首举世皆知的名方，尤为"经方派"临床家所喜用。迄今为止，在论及小柴胡汤证治时，伤寒学家或中医学者通常认为本方用于和解少阳半表半里之邪，是治疗少阳病的主方。方剂学无一例外地将其归入和解剂中，并作为和解少阳的首方加以介绍，似乎对于小柴胡汤如此论定已尽其义。殊不知如此论说小柴胡汤之功用，大狭了仲景之原意，更有碍于小柴胡汤诸多功用之发挥。诚然，小柴胡汤具有和解少阳之良能，为治疗少阳病的主方，其证见往来寒热，胸胁苦满，口苦，咽干，目眩，脉弦等候。但这仅仅是小柴胡汤的功用之一，并非其全貌。仲景在《伤寒论》中所论述的小柴胡汤之证治甚广，迥非少阳一病所能赅。从小柴胡汤条文分布上看，已见小柴胡汤之证治所涉甚广之端倪，非限于少阳病。为倡仲景之学，广小柴胡汤之用，今以《伤寒论》原文为依据，对小柴胡汤之证治加以再认识。

小柴胡汤可和解少阳，主治少阳病。

小柴胡汤可疏肝、调脾、和胃，用于治疗肝气郁结、肝脾不和、肝胃不和等证。

小柴胡汤治外感病。

小柴胡汤治热入血室证，其治在血。

小柴胡汤治"阳微结"证。

小柴胡汤治黄疸。

小柴胡汤治少阳头痛证。

小柴胡汤治肝热犯胃呕吐证。

小柴胡汤治发热。

小柴胡汤治大便难。

综上所述，小柴胡汤之证治，上可及于头目，中可见于胸胁，下可达于血室，外可解太阳之表，内可和阳明之里。小柴胡汤之所以有如此广泛之用，就在于它既可和解少阳，枢机得利，三焦通畅，又可疏肝解郁调气机、理血散结。仲景于小柴胡汤方后注中列举了7个加减变化之法，乃举例而言，示人以法，旨在说明小柴胡汤可随证加减。《伤寒论》中以小柴胡汤为底方进行衍变化出的柴胡加芒硝汤、柴胡加龙骨牡蛎汤、柴胡桂枝干姜汤、柴胡桂枝汤、大柴胡汤等诸方，亦可以看作是仲景对小柴胡汤的随证加减变化而运用的举隅。尤其是柴胡桂枝汤的出现，为小柴胡汤与其他方合而用之，为合方的出现开拓了先河。后世的柴胡陷胸汤、柴平汤、柴胡建中汤等诸方，即是师仲景柴胡桂枝汤的合方之法而成。一言以蔽之，小柴胡汤之功用众多，随证加减变化无穷，可表可里，可气可血，故其所治甚广，难以言尽。(《伤寒论临床应用五十论》)

C，柴胡劫肝阴说。

著名温病大家叶天士曾提及"柴胡劫肝阴"之论点，对后世影响巨大。虽然赞成者很多，但反对者也不在少数。从《神农本草经》记载来看，柴胡列为上品，且有"明目益精"之功，何以能劫肝之阴血？再从仲景柴胡用量常至八两来看，也不似有劫肝阴之弊。本人认为，这可能是和临床所治证候有关，如确有肝血大伤，真阴不足，柴胡有升发之性，其性偏燥，或有不当用之处，但对于平素肝血不亏之人，则绝无伤人肝阴之说。而对于肝阴不足者，确当用柴胡解热、疏肝亦或升提时，可以佐以补肝血之药，如白芍、地黄、黄精之类，自可用其长而防其短。总之，柴胡为平达之药，不可因叶氏之说而限制其临床功效的发挥，使明珠蒙尘。

第 99 讲　处方策略 ABC 能够让《沈绍功验案精选》易懂、易用

一、处方策略 ABC 的起源

沈氏女科处方策略 ABC 是沈氏女科应用而没有明确提出的决策体系，其中包含沈氏女科 650 年的智慧，也包含沈老毕生的心血。

《沈绍功验案精选》是沈老在 2000 ～ 2004 年的医案实录。先生作为一位中医学者和中医医生，是在其学验俱丰、精力鼎盛的年龄所创。该书成于先生完成《沈绍功中医方略论》之后，理论体系协调、完备。故二书为先生学术代表作的姊妹篇。

《沈绍功验案精选》的整理、写作期间，我刚好跟先生临床学习。先生厚爱，委以第二主编的重任。那时我才刚刚 30 岁，侍诊年余，体悟出先生处方策略 ABC 体系。亦不敢辜负恩师的期望，以恶性肿瘤专题为主，完成了三十几个医案整理，每一个医案都是按照处方策略 ABC 整理。

二、处方策略 ABC 能够让《沈绍功验案精选》易懂

处方策略 ABC 为沈老原本的决策思路，故而《沈绍功验案精选》中的处方，绝大部分可以体现这个方法。故而，采用处方策略 ABC 解读《沈绍功验案精选》，可以把握其中的核心方法，容易读懂读通。

大部分的处方可以拆分为 A、B、C 三个部分，大部分疾病也可以拆分为先苔腻用温胆汤、后苔薄不腻用杞菊地黄汤的过程。医案的按语，会有特殊用药分析，为针对主症或者进行间接治疗的关键或者特殊用药。

三、处方策略 ABC 能够让《沈绍功验案精选》易用

其一，模拟练习。

本课程用处方策略 ABC 系统整理了该书内容，将各病具体的用药都编成了歌诀。背下歌诀，利用处方策略 ABC 的这个方法，就可以解读《沈绍功验案精选》。有方法，有具体用药，解读该书实际上是在进行临床模拟练习。

其二，临床应用。

反复模拟练习，掌握疾病诊治的要点以后，就可以进行实际应用。处方策略中 A 为全身病机性质的虚实，决定治疗的总体方向；B 为主病主症，为治疗的重点；C 为风险评估、间接治疗，将治疗风险降低。如此开出的处方，周全而有重点，高效而低风险。

《沈绍功方略论·临证篇》中内伤杂病临证首要乃分辨虚实，据证论治，中医对疾病的分类大致为外感时病和内伤杂病，即表里两纲。内伤杂病在中医学里是重要的构成。虽然其证类有阴阳寒热之别，但对疗效的控制作用却有其虚实之异。故《素问·三部九候论》有戒："实者泻之，虚则补之。"《素问·奇病论》有训："无损不足，益有余。"

内伤杂病，如果虚实不辨，下药不准，非但乏效，且有不良反应。试举一例为证：

刘某，失眠乏力两载，整天无精打采，头目不清，食纳不香，夜寐不酣，乱梦纷纭，气短心悸，苔薄黄腻，脉象沉细。曾做各种检查，无阳性结果，被诊断为神经衰弱。前医据气短心悸，乏力纳差，失眠多梦，脉象沉细辨为心脾两虚，投以归脾汤。连进两周，患者食纳更差，乏力更显，精神不振，懒言少动，苔转黄腻。前医只抓症脉，疏忽纳差苔腻，只据虚证论治，不知乃脾湿中阻，上扰清阳。湿困脾运者，纳差乏力，上扰清阳者，失眠梦集。何虚之有？进补益之剂，助湿益火，再困中土，更扰上清，故有无效而疾增之变。痰湿化热之机宜祛宜清，改投温胆汤化裁，再吞交泰丸（黄连 10g、肉桂 3g，共研细末，装入 1 号胶囊，每晚睡前 1 小时吞服 5 粒），连进 7 剂，乏力改善，食纳转

香，失眠好转，稍作易药，续进 7 剂，夜寐 7 小时，精神振作，纳谷大振。以续服交泰丸巩固，再未复诊。

　　沈老这个案例是提示整体辨证中舌象的重要性，"苔腻温胆，不腻杞菊"。此例表象"心脾两虚"，只重症脉，殊不知苔腻纳差者，多系痰湿之患，应从实证论治，方应其证，才能奏效。可见分辨虚实之重要。

　　用处方策略 ABC 分析，"失眠乏力 2 载，气短心悸"，这个主症 B 也有虚实之分。一般主症 B 与全身状态 A 在虚实性质上是一致的；特殊情况下，二者也可能不一致。如舌苔腻而主症 B 是虚性的。失眠属于神经系统的疾患，见苔腻，AB 一般均为实性；而心悸以心脏疾病为主，多为虚性，可以不合用交泰丸，而是合用黄芪桂枝五物汤。

第 100 讲　八步法与处方策略ABC将改变中医学的学科结构与学习方法

一、八步法、处方策略ABC改变中医学的学科结构

八步法与处方策略ABC是辨证论治创新的方法体系，将重构中医学各科的知识结构。

1. 首先是中医基础理论

20世纪70年代以来，大家普遍认为，中医基础理论以整体观、辨证论治为基本特征。而实际上，西医学也有自己的整体观念和自己理论体系的辨证论治。这两个特征已经不再是中医学的基本特征了。

基于这样的认识，处方策略ABC以舌象为主导，将全身状态A定义为中医学的表里、寒热、虚实；将主症或主病B设为中医、西医的主症、主病或指标均可，而且在全身状态A的情境下，中医与西医的主症、主病的病机病理可以相互翻译；将C设置为由A、B关系决定的治疗风险防范、间接治疗及治疗策略的选择，又重新回到中医的主导。这个决策模式要求中医基础理论必须改进为可以支撑"中西医翻译"的知识体系。

2. 其次是中医诊断学

处方策略ABC对诊断学的要求有三：一是区分整体与局部，比如八纲辨证主要是辨别整体状态，而脏腑辨证、经络辨证等主要是辨别局部问题；二是舌象、脉象主要辨别、判定的是整体状态，而局部的主症可以与之一致，也可以在病机性质上与之不一致；三是要介绍中医辨证的同时，也要提供中西医翻译的基本知识。

3. 其三是中药学、方剂学

有些中药学、方剂学课程，只分析中药的直接作用，没有分析中药的间接

作用，其知识结构还没有清代的《本草新编》完备。这显然降低了中医方药学的实际应用价值。

4. 其四是四部经典

四部经典的主要问题是被方证相应式的辨证论治过度"格式化"。这不符合原著精神，也不符合临床实际，其价值无论在理论上还是临床实际应用上都被降低，需用八步法、处方策略 ABC 解放束缚、回归元典、回归真实。当然，其他临床经典也是如此。例如我出版的《八步法解析金匮要略》和《傅青主女科八步法通解》，算是抛砖引玉，以供大家参考。

5. 其五是中医临床各科

中医学内外妇儿等各科，基本是以病机为核心的完备的辨证论治体系，在临床应用中有些方法僵化、死板，中医特色不突出。所以有大量学者在研究中医临床特色思维。我认为，从思维的角度，中医学与其他科学是一样的、相通的，根本不存在什么中医学的特色思维。通行的以病机为核心的辨证论治体系，将原本可选择的临床决策过程变成僵化、死板的简单对应过程，不符合客观实际，而又不能从方法学上进行反思，只好寻求所谓的特色思维。

八步法、处方策略 ABC 的本质是引入不确定性和决策思维，引入中西医体系平等基础上的中西医翻译。如果中医学临床各科均可以用八步法、处方策略 ABC 重构，必将对中医学临床产生巨大而深远的影响。

二、八步法、处方策略 ABC 改变中医学学习方法

八步法、处方策略 ABC 包含了技能训练的思想，可以将中医学的知识转化为临床实际应用的实际技能。

中医学既融汇古今中西的知识体系，也十分强调应用技巧的实际技术。知识体系以陈述性的知识为主，可以通过学习、理解、记忆来掌握；而实际的技术、技能只能通过刻意的重复、训练来掌握。举个例子，人们可以通过学习书本知识来掌握关于游泳的理论知识，而要学会游泳，只能去泳池反复练习。中医学临床技能的掌握也是如此，理论学习与实际的训练均不可缺少。

与游泳练习不同的是，医者不可以在患者身上练习，这是长久以来困扰中医临床教育的难题。而八步法、处方策略 ABC 解决了这个难题。

学习者可以通过八步法或处方策略 ABC 的自我训练，在书房而不是在诊室来完成技能训练与掌握。

三、医圣学堂后期的课程设置

1. 内容主要有三类

（1）四部经典八步法解析课程。

（2）临床各科 ABC 进阶课程。

（3）基础各科 ABC 入门课程。

2. 形式

特殊时期，采用线上教学。

3. 授课方式

日常与集训。

每门课程都有日常与集训两种授课方式。可以只学一种，也可以两门一起学习。

（1）日常：每门课程持续 3～6 个月；每周 3～5 节，每节 10～20 分钟；要求微信群内提交学习内容的抄读。

优势：利于打下扎实的基本功。

（2）集训：每个季度设置集训营，选择专题，在 1～2 周内，每周 5 天，每天 2 个学时，进行集中学习。

优势：突击入门，或突击复习，为以后每天学习做一个总体的启动。

4. 私塾弟子班

私塾弟子班，至今已经是第四个年头了。通过一年 40 次的直接沟通与指导，能够确保学员临床入门与提高。私塾班每年 8 月份招生，学期是一年。2021 年有妇科班、四部经典班和临床入门班三个班级。大家可关注医圣学堂微信公众号，或微信群的通知。